普通高等教育案例版系列教材

供护理学类专业使用
案例版

护理心理学

主　编　赵小玉　周　英
副主编　张　俐　崔巧玲　臧　玲　曹建琴
编　委　（按姓氏笔画排序）
　　　　史铁英（大连医科大学附属第一医院）
　　　　边红艳（延安大学）
　　　　刘传新（济宁医学院）
　　　　杜夏华（内蒙古医科大学）
　　　　杨凤娟（河北医科大学）
　　　　张　俐（陆军军医大学）
　　　　林　琳（成都医学院）
　　　　周　英（广州医科大学）
　　　　赵小玉（成都医学院）
　　　　高　云（广州医科大学）
　　　　曹建琴（哈尔滨医科大学）
　　　　崔巧玲（甘肃医学院）
　　　　崔乐悠（辽宁何氏医学院）
　　　　臧　玲（三峡大学妇女儿童临床医学院）

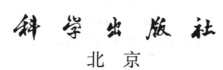
科学出版社
北　京

郑 重 声 明

为顺应教育部教学改革潮流和改进现有的教学模式,适应目前高等医学院校的教育现状,提高医学教育质量,培养具有创新精神和创新能力的医学人才,科学出版社在充分调研的基础上,首创案例与教学内容相结合的编写形式,组织编写了案例版系列教材。案例教学在医学教育中,是培养高素质、创新型和实用型医学人才的有效途径。

案例版教材版权所有,其内容和引用案例的编写模式受法律保护,一切抄袭、模仿和盗版等侵权行为及不正当竞争行为,将被追究法律责任。

图书在版编目(CIP)数据

护理心理学 / 赵小玉,周英主编. —北京:科学出版社,2018.1
ISBN 978-7-03-055260-0

Ⅰ.①护… Ⅱ.①赵… ②周… Ⅲ.①护理学–医学心理学–医学院校–教材 Ⅳ.①R471

中国版本图书馆 CIP 数据核字(2017)第 275651 号

责任编辑:周 园 / 责任校对:郭瑞芝
责任印制:李 彤 / 封面设计:陈 敬

科 学 出 版 社 出版
北京东黄城根北街 16 号
邮政编码:100717
http://www.sciencep.com
北京捷迅佳彩印刷有限公司 印刷
科学出版社发行 各地新华书店经销
*
2018 年 1 月第 一 版 开本:787×1092 1/16
2023 年 5 月第五次印刷 印张:15
字数:433 000

定价:49.80 元
(如有印装质量问题,我社负责调换)

前　言

护理心理学是将心理学理论、知识及方法应用于护理领域，研究病人心理活动及规律并解决病人心理问题，促进其康复的一门应用科学，它是高等护理教育主干课程之一。因此，本教材的编写紧紧围绕主要知识点，体现护理专业特色，渗透人文关怀精神，结合案例提出问题并分析问题，加深学生对所学知识点的思考、理解及培养学生独立思考及解决问题的能力。

全书共十一章，内容包括绪论、心理过程、人格、心理健康、心理应激与心身疾病、心理评估、心理干预、病人的心理、护士职业心理、护患关系与护患沟通及临床各类患者的心理护理等。本教材由具备丰富临床经验和教学经验的护理学及心理学教师共同编写，通过临床案例导入，结合护理学、心理学及临床护理相关知识，对各章节案例进行专业分析并提出解决问题的参考方案，从心理学角度解决病人护理问题。可作为护理专业本科及高职高专院校教学用书，亦可作为护士、医生等医疗卫生机构专业人士的参考书籍。

在本书的编写过程中，得到了各护理院校及医院的大力支持，教材在编写、互审过程中体现了编委认真负责的精神，同时也得到了出版社各级领导、编辑的指导和帮助，在此深表谢意！

本教材在编写过程中，由于编者知识的局限性及编写经验的限制，难免存在一些疏漏和不足之处，热忱欢迎各位同行和读者批评指正，提出宝贵意见。

赵小玉　周　英

2017 年 11 月

前 言

目　　录

第一章 绪 论

【学习目标】

掌握 护理心理学的概念，护理心理学的研究内容，护理心理学的研究方法。

熟悉 护理心理学的相关心理学理论及主要心理学派别。

了解 护理心理学的发展概况。

在"生物-心理-社会医学模式"指导下，临床护理由以"病人为中心"的整体护理取代了以"疾病为中心"的功能制护理。病人是身心统一的整体，护理工作中应关注病人的心理反应及情绪变化，满足病人的心理需求，提高病人的自我护理能力，促进病人的早日康复。同时，促进护士心身健康、优化护士心理素质也是临床护理工作的发展目标。因此，学习和掌握护理心理学相关理论知识及实践技能已成为护理工作人员的重要任务。

第一节 护理心理学概述

临床护理实践中存在许多复杂的心理学问题，如病人在疾病诊断过程中的心理反应、心理需求等，为解决这些问题，需要临床护理工作者在关注病人疾病变化的同时，对其心理问题予以针对性的干预。将心理学的系统知识和方法运用于护理领域中，研究和解决护理实践中的心理行为问题，包括病人的心理行为特点及其变化规律、心理干预的方法和技术，进而产生了护理学和心理学相结合的一门交叉学科。

一、护理心理学的概念

护理心理学（nursing psychology）是将心理学的理论和技术应用于护理领域，研究病人及护士的心理现象及其心理活动规律，解决护理实践中的心理行为问题，以实施最佳护理的一门应用性学科。即研究如何运用心理学理论、方法和技术，来解决护理实践中的心理行为问题的一门学科。

护理心理学既要研究病人的心理行为变化规律和有效的心理护理方法，又要研究护士心理活动规律及特点，目的在于更好地了解病人的心理需要，调动病人战胜疾病的信心和勇气，采用有针对性的心理护理方法缓解病人的消极情绪，促进康复；同时还要重视护士自身心理健康的维护，提高护士心理护理水平，为病人实施最佳的临床护理服务。

二、护理心理学的研究内容

（一）研究对象

护理心理学的研究对象包括病人、护士和健康人群。

病人是那些患有躯体疾病、心身疾病或心理障碍、神经精神疾病等的个体。护理心理学要研究疾病对病人的心理活动特征的影响和心理因素对健康的作用，以及生理与心理因素之间的相互作用。研究病人普遍的心理反应和不同年龄阶段、不同疾病阶段的心理特点。研究一般病症和特殊病症的心理特点和心理护理方法。不同年龄和性别的个体患病后不同的心理反应，不同社会背景和经济状况对病人心理活动的影响。病人实施手术过程的前、中、后心理活动的变化。

对于护士，主要是研究其职业心理素质及其优化的方法，护士的心理活动对护理对象的积极和消极影响，如何维护和促进护士的心身健康等。

对于健康人群而言，主要研究护士如何对其进行心理健康教育、如何维护其心身健康，预防和降低心理疾病的发生。

（二）研究内容

护理心理学的任务是将心理学的理论和技术应用于临床护理，指导护理人员根据病人的心理活动规律做好心理护理工作。为实现这一任务，护理心理学必须深入研究以下内容：

1. 研究病人的心理活动规律及其特点　研究病人的心理活动规律及特点，以实施最佳的心理护理。一方面，要了解病人患病后的一般心理活动规律，如多数病人患病后存在焦虑、抑郁等负性情绪，这是病人的共性心理反应，护士一定要掌握这种心理活动规律。另一方面，不同年龄、性别的个体患病后的心理反应也存在差异；不同社会背景、家庭经济状况的病人，其心理活动也不尽相同；不同疾病时期，病人的心理活动表现不同；病人本身的心理特点对于其疾病的发生、发展及预后都会产生不同程度的影响。因此，护理心理学必须研究病人的心理活动规律及特点，从而更好地促进个性化心理护理的开展，促进病人康复。

2. 研究心理社会因素对病人心理活动的影响　医学的发展已充分证实心理社会因素对个体的健康和疾病及其相互转化发挥着重要作用。因此，护理心理学要研究和阐明心理社会因素在疾病的发生、发展和转归过程中的作用和规律，研究心理社会因素如应激事件、情绪、人格、生活方式等对疾病与健康的影响，要了解到这些因素对病人的尊医行为、治疗效果及病人的生活质量等都会产生不同程度的影响，另外对病人的心理活动也会产生影响，甚至使病人产生心理障碍。因此，护士应该了解心理社会因素对疾病的影响及相互作用的规律，进而更好地对病人进行整体护理。

3. 研究心理评估和心理干预理论和技术　护理心理学要研究如何评估病人心理活动的方法和技术，同时还要研究对病人异常心理活动进行干预的理论和技术。护士要掌握科学有效的心理评估技术，对病人的心理活动实施客观量化的测评，建立心理护理效果评估体系；同时护士要掌握心理护理所必需的心理干预技术，依据病人心理问题的特点、人格特征及工作经验等，对病人存在的心理问题实施干预，使其得到解决或缓解。

4. 研究心理护理的理论、方法和技术　心理护理是护理心理学的主要任务，主要是针对病人当前存在和潜在的心理问题，探讨具体有效的心理护理技术，在心理健康教育的基础上，选择合适的心理干预方法，进而确定出个性化的心理护理方案。研究如何运用心理学知识和技术促进病人的心身健康，促进护理心理学理论和技术的完善和发展。

5. 研究及培养护士的心理素质　护士通过护理实践为病人减轻痛苦、促进健康。做好这项工作，首先要求护士具备良好的心理素质，培养积极的正性情感，有适当的情感表达和自控能力，较好的人际沟通能力，以及较强的对挫折、冲突与孤独的容忍力和耐受力，而这些能力的培养正是护士职业心理素质优化所要求的内容。护士对病人要有同情心，尊重、体贴、满足他们；在工作中还要表现出高度的责任心，以增强病人的安全感等。同时，护士在工作中承担着繁重的工作，随时面临着许多不可预料的突发事件和意外，因此，现代护理工作对护士的心理素质提出了更高的要求，如何培养护士的心理素质、维护其心身健康，是护理心理学的重要研究内容。

第二节　护理心理学的发展

自 20 世纪五六十年代，美国学者提出护理程序的概念之后，护理学获得了革命性的发展。1973年恩格尔（G. L. Engel）提出的生物-心理-社会医学模式进一步强化了以病人为中心的全新护理观念。下面介绍国内外护理心理学的发展概况。

一、国外护理心理学发展概况

（一）心理学融入护理实践，强调心身统一

新的医学模式的提出，使护理工作的内容由单纯的疾病护理转变为以病人为中心或以健康为中心的整体护理，临床心理护理通过良好的护患关系及交流沟通，使个性化护理、程序化护理、文化护理或宗教护理等形式得以实现。以病人为中心的整体护理思想带来了护理领域的变化，护理工作的主动性增加，从被动的疾病护理转变成为病人实施生理、心理、社会及文化的整体护理；护理工作除了执行医嘱和各项护理技术操作之外，更侧重对人的研究，进一步认识了心理、社会和文化因素对病人的疾病转归和健康的影响，从而帮助病人在最大程度上达到了新的生理-心理平衡与适应；护士不仅仅是病人的照顾者，更多的是病人的教育者、咨询者和健康的管理者；病人有机会参与到对其治疗和护理方案的决策之中。总之，国外护理心理学主张：把疾病与病人视为一个整体；把"生物学的病人"与"社会心理学的病人"视为一个整体；把病人与社会及其生存的整个环境视为一个整体；把病人从入院到出院视为一个连续的整体。

（二）心理学教育成为培养护理人才的核心内容

为提高护理专业人才维护人类健康的能力，一些发达国家和地区根据现代护理人才的培养目标，对护理专业教育的课程设置及人才的知识结构进行了大幅度调整，如在课程设置中有目的地增加心理学课程的比重，强调护患关系及治疗性沟通对病人心身康复的重要性及对护理人员沟通技能的训练。美国目前四年制护理专业本科教育，平均每年有近100学时的心理学课程；新加坡的护理专业也有心理学、行为学等课程，内容包括普通心理学、发展心理学、生理心理学、社会心理学、变态心理学等，使护理人才的知识体系更贴近整体护理模式的需求；英国三年制护理教育加强了心理学、交谈与安慰艺术等课程的教学；法国护理专业课程加入了心理学、社会医学、行为学等知识；澳大利亚悉尼大学护理学院的本科教育也增加了行为科学和人际沟通的课程；日本护理专业的学生入学后，也要学习许多包括心理学在内的人文社会科学类课程。

另外，还有护理心理学相关教材的出版，如德国学者赫尔默特·雷姆施米特编著的《护理心理学》几乎涵盖了所有与护理专业有关的心理学知识，包括普通心理学、医学心理学、生理心理学等诸多心理学相关内容，与我们国内的护理心理学相关教材相近。

（三）应用心理疗法开展临床心理护理

将心理疗法应用于临床心理护理实践，成为国外护理心理学研究的一个重要特点。国外主张应用于临床心理护理的心理疗法有音乐疗法、放松训练法、认知行为疗法等；在应用心理疗法进行心理护理的过程中，国外也比较突出强调实用效果，许多研究采用心理量表进行对照测验，取得了肯定的效果。

（四）开展定量和质性研究

运用量性研究对病人、家属和护士的心理特点进行量化研究，同时对心理干预策略和心理护理的效果进行评价。此外，质性研究也越来越广泛地应用于心理护理理论与实践研究，其研究方法是以参与观察、无结构访谈或深度访谈等来收集病人资料，从病人非普遍性陈述、个案中获得印象和概括的过程。分析方式以归纳法为主，强调研究过程中研究者的自身体验，主要以文字化描述为主。这些研究的开展提高了护理心理学的科学性和实践价值，对学科发展有极大的推动作用，如对老年病人、慢性疾病病人等心理问题的研究，取得了显著效果。

二、国内护理心理学发展概况

1981年我国学者刘素珍在《医学与哲学》杂志上撰文提出"应当建立和研究护理心理学"，至此我国护理心理学的研究逐步深入，其科学性及在临床护理工作中的重要性引起学术界及卫生管理

部门的高度重视。1991 年人民卫生出版社出版的高等医学院校教材《护理心理学》，将护理心理学归为医学心理学的一个分支学科。1995 年 11 月，中国心理卫生协会护理心理学专业委员会在北京正式成立，护理心理学领域有了国内最高层次的学术机构。1996 年，经有关专家学者讨论将护理心理学教材正式命名为《护理心理学》，并被列为"九五"国家重点教材，由此护理心理学在我国成为一门独立的学科，学科建设步入了新的历史发展时期。另外，各种学术研讨会、专修班的开设，各种护理期刊开设有关心理护理栏目，刊登具有指导意义的学术文章，护理心理学相关教材及学术专著陆续出版等，为护理心理学的普及和专业教学提供了基本保障。

（一）学科建设日趋成熟和完善

护理心理学作为一门具有心理学本质属性、应用于临床护理实践领域中的新兴独立学科，随着人类健康观的发展与完善，在进一步确定学科性质、学科发展目标、构建学科理论体系及实践模式中逐渐走向成熟。

首先，护理心理学人才队伍已经形成。随着护理心理学知识的普及与临床心理护理的开展，建设了护理心理学人才队伍，他们既具有丰富的临床经验，同时又是有护理心理学造诣的护理专家，还有许多是热爱心理护理工作的护理骨干，并且培养了一批护理心理学学科带头人。同时由于重视护理人员自身心理素质训练，优秀的护理人才不断涌现。其次，护理心理学的最高学术机构得到确定，全国护理心理学专业委员会成为国内层次最高的相关学术机构。最后，专业基础教育的实施日益完善。护理心理学作为护理教育的必修课，始于 20 世纪 80 年代初我国恢复高等护理教育后，不久就从浅显的知识性讲座过渡到了系统的、专业化的理论必修课。目前，护理心理学教学工作已广泛深入，在本科教学中成为专业必修课外，在研究生培养方面，已招收了护理心理学专业方向的硕士、博士研究生，为培养专业性的心理护理人才和心理护理专家奠定了基础。

（二）心理护理科研活动深入开展

目前广大护理工作者积极开展心理护理理论与实践方面的应用研究，随着心理护理研究的不断深入，对病人心理活动的共性规律和个性特征探索的科学研究，取代了既往千篇一律的经验总结；临床心理护理的个案研究、系统性的病人心理研究及前瞻性研究逐渐增多，标准化心理测验的量化研究正在逐渐取代陈旧的研究方法，这对心理诊断、心理护理程序、心理评估体系、护理人员人才选拔及培养都起到了积极推动作用。心理护理的研究开始注重研究设计和影响因素控制，研究论文大多采用量表或问卷的方式评估病人的心理状况，以生命质量评估护理效果，还有大量的文章采用Meta 分析，这标志着护理心理学研究方法的进步。科研论文在数量上逐年递增，论文大量发表在《中华护理杂志》《中国心理卫生杂志》和《护理管理杂志》等刊物上，这极大地促进了护理心理学的专业发展，推动了护理心理学的学术研究和交流。

（三）临床心理护理方法得到应用

随着护理心理学地位和作用的日益突出，广大临床护理工作者开展心理护理研究的热情不断提升，许多护理工作者探索有针对性的心理护理方法，在临床心理护理中不断强调根据病人的人格特征，实施个性化护理，开展因人而异、因病而异的心理护理方法，提高了心理护理的质量和效果，有效地推动了我国心理护理事业的发展。今后临床心理护理仍然是护理心理学研究的重点内容，要掌握个体化原则，针对每个病人不同情境下的心理状态和特点施以个体化的护理；要运用"护理程序"指导心理护理实践，逐步完善和创建科学的心理护理方法，加强临床心理护理的可操作性研究。

我们相信，随着社会的发展、人类的进步，以及人类健康观的发展，护理心理学在构建独特理论体系、明确学科发展目标的过程中，会逐渐走向成熟。

第三节 护理心理学相关心理学理论及重要心理学派别

一、护理心理学相关心理学理论

20世纪40年代后，科学心理学由早期的学派思想逐渐演变为相对应的心理学理论观点，主要包括五个理论观点：精神分析理论、行为主义理论、人本主义理论、认知理论和积极心理学理论。学习和掌握心理护理的相关理论，是借鉴心理治疗方法、实施临床心理护理实践的基础。

（一）精神分析理论

精神分析理论（psychoanalysis），又称心理动力理论，19世纪末由奥地利精神科医生弗洛伊德（S.Freud，1856—1939）创立。精神分析理论是现代心理学的奠基石，其影响不仅局限于临床心理学领域，对于整个心理科学乃至西方人文科学的各个领域均有深远的影响。精神分析理论的主要内容包括潜意识理论、人格结构理论、性本能和性心理发展理论、释梦学说和心理防御机制理论等。

1. 潜意识理论 弗洛伊德提出的潜意识理论是精神分析理论的基石，他把人的精神活动分为意识、前意识和潜意识三个意识层次。

（1）潜意识：又称无意识，是指个体无法直接感知到的那一部分心理活动，主要包括不被外部现实、道德理智所接受的各种本能冲动、需求和欲望，或明显导致精神痛苦的过去的事件。这些不愿被接受的心理活动或事件如若保存在意识中，个体很难承受，于是通过压抑（repression）过程进入到潜意识中。潜意识虽然不被意识所知觉，但是，它是整个心理活动中最具动力性的部分，它是人类心理活动的原动力。正常人的大部分心理活动是在潜意识中进行的，大部分日常行为受潜意识驱动。弗洛伊德认为，如果把人的心理比作一座冰山，那么意识只是冰山露出海面的一角，大部分心理活动则是潜意识的。

（2）前意识：介于意识与潜意识之间，主要包括目前未被注意到或不在意识之中，但通过自己集中注意或经过他人提醒又能被带到意识区域的心理活动和过程。前意识的作用就是保持对欲望的需求和控制，使其尽可能按外界现实要求和个人道德来调节，是意识和潜意识之间的缓冲。

（3）意识：是当前能注意到的心理活动，与语言（即符号系统）有关，是心理活动中与现实世界相联系的那部分，能被自我意识所觉知。意识活动遵循现实原则来行事，只有符合社会规范和道德标准的观念才能进入意识，意识保持个体对环境和自我状态的感知，对人的适应有重要的作用。

弗洛伊德认为，被压抑到潜意识中的各种欲望或观念，如果不能被允许进入到意识中，就会以各种变种的方式出现，表现为心理、行为或躯体的各种病态。

2. 人格结构理论 弗洛伊德认为人格结构由本我、自我和超我三部分组成。

（1）本我：是与生俱来的动物式的活动，相当于潜意识内容不被个体所觉察，是一切心理能量之源。它是人格中最原始的部分，包含生存所需的基本欲望、冲动和生命力。它不理会社会道德和外在的行为规范，唯一的需求就是获得快乐、避免痛苦。本我具有要求即刻被满足的倾向，遵循着"快乐原则"，它不看条件、不问时机、不计后果地寻求本能欲望的即时满足和紧张的立即释放。

（2）自我：是现实化的本能，是个体出生后在现实环境中由本我分化、发展而产生的，代表着理性和审慎。大部分存在于意识中，小部分是无意识的。自我是人格结构中最为重要的部分，自我的发育及功能决定着个体心理健康的水平。一方面，自我的动力来自本我，是本我的各种本能、冲动和欲望得以实现的承担者；另一方面，它又是在超我的要求下，顺应外在的现实环境，采取社会所允许的方式指导行为，保护个体安全。自我遵循着"现实原则"，配合现实和超我的要求，延迟转移或缓慢释放本我的能量，对本我的欲望给予适当的满足，调节和控制本我的活动。

（3）超我：是道德化了的自我，它是在长期社会生活过程中，将社会规范、道德观念等内化的结果，类似于良心、良知、理性等，大部分属于意识层面，是人格中最具理性的部分。超我的特点是能按照社会法律、规范、伦理、习俗来辨明是非、分清善恶，因而能对个人的动机行为进行监督管制，使人格符合社会要求的完善程度。超我按"道德原则"行事。

弗洛伊德认为，人格是在企图满足无意识的本能欲望和努力争取符合社会道德标准两者长期冲突的相互作用中发展和形成的。即"自我"在"本我"和"超我"中间起协调作用，使两者保持平衡。如果"自我"无法调节两者之间的矛盾冲突时，就会产生各种精神障碍和病态行为。

3. 性本能和性心理发展理论　弗洛伊德认为人的精神活动能量来源于本能，本能是推动个体行为的内在动力。人类最基本的本能有两类：一类是生本能，另一类是死亡本能或攻击本能。生本能包括性欲本能与个体生存本能，其目的是保持种族繁衍与个体生存。弗洛伊德是泛性论者，他认为性欲是人们一切追求快乐的欲望；性本能是一切心理活动的内在动力，弗洛伊德把这种动力称作力比多。当这种能量积聚到一定程度就会造成机体紧张，机体就要寻求途径释放能量。正常情况下力比多可以在不同时期以不同的性活动方式发泄，但在失常时会走非正常途径，附着在表面看来与性无关的其他活动上。弗洛伊德将人一生的性心理发展划分为五个时期。

（1）口腔期（0～1岁）：这一时期原始欲力的满足是通过口腔部位的咀嚼、吸吮或吞咽等活动来获得，婴儿的快乐也多来自口腔的活动。如果这一时期口腔的活动受到限制，就会给将来的生活带来不良影响。成年人中有些人被称为"口腔性格"，可能就是口唇期发展不顺利导致的，他们在行为上主要表现为贪吃、酗酒、吸烟、咬指甲等，甚至有些性格的表现，如自卑、依赖等也被认为是口腔性格的特征。

（2）肛门期（1～3岁）：这一时期原始欲力主要靠排泄和控制大小便时所产生的刺激快感获得满足。但这一时期也正是成人对婴儿进行大小便训练的时期，要求婴儿在找到适当的场所之前必须忍住排泄的欲望，这与婴儿的本能产生了冲突。弗洛伊德认为母亲在训练婴儿大小便时的情绪气氛对其未来人格发展影响重大。过分严格的训练可能会形成顽固、吝啬、冷酷的"肛门"性格；而过于宽松又可能形成浪费的习性。

（3）性器期（3～6岁）：这一时期原始欲力的满足主要集中于性器官的部位，此时，儿童喜欢触摸自己的性器官，这不是心理上的性爱，没有成人的性意识和性交愿望，也没有成人的性生理反应。幼儿这个时期已经可以辨别男女性别，并且以父母中的异性作为自己的"性爱"对象。于是男孩视自己父亲为竞争对手而恋自己的母亲，这种现象被称为恋母情结。同理，女孩视自己的母亲为竞争对手而恋自己的父亲的现象则被称为恋父情结。男孩的欲望指向母亲时总是无意识地与父亲争夺爱、敌视父亲、害怕父亲；女孩也会因对父亲爱恋从而对母亲产生同样的敌视。在正常发展的情况下，恋母情结或恋父情结会通过儿童对同性父母的认同，吸取他们的行为、态度和特质进而发展出相应的性别角色而获得解决。这一时期，超我开始发展，是人生发展的重要阶段。

（4）潜伏期（7岁～青春期）：在这个阶段，儿童的兴趣开始转向外部环境，渴求掌握适应环境所需的技能，不再通过躯体某一部位获得快感，这一阶段的儿童性心理活动比较平静，注意主要集中在对同伴、朋友和对外界事物的认识上，自由地将能量消耗在为社会所接受的具体活动当中去，如运动、游戏和智力活动等。

（5）生殖期（青春期后）：一般女孩于11岁开始，男孩于13岁开始，生殖系统逐渐成熟，生理与心理上所显示的特征使两性差异开始变得显著。这个时期以后，性的需要转向相似年龄的异性，并且有了两性生活的愿望，有了婚姻家庭的意识。至此，性心理的发展已趋于成熟。这一时期的心理能量主要投注在形成友谊、生涯准备、示爱及结婚等活动中，以完成生儿育女的终极目标，使成熟的性本能得到满足。

4. 释梦学说和心理防御机制理论　弗洛伊德认为没有一件事是偶然的，梦也不例外，绝不是偶然形成的联想，而是欲望的满足。在睡眠时，超我的检查松懈，潜意识中的欲望绕过前意识的抵抗，以伪装的方式乘机闯入意识而成梦，可见梦是对清醒时被压抑到潜意识中的欲望的一种委婉表达。梦是通向潜意识的一条秘密通道，通过对梦的分析可以窥见人的内部心理，探究其潜意识中的欲望和冲突，通过释梦可以治疗神经症。

心理防御机制是自我的一种防卫功能。很多时候，当超我与本我之间、本我与现实之间出现矛盾和冲突时，人就会感到痛苦和焦虑。这时自我可以在不知不觉之中，以某种方式调整一下冲突双方的关系，使超我的检查可以接受，同时本我的欲望又可以得到某种形式的满足，从而缓和焦虑、消除痛苦。这就是自我的心理防御机制，包括压抑、否认、投射、退化、隔离、抵消、转化、合理化、补偿、升华、幽默、反向形成等形式。人类在正常和病态情况下都在自觉不自觉地运用心理防御机制，运用得当可减轻痛苦，帮助其渡过心理难关，防止精神崩溃，运用过度就会表现出焦虑、抑郁等病态心理症状。

5. 精神分析理论的意义 精神分析理论是最早的用以解释人类心理行为的心理学理论，它既可以解释正常的心理活动，又可以解释异常的心理现象，对理解人类的精神现象及规律有重要的贡献。

（二）行为主义理论

行为主义理论（behaviorism theory）又称"刺激-反应"理论，是 20 世纪 20 年代由美国心理学家华生（J.B Watson，1878—1958）在苏联生理学家巴甫洛夫（I. P. Pavlov，1849—1936）经典条件反射理论的基础上创立的。美国心理学家斯金纳（B. F. Skinner，1904—1990）和班杜拉（A. Bandura，1925—）等进一步完善了行为主义理论。

行为主义认为，人的正常和病态行为包括外显行为及其伴随的心身反应形式都可通过学习过程而形成。这样学习就成为支配行为和影响心身健康的重要因素。通过对行为学习各个环节的干预，可以矫正问题行为，进而治疗和预防疾病。

与护理心理学相关的行为主义理论主要有经典条件反射、操作条件反射、社会观察学习理论和内脏操作条件反射。

1. 经典条件反射理论 20 世纪初，巴甫洛夫在研究消化的生理过程中通过实验发现条件反射现象，他创立了经典条件反射理论。

（1）经典条件反射实验：巴甫洛夫用食物刺激狗的口腔产生唾液分泌反射。食物作为非条件刺激所引起唾液分泌的反射过程称为非条件反射。当非条件刺激（食物）与唾液分泌无关的中性刺激（如铃声）总是同时出现，经过一定时间结合以后，铃声成为食物的信号，转化为条件刺激。此时，铃声引起唾液分泌的反射过程称为条件反射。

所以，经典条件反射就是指某一中性环境刺激（铃声、气味、语言等）通过反复与无条件刺激相结合的强化过程，最终成为条件反射，从而引起原本只有无条件刺激才能引起的行为反应。

条件反射是在非条件反射的基础上经过学习而获得的习得性行为，是大脑皮质建立的暂时神经联系。这种条件反射过程不受个体随意操作和控制，属于反应性的行为。

（2）经典条件反射的重要现象：强化和泛化。

1）强化：是指中性刺激与非条件刺激反复结合的过程。两者结合的次数越多，条件反射的形成就越巩固。一切来自体内外的有效中性刺激都可以成为条件刺激，形成条件反射。例如，经常上医院打针的儿童就容易对注射器或药物产生条件反射性的恐惧反应。

2）泛化：是反复强化的结果。即不仅条件刺激本身能够引起条件反射，而且某些与之相近似的刺激也可引起条件反射的效果，其主要机制是大脑皮质内兴奋过程的扩散。长期打针的儿童，不仅看到注射器会产生条件反射性恐惧，而且看到穿白大衣的人也会出现害怕的情绪反应。

2. 操作条件反射理论 操作条件反射理论是桑代克（E. L. Thorndike）和斯金纳（B. F. Skinner）等行为主义心理学家通过实验建立起来的。

（1）操作条件反射实验：斯金纳用自制的"斯金纳箱"解释操作性条件反射的建立过程。在实验箱内装一个特殊装置，按压一次杠杆就会出现一些食物，然后在箱内放一只处于饥饿状态的老鼠，老鼠在箱内乱窜时，偶尔按压杠杆获得了食物。经过强化，老鼠按压杠杆的次数逐步增加，逐渐"学会"了通过按压杠杆来获取食物，即操作性条件反射形成。按压杠杆是老鼠偶然的自发行为，行为后得到食物，食物又作为奖赏该行为的"强化物"强化了这一行为，斯金纳称之为强化训练。在实验中, 行为反应后的结果可以是愉快的, 也可以是痛苦的 (如将食物换成电击)。刺激可以 "从无到有" 逐渐增强, 也可以 "从有到无" 逐渐减弱。

(2) 操作条件反射的类型: 根据操作条件反射中个体行为之后的刺激性质以及行为变化规律的不同, 将操作条件反射分为以下几种情况。

1) 正强化: 指个体行为的结果导致了积极刺激增加, 从而使该行为增强。如用食物奖励老鼠按压杠杆的行为增加。

2) 负强化: 指个体行为的结果导致了消极刺激减少, 从而使该行为增强。如若将食物换成电击, 老鼠避开按压杠杆的行为增加。

3) 消退: 指行为的结果导致了积极刺激减少, 从而使行为反应减弱。例如, 学生做了好事, 受到老师表扬和同学的关注 (积极刺激), 会使这种行为得到加强; 但如果大家熟视无睹, 就可能会使积极刺激水平下降, 导致这种行为逐渐减少。

4) 惩罚: 指行为的结果导致了消极刺激增加, 从而使行为反应减弱。例如, 个体出现酗酒行为时, 立即给予电击等痛苦的刺激, 可使酗酒等不良行为逐渐减少。

(3) 操作条件反射的意义: 与经典条件反射的刺激与反应之间的关系不同, 操作条件反射重视行为反应的结果对行为本身的影响。这一理论显示, 任何与个人的需要相联系的环境刺激, 即各种理化的、生物的、心理的、社会的变化, 只要反复出现在某一行为之后, 都可能对某种行为产生影响; 反过来, 人类许多正常或异常的行为反应包括各种习惯或症状, 也可以由操作条件反射机制而形成或改变。这一理论在护理心理学中应用很广, 例如, 用以解释个体不良行为如吸烟、依赖等行为的形成机制, 用以指导各种行为治疗如刺激控制、系统脱敏疗法等。

3. 社会观察学习理论 社会观察学习理论 (social learning theory) 由美国心理学家班杜拉 (A. Bandura) 创立。该理论认为, 人类的许多行为都不能用传统的学习理论来解释, 现实生活中的个体在获得习惯行为的过程中并不都得到强化。班杜拉把依靠直接经验的学习 (传统的学习理论) 和依靠间接经验的学习 (观察学习) 综合起来说明人类的学习。观察学习是社会学习的一种最主要形式, 人类的大量行为都是通过观察他人的行为进行模仿学习的。通过对具体榜样 (或示范者) 行为活动的观察和模仿, 可以使人学会一种新的行为类型。例如, 某个儿童在幼儿园吃完饭后, 主动把椅子摆放整齐, 得到了老师的表扬, 其他小朋友观察了他的表现后, 也学习他的行为, 吃完饭把椅子摆放好。

4. 内脏操作条件反射 1967 年米勒 (N. E. Miller) 进行了内脏学习实验, 证实了内脏反应也可以通过操作性学习加以改变, 他的实验也称为内脏操作条件反射。

在内脏学习实验中, 米勒用食物强化的方式, 对动物的某一种内脏反应行为, 如心率下降, 进行奖励。经过这种选择性的定向训练之后, 动物逐渐学会了 "操作" 这种内脏行为, 使心率下降。采用实验方法, 米勒还分别使动物学会了在一定程度内 "操作" 心率增加、血压升高或下降、肠道蠕动增强或减弱等反应。

虽然米勒的内脏学习实验还有待深入研究, 但内脏操作条件反射理论对心理护理的相关工作有一定的指导意义。根据这一理论, 人类的各种内脏活动, 似乎可以通过内脏学习过程获得意识的控制; 某些心身疾病症状的产生, 如心跳加快、肠蠕动增加、哮喘等可能与个体的意识性条件反射有关; 生物反馈的原理可能与内脏学习有关。

5. 行为主义理论的意义 行为主义理论的贡献在于, 从理论上提出, 除少数天生具有的本能行为 (非条件反射) 外, 人类的绝大多数行为都是通过经典条件反射、操作条件反射、社会观察学习和内脏操作条件反射四种机制习得的。行为学习理论涉及范围很广, 以各种学习理论为依据的行为治疗方法已成为目前国内外许多心理治疗者使用的重要方法。护理人员需要学习一定的行为干预技术, 如正强化法、放松训练、正念冥想等, 以提高程序化心理护理水平。

（三）人本主义理论

人本主义理论（humanistic theory）于 20 世纪五六十年代兴起于美国，是美国心理学主要理论流派之一，创始人是美国心理学家马斯洛（Λ. H. Maslow，1908—1970）和罗杰斯（C. R. Rogers，1902—1987），并规定了四项工作原则：①心理学的首要研究对象是具有经验的人；②研究的重点是人类的选择性、创造性及自我实现；③研究个人与社会有意义的问题；④注重人的尊严和提高人的价值。人本主义认为，人是具有潜能和成长着的个体，关心人的价值和尊严，主张研究对人类进步及社会文明有积极作用的问题，被称为心理学中的第三思潮。

1. 马斯洛的需要层次理论 该理论认为：需要是分层次的，由低到高依次是生理需要、安全需要、社交需要、尊重需要和自我实现需要；需要能够影响行为，但只有未满足的需要能够影响行为，满足了的需要不能成为激励工具；当人的某一级需要得到最低限度满足后，才会追求高一级的需要，如此逐级上升，成为推动其继续努力的内在动力。

2. 罗杰斯的自我理论 罗杰斯认为，刚出生的婴儿并没有自我的概念，随着与他人、环境的相互作用，开始慢慢地把"我"与"非我"区分开来。当最初的自我概念形成之后，人的自我实现趋向开始激活，在自我实现这一动力的驱动下，儿童在环境中进行各种尝试活动并产生大量经验。通过机体自动评估过程，有些经验会使他感到满足、愉快，有些则相反；满足、愉快的经验会使儿童寻求保持、再现，不满足、不愉快的经验会促使儿童回避。

在儿童寻求的积极经验中，有一种是受到他人关怀而产生的体验，还有一种是受到他人尊重而产生的体验，但这些完全取决于他人。因为他人（包括父母）是根据儿童的行为是否符合其价值标准而决定是否给予尊重，所以他人的关怀与尊重是有条件的，这些条件体现着父母和社会的价值观，罗杰斯称这种条件为价值条件。儿童不断通过自己的行为体验到这些价值条件，会不自觉地将这些本属于父母或他人的价值观念内化，变成自我结构的一部分。渐渐地，儿童被迫放弃按自身机体估价过程去评价经验，转而使用内化了的社会价值规范去评价经验。这样儿童的自我和经验之间就发生了异化，当经验与自我之间存在冲突时，个体就会预感到自我受到威胁，因而产生焦虑。预感到经验与自我不一致时，个体会运用一定的防御机制（如歪曲、否认、选择性知觉）来对经验进行加工，使之在意识水平上达到与自我相一致。如果防御成功，个体就不会出现适应障碍，若防御失败则会出现心理适应障碍。

罗杰斯的"以人为中心"的治疗目标是：为来访者提供"无条件积极关注"的环境，将原本内化而成的自我部分去除，找回属于他自己的思想情感和行为模式。用罗杰斯的话说是"变回自己""从面具后面走出来"，只有这样的人才能充分发挥个人的潜力和功能。

3. 人本主义理论的意义 人本主义理论既不赞成精神分析学派把人看成是本能的牺牲品，认为人的行为是非理性过程所决定的，道德与善行是非自然的悲观看法；同时，它也反对行为主义把人视为"巨大的白鼠"，排斥道德、伦理和价值观念的机器人心理学。人本主义理论的贡献在于重视人的需要和自我实现，强调人的本性是善的，本质是向上的，强调研究正常人的心理。人本主义心理疗法强调咨询关系的建立及重要性；相信人有充分的潜力并自我实现；发展了来访者叙述的技巧；用来访者代替病人，增强了对来访者的尊重。

（四）认知理论

认知理论（cognitive theory）是 20 世纪 50 年代在美国兴起的一种心理学理论。它不是由一位心理学家所独创，而是由许多心理学家共同努力发展起来的理论，其中美国临床心理学家埃利斯（A. Ellis，1913—2007）和美国精神病学家贝克（A. T. Beck，1921—）的理论在心理治疗领域较具代表性。认知理论的出发点在于确认思想和信念是情绪状态和行为表现的原因，并把纠正和改变不良认知作为理论研究和实践工作的重点。

1. 埃利斯的 ABC 理论 埃利斯认为，在环境刺激或诱发刺激 A 和情绪后果 C 之间有信念或信念系统 B。A 代表与情感有关系的诱发事件（activating events）；B 代表当事人对此产生的信念

（beliefs），包括理性或非理性的信念；C 代表个人对诱发事件所产生的情绪与行为反应（consequence）。通常认为，激发事件 A 直接引起反应 C，事实上并非如此，在 A 与 C 之间有 B 的中介作用。A 对于个体的意义，受到人们的认知态度和信念的影响。人天生具有歪曲现实的倾向，所以造成问题的不是事件，而是人们对事件的判断和解释。但人也能够接受理性，改变自己的不合理思维和自我挫败行为。由于情绪来自思考，所以以改变情绪或行为要从改变思考着手。ABC 理论后来又进一步发展，增加了 D 和 E 两个部分，D（disputing）指对非理性信念的干预；E（effect）指干预效果。以辩论为主要手段，运用 D 来影响 B，使认知偏差得到纠正，对异常行为的转归起着重要的作用，是对 ABC 理论的重要补充。埃利斯的合理情绪疗法就是促使病人认识自己不合理的信念及这些信念的不良情绪后果，通过修正这些潜在的非理性信念，最终做出理性的选择。

2. 贝克的情绪障碍认知理论　贝克认为各种生活事件导致情绪和行为反应时要经过个体的认知中介。情绪和行为不是由事件直接引起的，而是经由个体接受、评价、赋予事件以意义才产生的。贝克认为，情绪障碍者有独特的认知模式，并开辟了认知行为理论和相应的认知行为疗法。贝克的认知疗法接受了认知是情绪和行为反应的中介的观点，认为情绪和行为不是由事件直接引起的，而是与适应不良的认知有关。贝克提出了情绪障碍的认知模型，该模型包含两个层次，即浅层的负性自动想法和深层的功能失调性假设或图式。贝克还归纳了认知过程中常见的认知歪曲的五种形式，即任意推断、选择性概括、过度引申、夸大或缩小和"全或无"思维。贝克在情绪障碍认知模型的基础上，进一步发展出一套认知疗法技术，旨在改变病人的认知，获得了成功。

3. 认知理论的意义　认知理论为有关人类情绪和行为问题的产生提供了理论解释，对于指导个体心理发展和保持心理健康具有积极意义。在此基础上形成的多种认知疗法及结合行为治疗的认知行为治疗模式，更是现代心理干预最重要的方法之一。

（五）积极心理学理论

20 世纪 60 年代，人本主义心理学和由此产生的人类潜能研究奠定了积极心理学（positive psychology）发展的基础。但由于战争等因素的影响，消极心理学模式在整个 20 世纪占据了心理学发展的主导地位。20 世纪末，西方心理学界兴起了一股新的研究思潮——积极心理学的研究。这股思潮的创始人是美国当代著名的心理学家马丁·塞里格曼（Martin E.P. Seligman）、谢尔顿（Kennon M. Sheldon）和劳拉·金（Laura King），他们认为，积极心理学是致力于研究普通人的活力与美德的科学。积极心理学主张研究人类积极的品质，充分挖掘人固有的潜在的具有建设性的力量，促进个人和社会的发展，使人类走向幸福，其矛头直指过去传统的"消极心理学"。它是利用心理学目前比较完善和有效的实验方法与测量手段，研究人类的力量和美德等积极方面的一个心理学思潮。

积极心理学主要的研究内容集中在对积极情绪的研究、对积极人格特质的研究、对人性优点和价值的研究及对积极社会环境的研究。积极心理学继承了人文主义和科学主义心理学的合理内核，一反以往的悲观人性观，转向重视人性的积极方面，目的是要帮助人们形成良好的心理品质和行为模式。

积极心理学认为，对心理疾患的预防主要来自于个体内部系统的塑造能力，而不是修正其缺陷。人类自身存在着抵御精神疾患的力量，预防的大部分任务将是建造有关人类自身力量的一门科学，其使命是探究如何在个体身上培养出这些品质，通过挖掘困境中个体自身的力量，便可做到有效的预防。

在研究视野上，积极心理学摆脱了过分偏重个体层面的缺陷，在关注个体心理研究的同时，强调对群体和社会心理的探讨。尽管积极心理学者强调个体的心理、人格的良好品质，但仍十分重视社会文化环境，如人种、政治、经济、教育、家庭等因素对个体情绪、人格、心理健康、创造力及对心理治疗的影响。积极心理学主张个体的意识和经验既可以在环境中得到体现，也在很大程度上受到环境的影响，强调环境塑造着人类积极与自然界相互作用的经验，因而对群体心理与行为的研究，在积极心理学中占有重要地位。

目前，积极心理学的研究存在一些不足，且在中国的本土化研究尚存在困难。东、西方社会文化价值的差异，东方集体主义与西方个人主义取向下对快乐、幸福等的理解不同，因此积极心理学必须与我国的传统文化相结合。

二、重要的心理派别

1879 年，德国著名心理学家冯特（Wilhelm Wundt, 1832—1920）在德国莱比锡大学创建了第一个心理实验室，开始对心理现象进行系统的实验室研究。在心理学史上，人们把这个实验室的建立，称为心理学脱离哲学的怀抱、走上独立发展道路的标志。

从 19 世纪末到 20 世纪二三十年代，是心理学派别林立的时期。在心理学独立之初，心理学家们在建构理论体系时存在着尖锐的分歧。

（一）构造主义

构造主义（structuralism）的奠基人为冯特，著名的代表人物为铁钦纳（E.B.Titchener, 1867—1927）。这个学派主张心理学应该研究人们的直接经验即意识，并把人的经验分为感觉、意象和激情状态三种元素。感觉是知觉的元素，意象是观念的元素，而激情是情绪的元素。所有复杂的心理现象都是由这些元素构成的。在研究方法上，构造主义强调内省方法。在他们看来，了解人们的直接经验，要依靠被试者对自己经验的观察和描述。

（二）机能主义

机能主义（functionalism）的创始人是美国著名心理学家詹姆士（William James, 1842—1910），其代表人物还有杜威（John Dewey, 1859—1952）和安吉尔（James Angell, 1869—1949）等。机能心理学也主张研究意识。但是，他们不把意识称为个别心理元素的集合，而看成川流不息的过程。在他们看来，意识是个人的，永远变化的，连续的和有选择性的。意识的作用就是使有机体适应环境。如果说构造主义强调意识的构成成分，那么机能主义则强调意识的功能与作用。以思维为例，构造主义强调什么是思维，而机能主义则关心思维在人类适应中的作用。机能主义的这一特点，推动了美国心理学面向实际生活的过程。20 世纪以来，美国心理学一直比较重视心理学在教育领域和其他领域的应用，这和机能主义的思潮是分不开的。

（三）行为主义

19 世纪末、20 世纪初，正当构造主义和机能主义在一系列问题上发生激烈争论的时候，美国心理学界出现了另一种思潮：行为主义（behaviorism）。1913 年，美国心理学家华生（John Watson, 1879—1958）发表了《在行为主义者看来的心理学》，宣告了行为主义的诞生。

行为主义有两个重要特点：①反对研究意识，主张心理学研究行为；②反对内省，主张应用实验方法。在华生看来，意识是看不见的、摸不着的，因而无法对它进行客观的研究。心理学的研究对象不应该是意识而应该是可以观察的事件，即行为。华生曾说过，在一本心理书中"永远不使用意识、心理状态、意志、意象及诸如此类的名称，是完全可能的……它可以用刺激和反应的字眼，用习惯的形成，习惯的整合及诸如此类的字眼来加以实现"。行为主义产生后，在世界各国心理学界产生了很大反响。行为主义锐意研究可以观察的行为，这对心理学走上客观研究的道路有积极的作用。但是，由于它的主张过于极端，不研究心理的内部结构和过程，否定研究意识的重要性，因而限制了心理学的健康发展。

（四）格式塔心理学

在美国出现行为主义的同时，德国也涌现出另一个心理学派别——格式塔心理学（gestalt psychology）。格式塔心理学的创始人有韦特海默（Max Wertheimer, 1880—1943）、柯勒（Wolfgang

Kohler，1887—1967）和考夫卡（Kurt Koffka，1886—1941）。格式塔心理学和行为主义都靠批判传统心理学（构造主义和机能主义）起家，但在一系列基本问题上，两派又有截然不同之处。

格式塔（gestalt）在德文中译为找"整体"、一种组织的意义。这是和构造主义和行为主义大相径庭的。格式塔心理学认为，整体不能还原为各个部分、各种元素的总和；部分相加不等于全体；整体先于部分而存在，并且制约着部分的性质和意义。例如，一首乐曲包含许多音符，但它不是各个音符的简单组合，因为一些相同的音符可以组成不同的乐曲，甚至可能成为噪声。因此，分析个别音符的性质，并不能了解整个乐曲的特点。格式塔心理学很重视心理学实验。他们在知觉、学习、思维等方面开展了大量的实验研究。这些研究资料至今仍是心理学的重要财富。

（五）精神分析学派

精神分析学派是由奥地利精神病医生弗洛伊德（S.Freud，1856—1939）创立的一个学派，理论主要来源于治疗精神病的临床经验。如果说构造主义、机能主义和格式塔心理学重视意识经验的研究，行为主义重视正常行为的分析，那么精神分析学派则重视异常行为的分析，并且强调心理学应该研究无意识现象。

精神分析（psychoanalysis）学说认为，人类的一切个体的和社会的行为，都根源于心灵深处的某种欲望或动机，特别是性欲的冲动。欲望以无意识的形式支配人，并且表现在人的正常和异常行为中。欲望和动机受压制，是导致病人产生心理问题的潜在的动机，使精神宣泄可以达到治疗疾病的目的。

精神分析学派重视动机的研究和无意识现象的研究，这是他们的贡献。但是，该学派过分强调无意识的作用，并且把它与意识的作用对立起来；早期理论具有泛性欲主义的特点，把性欲夸大为支配人类一切活动的动机，因而受到理论上的质疑。

总之，19世纪末、20世纪初，各派心理学在研究对象、研究领域和方法及对心理现象的理解等方面都存在尖锐的分歧。在心理学作为独立的科学的早期发展中，由于某些新的事实的发现，这些事实在旧的理论体系中不能得到正确解释，因而产生了对新的理论的需要，这就导致了新的思潮和新的学派的产生。历史事实告诉我们，每个新学派都从一个侧面丰富和发展了心理学的宝库。

第四节　护理心理学的基本研究方法

护理心理学作为心理学的一个分支学科，其研究方法从属于现代心理学，但又有其自身学科的特殊性。由于护理心理学研究中常同时涉及社会学、心理学、生物学等有关学科的因素和变量，加上护理心理学的基础理论尚薄弱，而且许多心理现象的定量难度很大，本身常有一定的主观性，因此运用好研究方法尤为重要。护理心理学研究方法主要有观察法，调查法，实验法，个案法，相关研究法。

一、观　察　法

观察法（observational method）是指研究者直接观察记录个体或团体行为活动，从而分析研究两个或多个变量之间相互关系的一种方法。观察法是科学研究中最古老、应用最广泛的一种方法，所有的心理学研究都会用到。人的言行举止、表情、外貌、衣着、兴趣、爱好、风格、对人对事的态度、面临困难或患病时的应对方式等都可以作为观察的内容。观察法是通过对研究对象的动作、表情、言语等外显行为的观察，来了解人的心理活动。

在一些研究工作中即使采取其他研究方法，观察法也是不可缺少的；另外通过各种方法搜集来的资料也常常需要用观察法加以核实。观察法在心理评估、心理干预中被广泛应用。

（一）自然观察法

自然观察法是指在不加任何干涉的自然情境中对研究对象的行为进行直接或间接的观察、记录分析，从而获得行为变化的规律，如观察身体姿势、动作、表情等，护士通过生活护理、治疗护理、巡视病房等对病人的心理活动和行为方式所进行的观察。自然观察到的内容虽然比较真实，但由于影响个体活动的因素过多，因而难以对自然观察的结果进行系统推论。

（二）控制观察法

控制观察法是在预先控制观察的情境和条件下进行观察，如患传染性疾病病人隔离病房、重症监护病房（ICU）、白血病病人的无菌病房等，在特定情境中的情绪和行为反应的观察即属于控制观察法。其优点是以取得被试不愿意或者没有能够报告的行为数据，无须人为地对被试者施加任何影响就掌握了许多实际资料。缺点是资料可靠性差，观察质量在很大程度上依赖于观察者的能力，而且观察活动本身也可能影响被观察者的行为表现，使观察结果失真，且结果有一定的局限性，适于 A 群体的，可能不适于 B 群体。分析研究结论的最重要条件，是所得资料必须具有真实性与代表性，因此，使用观察法时，必须考虑如何避免观察者的主观因素导致的误差。观察法在研究病人的心理活动、心理评估、心理护理、心理健康教育中被广泛使用。

二、调 查 法

调查法（survey method）是通过访谈或问卷等形式，系统地、直接地从某一群体的样本中收集资料，并通过对资料的统计分析来认识心理行为现象及其规律的方法。调查法的主要特征概括为：第一，调查要从某一总体中抽取一定规模的随机样本，这种随机抽取的、有相当规模的样本特征是其他研究方法所不具有的。第二，资料收集通过特定的问卷或调查表方式，或经过程序化的访谈方式获取，也包括心理生理指标的测量、记录。第三，调查获得的信息资料庞大，必须在计算机的辅助下根据调查设计的要求进行数理统计分析，获得研究结论。

（一）抽样

护理心理学的调查研究对象经常针对某个群体。如某个社区糖尿病病人心理健康状况的调查。其调查研究的总体人数较多，而研究力量有限，只能对这一群体的一部分个体实施调查。抽样调查就是要用部分来估计全部，用有代表性的样本来估计总体情况。随机抽样的方法有多种，如单纯随机抽样、系统抽样、分层抽样和整群抽样等。抽样调查时要注意样本量的大小，过大会造成人力、物力和时间的浪费；过小则会缺乏代表性。

（二）资料收集

1. 问卷法（questionnaire method） 是研究者将事先设计好的调查表或问卷发放给研究对象，由其自行阅读操作要求并填写问卷，然后再由研究者回收并对其内容进行整理和分析的方法。问卷调查的质量与研究对象的文化水平、对问卷内容的理解及合作程度有关。调查问卷法具有节省时间，信息量大，匿名性好，避免人为因素影响的优点。但是问卷的回收率有时难以保证，采用集中指导式填写可避免上述缺点。

2. 访谈法（interview method） 首先选择和培训调查员，由他们按照调查设计要求与研究对象进行晤谈或访问，并按同一标准记录访谈内容。访谈法是一种以口语为中介、晤谈双方面对面互动的过程，受研究者和研究对象之间关系的影响。此调查法的回答率较高，质量较好，适用范围广。但这种方法容易出现一些访谈偏差。

座谈也是一种访谈的手段。通过座谈可以从较大范围获取有关资料，以提供分析研究。例如，慢性疾病康复期的心理行为问题，可以通过定期与家属座谈的方式进行分析研究。

3. 测验法（test method） 是心理学收集研究资料的重要方法。最常用的是心理测验，它要求使用经过信度和效度检验的心理行为量表，如各种人格量表、智力量表、症状评定量表等。

三、实 验 法

实验法（experimental method） 是经过设计并在控制的情况下，研究者有目的地操纵自变量并使之系统地改变，观察因变量的变化，来研究变量之间相关或因果关系的方法。实验法是科学方法中最严谨的方法，能完整体现陈述、解释、预测、控制4个层次的科学研究目的。但试验研究的质量很大程度上取决于实验设计，例如，由于实验组与对照组相匹配受到许多中间变量的干扰，可影响实验结果的可靠性。除实验室研究外，实验法在心理学研究领域还常将研究延伸至自然环境下进行，也称现场实验，如在临床工作或学习情境中对研究对象的某些自变量进行操作，观察其反应，以分析和研究其中的规律。现场实验的情景更加接近于现实生活，但许多情况下，难以实现对实验条件的控制，而实验结果难以判断，若分析不当可能做出错误的解释。现场实验具有研究范围广泛、不受实验情景影响、接近真实生活、结果易于推广等优点，因此，是护理心理学研究中被广泛采用的一种研究方法。

控制是实验研究的最本质的特征，没有控制就没有实验。如果研究者在实验中缺乏适当、准确的控制，那将无法确定实验结果究竟是由设计（假设）自变量所致，还是由于其他一些未能加以控制的因素造成的。

（一）实验技术

护理心理学的实验技术涉及社会学和生物学各个方面。因此，实验研究技术随着相关学科研究技术的进步而不断发展，其中包括心理物理实验技术、信号检测技术、认知神经科学的研究技术等，已逐步引入到护理心理学研究中。随着分子生物学理论和技术的进步，护理心理学的研究课题开始涉及分子神经生物学内容，如心理应激的中枢定位、应激所致糖皮质激素引起海马受损的分子机制等。所采用的技术涉及常规或特殊的分子生物学方法，如人工诱变基因、基因剔除、基因敲入、抑制基因表达技术等。基因芯片和蛋白质芯片技术也将逐渐应用到护理心理学研究领域。

（二）实验方式

1. 实验室实验 是在特定的心理实验室里，借助各种仪器设备，严格控制条件以研究心理行为规律的方法。实验室可以实现程序自动化控制的各种模拟环境，借此研究特殊环境中心理活动的变化及相应的生理变化规律。

2. 现场实验 是在日常生活条件下，对某些条件加以适当的控制或改变，以研究心理行为规律的方法。主要特点是，在控制的条件下，研究者系统地操纵或改变一个或几个变量，观察、测量和记录其对其他变量的影响。最简单的实验设计是将研究对象分为两个组，即实验组和对照组，两组之间除要研究的影响因素不同外，其他方面均相似。实验研究的质量在很大程度上取决于实验设计，巧妙的设计可以获得理想的结果。

3. 模拟实验 是由研究者根据研究需要，人为设计出某种模拟真实社会情景的实验场所，间接地探求人们在特定情景下心理活动发生及变化规律的一种研究方法。如研究者可设计一些模拟护患沟通的情景，请相关人员扮演病人，以观察护士的人际沟通能力，进而深入了解一些共性化问题。模拟情景虽是人为设计的，但对研究对象而言，只要他们未察觉自己置身于人为情境，所产生的心理反应也与现场实验相近，基本是真实可信的。因此，模拟实验的情境应尽可能地做到逼真，以求得到接近真实的可靠结果。

【案例1-1】 **霍 桑 实 验**

社会心理学家霍桑1985年在美国西屋电气公司霍桑工厂进行了一项实验，实验过程是这样的：他从工厂选出6名普通装配女工，实验分为12个阶段。第一阶段，女工们在原车间工作，测量她们的一般效率；第二阶段，把她们转到类似车间的实验室里，测量每个女工的工作效率，其他条件不变；第三阶段，改变先前支付工资的办法，先前支付工资取决于全车间工人

（100人），现在则取决于她们6人的工作量；第四阶段，增加2次休息，上午一次下午一次，每次休息5分钟；第五阶段，休息时间延长到10分钟；第六阶段，5分钟休息时间增加到6次；第七阶段，工厂给工人提供简单午餐；在以后的三个阶段，每天提前半小时停工；第十一阶段，工作日改为每周5天；第十二阶段，恢复原来工作条件，女工们回到开始时的工作条件。

问题： 这个实验的目的是什么呢？

分析： 实验目的是测量各种工作条件对工作效率的影响，从而创造提高工作效率的条件和改变妨碍工作效率的条件。但实验结果却出乎意外，不管条件如何，休息次数多少，工作日长短，每个实验阶段的生产效率都比前一阶段高。这是为什么呢？社会心理学认为，这里的主要原因是女工们感到她们与众不同，受到了特殊关照，参加了有趣的实验，所以她们要做得好些，这个实验说明了使个体感受到关心照顾，可以促使服从。

四、个 案 法

个案法是对某个研究对象进行深入而详尽的观察与研究，以便发现影响某种行为和心理现象的原因，也可同时使用观察、访谈、测验和实验等研究手段。一般由有经验的研究者实施，依据研究对象的历史记录、晤谈资料、测验或实验所得到的观察结果，形成系统的个人传记。这种深入的、发展的描述性研究，适用于护理心理学心理问题的干预、心身疾病的研究分析等，个案法也可用于某些研究的早期探索阶段，详细的个案研究资料可为进一步开展大规模研究提供依据。对某些特殊案例进行深入、详尽、全面的研究，对认识某些心理发展及行为问题有重要意义。例如，对狼孩、猪孩的个案研究等。

五、相关研究法

相关是事物间的一种关系，相关研究法是护理心理学研究的一种重要方法。心理学的许多研究都是在寻找相关，如人的社会经济地位和个体心理发展的关系，某种人格特质和特定行为的关系，老年人的自我支配意识与生理健康的关系，在完成特定认知任务时脑功能与结构的关系、不同脑区的相关、脑的激活水平和行为的相关等。

两个事物（现象）的相关程度或强度可以用相关系数来表示。它是从–1到1之间的一个数值。如果相关系数为0，则表示两者的相关很小，或者没有关系。大于0的相关为正相关，小于0的相关为负相关。如吸烟与肺癌发生率呈正相关，吸烟的数量越多，患肺癌的可能性越大。

但是，相关本身不能提供因果信息，当两种现象被发现有相关时，甲可能是引起乙的原因，乙也可能是引起甲的原因，或者它们是以其他的方式产生相关的。只从相关本身的信息，你无法推断哪个是因，哪个是果。由于相关不同于因果关系，我们从相关研究中还不能得出行为变化的真正原因。如学生看电视时间太多，可能耽误了做作业的时间，也可能引起注意"惰性"或降低阅读的兴趣，这些都可能导致阅读和数学成绩下降，引起成绩下降的真正原因究竟是什么，还需要进行因果研究。

思 考 题

一、选择题

1. 弗洛伊德将精神活动分为意识、前意识和（ ）三个意识层次

A. 潜意识   B. 本我   C. 自我   D. 潜伏期

2. 下面哪个不属于条件反射现象的内容（ ）

A. 强化   B. 观察学习   C. 消退   D. 泛化

3. 反对内省，主张应用实验方法的学派是（ ）

A. 构造主义　　　B. 机能主义　　　　C. 行为主义　　　D. 格式塔学派
4. 国外护理心理学的发展状况不包括（　　）
A. 心理学融入护理实践，强调心身统一　　B. 心理学教育成为培养护理人才的核心内容
C. 应用心理疗法开展临床心理护理　　　　D. 仅仅开展有定性研究
5. 生活事件导致情绪和行为反应时要经过个体的认知中介，是哪个心理学理论的内容（　　）
A. 认知理论　　　B. 精神分析理论　　　C. 行为主义理论　　　D. 积极心理学理论

二、名词解释
1. 护理心理学
2. 实验法

三、简答题
1. 护理心理学的研究内容是什么？
2. 护理心理学的相关心理学理论有哪些？
3. 护理心理学常用的研究方法有哪些？

思考题答案

一、选择题
1.A　2.B　3.C　4.D　5.A

二、名词解释
1. 护理心理学：是将心理学的理论和技术应用于护理领域，研究病人及护士的心理现象及其心理活动规律，解决护理实践中的心理行为问题，以实施最佳护理的一门应用性学科。
2. 实验法：是经过设计并在控制的情况下，研究者有系统地操纵自变量，使之系统地改变，观察因变量的变化，来研究变量之间相关或因果关系的方法。

三、简答题
1. 护理心理学的研究内容是什么？
（1）研究病人的心理活动规律及其特点。
（2）研究心理社会因素对病人心理活动的影响。
（3）研究心理评估和心理干预理论和技术。
（4）研究心理护理的理论、方法和技术。
（5）研究及培养护士的心理素质。
2. 护理心理学的相关心理学理论有哪些？
（1）精神分析理论。
（2）行为主义理论。
（3）人本主义理论。
（4）认知理论。
（5）积极心理学。
3. 护理心理学常用的研究方法有哪些？
（1）观察法。
（2）调查法。
（3）实验法。
（4）个案法。
（5）相关研究法。

（曹建琴）

第二章　心理过程

【学习目标】
　　掌握　心理现象概念及心理现象的产生，感觉及感受性变化的一般规律，知觉及知觉的基本特性，记忆和记忆的基本过程及遗忘的基本规律，想象、思维的概念，注意的概念及注意的基本品质，情绪情感的概念、分类及情绪情感的生理变化。
　　熟悉　感觉、知觉、记忆、思维、注意的分类，解决问题的思维过程，情绪理论主要观点。
　　了解　感觉的意义，遗忘的概念和分类，意志的基本品质，情绪情感的区别，情绪的外部表现。

第一节　心理现象

一、心理现象

（一）概述

　　心理现象是心理过程的表现形式，一般是指个体在生活中切身经历和体验及表现出的情感和意志等活动的总和。心理现象从形式上可分为心理过程和个性心理两个组成部分。心理过程由个体的认识过程、情绪和情感过程及意志过程三部分构成，心理过程是人们共同具有的心理现象。个性心理由于个体的先天素质和后天环境的差异，从而形成了不同的个性，主要包括个性倾向性和个性心理特征两个方面。

　　人们对周围世界要听、看、嗅、品尝和触摸等，就会产生感觉和知觉。时过境迁仍会留下一定的经验或能唤起当时的情景，这就是记忆。为了解周围某事物的特点、本质和规律，还会进行一番思索，这就是思维和想象。这些感觉、知觉、记忆、思维、想象等心理现象都是为了弄清客观事物，在心理学中统称为认识过程。个体在认识周围事物的过程中，对它总持有一定的态度并产生喜、怒、哀、乐等体验，这就称为情绪和情感过程。个体为满足某种需要而产生一定的动机，自觉地确定目标，力求达到目的，这样的心理活动就是意志过程。认识、情绪和情感及意志过程之间既密切联系又有区别，统称为心理过程（mental process）。它是在客观事物的作用下，在一定的时间内大脑反映客观现实的过程，亦是人的心理活动发生、发展的过程。这是心理学研究的一个重要内容。

　　心理过程在不同个体的表现上总带有个体特征。每个个体由于先天素质不同，后天的生活条件和所受教育的差别，各自所从事的实践活动又不尽相同，致使每个个体的精神面貌各具特色。有关这些个体差异性的规律就是心理学研究的另一个重要内容，心理学中称之为人格或个性。它包括个性倾向性（如兴趣、需要、动机、理想、信念等）、个性心理特征（如能力、气质、性格）及自我意识系统（自我认识、自我体验、自我调控）。

　　人的心理过程和人格既有区别又密切联系，它们之间是不可分割的。心理过程从心理现象的组成来看，它有发生、变化的过程并具有共性规律。人格则从心理现象在个体的表现来分析，它较稳定、经常地表现出有别于其他个体的特征，并具有差异性规律。对他们的分析研究是为了深入了解个体的各种心理现象；将他们结合起来考察，则是为了掌握个体的心理全貌。

（二）心理现象的产生

　　人与动物在种系发展上有连续性。人的心理与动物心理也有连续性。这里旨在说明人的心理渊源（psychogenesis）问题。但是，人的心理与动物的心理有本质的区别，前面已讲了这种区别就在于在人的心理中出现了动物心理中所没有的"意识"。达尔文的进化论只能用以解释动物的种系发展，不能解释人类的发展。我们要研究人的心理发展，必须用历史唯物论观点从社会制约性方面来了解。

1. 心理现象的发生 地球上最早只有无生命的物质，在经历了漫长时间后，才产生了有生命的物质，称为生物。它们具有新陈代谢，尤其是感应刺激的特性，因而感应性是有生命的标志。但这只能表明其具有生命，而不能表明其有心理。心理的标志是生物具有信号性反应，也就是能够建立条件反射。当一个动物能把一个刺激变成别的刺激信号，就说明它不仅有了生命，而且还有了心理。所以，心理是在生物发展到一定水平上才有的，即出现了神经系统（脑）后才发生。单细胞生物如变形虫，没有神经细胞，也就谈不到有心理。研究表明可以建立信号性反应的最低等动物是扁虫。原因是它们的神经系统出现了神经细胞团，即神经节（相当于脊椎动物的脑），而且在神经细胞之间有了单向传导的突触。随着进化，节状神经系统头部变大，逐渐发展为脑，可以建立更为复杂的条件反射，心理也变得更为复杂和高级。

2. 动物心理的发展 动物心理的发展可划分为三个阶段：感觉阶段、知觉阶段和思维的萌芽阶段。

心理发展处于感觉阶段的动物只能对单一的刺激形成条件反射，即只能把单一的刺激作为信号。如蚂蚁、蜜蜂只是凭气味来分辨敌友。蜘蛛也是凭单一刺激（震动）作为信号来捕捉食物。脊椎动物的神经系统由节状进化到管状神经系统，但低等脊椎动物的心理发展水平仍和节状神经系统的动物差不多。如青蛙在捕捉食物时，必须是活物在它的视野中移动才能准确地捕捉，青蛙置身于许多死蚂蚱的盆中则会饿死。

一般来说，具有较高发展水平的动物，特别是哺乳动物才出现知觉。它们能把复合刺激当作信号建立条件反射，如狗能区别不同声音，以及圆或椭圆，但它们还不具备思维的基本特征。

动物在心理上发展的第三阶段是思维的萌芽阶段。如猩猩可以搬动木箱并站上去抓挂在高处的香蕉。可见，猩猩已"聪明"到能够"知道"现在还没有出现但将来可能出现的事件。

3. 人的心理发生 从进化论的角度，人类跳过思维萌芽阶段而达到人的心理，促使人和动物在心理上产生根本的区别，以及类人猿摆脱动物界而成为人过程中，起决定性关键作用的是劳动。当类人猿经历直立人到智人（在长江巫峡发掘出我国最早的直立人——巫山人，距今200万年），发展到能够制造工具和使用工具，就变成了人。所以说劳动促使类人猿变成了人，劳动使人的心理上升为意识。另一方面，人有意识这种高级水平的心理活动，是因为人有语言而动物不具有，语言是随着劳动产生的。劳动从一开始就是集体的，集体劳动必须协作才能形成社会。所以说人的心理是在社会活动中发展起来的。承认人的心理与动物心理有连续性，是说明人的心理有其渊源。但更重要的还应认识到两者本质上的区别，从而理解人的心理。

二、心理实质

心理学是研究心理现象发生、发展规律的科学，所以必须搞清心理现象的本质和概念。对于心理现象的理解是人类认识史上重大的原则问题。唯物论与唯心论对心理的实质的理解是根本对立的。随着自然科学的发展，大量的事实证明：心理是脑的机能，是人脑对客观现实主观能动的反映。这一论断科学地阐释了心理现象的本质属性。现分述如下。

（一）心理是脑的机能

现代科学证明，脑与神经系统是心理产生的器官，而心理是脑的产物。

1. 心理是物质发展到一定阶段才产生的 物质发展到生命阶段，当生物有了神经系统就出现了心理功能。它在进化的不同阶段，发生了相应的、不同水平的心理现象。一般来说，无脊椎动物（蚂蚁、蜜蜂）只有感觉，脊椎动物发展出了知觉，哺乳动物的灵长类开始具有思维的萌芽。人脑的结构和机能与心理现象的联系逐渐为科学研究所发现。

2. 心理的器官是脑 究竟什么是心理的器官？曾有人把心脏看作人发生心理的器官。张贵发在《医道合参中风论》中写道："心之官以思"，其"心"为脑的功能。"脑"只指头颅内涵的生命物质部分；"心"是指功能活动。此心非西医中的"心"概念："心脏是供血的跳动器官"，而是脑的一切"本领"的范围。1861 年，法国医生布罗卡通过对失语症病人的尸体解剖，在大脑左半球发现了语言中枢，才把脑是人的心理器官完全确定下来。后来更多的研究和事实证明心理是脑的机能。

3. 心理是在反射活动中实现的 反射是有机体与环境相互作用的基本形式。脑在反射中起到异常复杂的联系转换作用，即整合（integration）作用。脑既可以同时接受各种刺激，还受以往所经历过的刺激的影响，加上反馈的作用，就使得在反射的中间环节中产生的心理现象变得极为复杂。了解心理产生的物质过程，掌握神经系统和脑的组织与功能，以及内分泌系统对人的心理和行为的调节，是学习心理学重要和必要的一环。

（二）心理是人脑对客观现实主观能动的反映

心理作为脑的机能是以活动的形式存在的，脑的神经活动是生理、生化过程，在这些过程中发生对现实刺激作用的反映活动则是心理活动。环境刺激事件是心理的源泉和内容，神经过程对其加工和处理就是心理活动。因此，一切心理活动都是由神经活动过程携带的对客观现实的反映。心理的反映有以下重要特点：

1. 心理是观念的反映 在哲学中，物质相互作用并留下痕迹的过程称为反映。反映性是物质的普遍特性。物质世界的反映形式有物理的、化学的、生物的，都是物质的相互作用和影响。唯有心理的反映形式是非物质的、观念的反映。心理的反映作用就在于它能反映客观事物的情况，支配身体某些部分去做出适当的反应。这种观念反映，在人的阶段，可为产生这些观念的个体所知觉，成为个体的意识。观念的反映构成了个体的精神世界，它使个体认识外界，存储知识，制订计划，调节行为。它还使个体适应和改造环境，组织社会生活，创造新的世界。

2. 心理的内容来自客观现实 个体对客观现实的反映不限于现在的事物，还涉及过去经历过的事物，而且后者又会影响前者。个体还可以想象出从来没有见过的事物，如各种幻想和发明创造，以及离奇古怪的东西。心理的内容虽然可以远远超过面临的客观现实，但总是受所处时代的局限，归根到底不能脱离客观现实，客观现实是心理活动的源泉。没有实践活动，就没有心理。

3. 心理是主观能动性的反映 心理的主动性的最基本表现是反映的选择性，包括人和动物。对外界事物的反映随当时处境和过去经历及需要而转移，即表现出选择性。动物的选择性由它的生物性决定其需要；人的选择性不只取决于生物性，更重要的是取决于人的社会性。正是这种社会性需要才使人的心理的主动性上升为主观能动性。这就说明为什么不同人或同一人在不同的时间、地点下对同一事件可以产生不同的反映，这也解释了有时产生错误反映的心理根源。

4. 人的心理的社会制约性 个体的反映选择性虽然也取决于生物性，但更取决于个体的社会性。一个人整天考虑什么事，什么事能引起他的注意、深思，这都由他在社会关系中所处的地位来决定。这就是所谓其心理社会制约性。另一方面，尽管个体高度复杂的需要使其心理有了高度复杂的主观能动性，但也不是主观任意的。归根到底，个体的需要本身还是由社会存在决定的。因而，欲研究人类的心理，必须从社会制约性上来了解。

第二节 认 知 过 程

认知过程（cognitive process）是指人对客观世界的认识和察觉，包括感觉、知觉、记忆、思维、注意等心理活动。目前，心理学界对认知过程的理解有反映论和信息论两种不同的理论：反映论认为，人的所有心理现象，都是从感觉、知觉、思维、想象到情感、意志的过程，是人脑对客观现实的主观反映；现代信息论认为，认知过程是人脑对客观世界变化信息（刺激）的加工。

一、感　觉

（一）概述

感觉（sensation）是个体心理活动的基础，是指人脑对当前直接作用于感觉器官的客观事物的个别属性的反映，也可以说是机体的感觉器官对环境变化（刺激）的反应，是人对刺激的基本形式的最初体验。例如，物体的大小、形状、颜色、软硬、冷热、气味等个别属性，直接作用于人的眼、耳、鼻、舌、皮肤及身体各部位等相应的感觉器官，就会产生视觉、听觉、嗅觉、味觉、肤觉、动觉、平衡觉等感觉。关于感觉的研究一般涉及感觉器官（耳、眼等）的结构，以及影响感觉器官的刺激。

（二）感受性及其变化的一般规律

1. 感受性和感觉阈限　感受性（susceptibility）是指感觉器官对刺激的敏感程度。感受性可分为绝对感受性和差别感受性。感受性的高低用感觉阈限大小来衡量。感觉阈限（sensory threshold）是指刚刚能引起感觉的刺激量。分为两类：绝对感觉阈限和差别感觉阈限。绝对感觉阈限是指刚刚能引起感觉的最小刺激量，绝对感受性是指对这种最小刺激量的感觉能力。绝对感受性的高低与绝对感觉阈限的大小呈反比关系，阈限越小，感受性越高，阈限越大，感受性越低。另外，那种刚刚能引起差别感觉的最小刺激量，为差别感觉阈限，而这种对同类刺激最小差别量的感觉能力，为差别感受性。差别感觉阈限的大小与差别感受性的高低同样呈反比关系。

2. 感觉的适应（sensory adaptation）　是指感觉器官因持续接受刺激作用使其敏锐程度改变的现象。感觉器官对某种单一刺激的敏锐程度是可以改变的。当某种单一刺激持续作用时，感觉器官的敏锐程度就将降低。此时绝对阈限或差异阈限都将随之变大，这时必须提高刺激强度，才能让人产生感觉体验。例如，炎热的夏天当人们从清凉的空调房间来到室外的那一霎，会感到特别热，但在外面多停留一会，感觉就不那么热了。反之，如果长期缺乏某种刺激时，感觉器官的敏锐度将会提高。此时绝对阈限或差异阈限都将随之变小，只需要很微弱的刺激，就可能让人产生感觉体验。例如，婴幼儿对辣味特别敏感就是这个原因。综上所述，感觉适应表现为两个方面：一是因刺激过久而变得迟钝，一是因刺激缺乏而变得敏锐。在各种感觉中，嗅觉的适应性最强，所谓"入芝兰之室，久而不闻其香……入鲍鱼之肆，久而不闻其臭"，就是嗅觉适应的原因。

3. 感觉的相互作用　是指对某种刺激物的感受性因其他感觉器官同时受到刺激而发生变化的现象。在一定条件下，各种不同的感觉都将发生相互作用，从而使感受性发生变化。例如，塑料泡沫的摩擦声，让人产生冷和起鸡皮疙瘩的感觉；微弱的声音提高人的视觉感受性；在绿色光线照明下人的听觉感受性提高，红色光线照明下人的听觉感受性下降等。

4. 感受性的补偿与发展　人的感受性，无论是绝对感受性，还是差别感受性，都有巨大发展的可能性。人的感受性的发展取决于以下条件：①社会生活条件和实践活动。②有计划的练习。③感官的机能补偿作用。例如，音乐指挥家具有高度精确的听觉，能听出上百人的乐队中某一个人演奏错了一个音符；有经验的汽车司机能根据发动机的声音准确判断故障发生的部位；双目失明的人听觉和触觉会变得非常灵敏等。

二、知　觉

（一）概述

知觉（perception）是指人脑对当前直接作用于感觉器官的客观事物的各种属性及其外部相互关系的综合反映；也可以说是感觉器官与脑对外界刺激做出的解释、分析和整合，包括对感觉信息加以解释的高级认知。当人们读书、听音乐、接受按摩、闻玫瑰花香或品尝美味佳肴时，人们身心所"体验到"的远多于这些对人体直接的感觉刺激。每一个感觉事件都在人们有关客观世界的知识背景中得到加工，而且人们过去的经验也赋予它们具体的意义。根据知觉反映的对象和特点，可以将其分为以下3类：

1. 空间知觉　是指个体对物体空间特性的反映，包括距离、形状、大小、方位和深度等知觉。

2. 时间知觉　是指个体对客观事物时间的延续性和顺序性的反映，即对事物运动过程中的时间长短和次序先后的知觉。例如，通过昼夜的更换、季节的变化来估计时间。

3. 运动知觉　是指个体对物体空间移动速度的反映，包括人们乘车、乘船及骑车、行走时的体验。

（二）知觉的基本特性

1. 知觉的选择性　在特定时间内个体只能感受少量或少数刺激，而对其他事物的反映很模糊。被选为知觉内容的事物称为对象，其他未被选为知觉内容的事物称为背景，这就是知觉的选择性。如某事物被选为知觉对象，就会立即从背景中突现出来，变得更鲜明、更清晰。通常情况下，被包围的比包围的、面积小的比面积大的、暖色的比冷色的、垂直或水平的比倾斜的、同周围明晰度差别大的事物更容易被选为知觉对象。即使同一知觉对象，在观察者采取不同角度、或选取不同焦点时，也会产生截然不同的知觉体验。

知觉选择性的影响因素主要有：刺激物的变化、位置、强度、对比、运动、大小程度、反复等，同时还会受经验、兴趣、动机、需要、情绪等主观影响。从知觉选择现象看，除了少数具有肯定特征的知觉刺激（如捏在手中的笔）之外，人们几乎不能预测。

2. 知觉的整体性　是指人们依据以往的经验把零散的刺激知觉为一个整体的心理现象。有时即使引起知觉的是零散的刺激，但所得的知觉经验却是整体的。在知觉经验上把没有边缘、没有轮廓的图形知觉为边缘清楚、轮廓明确的图形，本身没有轮廓的刺激却显示出"无中生有"的轮廓，称为主观轮廓（subjective contour）。主观轮廓的心理现象，被艺术家应用在绘画与美工设计上，使不完整的知觉刺激形成完整的美感。

3. 知觉的理解性　是指人们知觉事物时，总是依据既往经验去解释它、理解它，并力图用词把它标志出来，就是知觉的理解性。知觉的理解性表明知觉是一个积极主动的过程。个体的知识经验不同，期望不同，需要不同，对同一知觉对象的理解也存在差异。例如，检验报告，病人知觉的是一系列的符号和数字，不知道什么意思；而医生不仅了解这些符号和数字的意义，并且可以做出准确的判断。因此，知觉与记忆、经验有深刻的联系。知觉对事物的理解是通过知觉过程中的思维活动实现的，而思维又与语言有密切关系，因此语言的指导能使个体对知觉对象的理解更完整、更迅速。

4. 知觉的恒常性　是指当知觉的条件在一定范围内发生变化时，知觉映像仍然保持相对不变。它以人们的经验、知识、对比为基础。在各种知觉中，视知觉的恒常性最明显。例如，人们同时看到眼前一个3岁的小孩，100m开外一个健壮的青年，虽然远处青年的身体在人们视网膜上的成像可能远比小孩身体的影像要小，但人们在知觉判断上仍然能肯定地判断出青年的身体比小孩大，这就是视知觉的大小恒常性。在视知觉中如亮度、形状、颜色等都具有恒常性。

（三）感觉与知觉的关系

人脑对外界信息（刺激）的处理过程，主要包括简单和复杂两个层次，简单层次，只觉察到刺激的存在，并立即分辨出刺激的个别属性；复杂层次，不仅觉察到刺激存在及其重要个别属性，而且知道该刺激所代表的意义。在心理学上，简单层次称为感觉（sensation），复杂层次称为知觉。由此，人们不难归纳感觉和知觉的定义及二者之间的区别与联系。

感觉和知觉既有区别，又有联系。很显然，感觉与知觉之间是连续的，感觉是知觉的基础，感觉越清晰、越丰富，知觉就会越完整、越正确；感觉是在刺激作用下个别分析活动的结果，是以人脑的生理功能为基础的简单心理历程；而知觉是在刺激作用下，多个分析器协同作用的结果，属于复杂的心理历程。感觉是普遍现象（眼睛正常者都有视觉，耳朵正常者都有听觉），而知觉则有很大的个体差异，不同的人对所觉察到的相同信息（刺激），可能在知觉上有天壤之别。

人们通过感觉了解客观事物，关于客观世界的知识在本质上首先是感觉性的，某一强度水平以上的刺激激活了感受器，于是人们从感觉中了解到大量关于客观世界的知识。由此可见，感觉是认识的开端，是一切知识的来源，是维持人正常心理活动的必要条件。如果个体丧失了感觉能力，就不能产生认识，更不可能产生情感和意志；如果个体感觉出现偏差，则会产生歪曲的认识，出现情感的障碍和异常的意志活动；如果个体被剥夺了感觉，他的心理也会产生异常。20 世纪 50 年代加拿大麦吉尔大学进行了世界上第一个感觉剥夺（sensory deprivation）实验，实验结果显示，大多数受试者在感觉剥夺的 2～3 天后就会出现注意力不能集中，不能进行连续清晰的思考的症状，有的甚至产生幻觉，变得神经质，出现紧张恐惧的情绪。

三、记　忆

（一）概述

记忆（memory）是指人脑对过去经历过的事物的反映（包括识记、保持、再认和重现或回忆）。用信息处理加工理论来表述，记忆则是人脑对外界信息的编码、存储和提取（检索）的过程。

记忆是一种将学习到的新事物予以保留的心理行为，是一种在需要时不必再加练习就可以重现的心理历程。研究表明，记忆是一种积极能动的心理活动，个体不仅对外界信息的摄入是有选择的，而且信息在人脑中也不是静止的，而是在不断地编码、加工和存储。

个体感知过的人、从事过的活动、思考过的问题、体验过的情绪等都可以成为记忆的内容，因此记忆是人们熟悉的心理现象，人们都能随时体会到记忆与自己的生活、学习、工作的关系，通常记忆力好，生活就比较顺利舒畅，学习、工作的效率就比较高。人类的许多社会经验是通过记忆代代相传的，个人的知识技能也是靠记忆来储存的，个体之所以具有各自的个性特点和特长，与记忆息息相关。如果没有记忆，个体将一直处于新生儿状态，难以适应一切活动。

（二）记忆的过程

1. 识记、保持、再认或重现的过程

（1）识记（memorization）是指个体获取经验、记住事物的过程，是为了在记忆中保存所获得的印象而进行的认知和理解的过程，也就是外界信息输入人脑并进行编码的过程，是信息保存的前提。按照是否有主动注意的参与、是否需要经过意志努力，可以将识记分为无意识记和有意识记。

无意识记是指没有预定目的，不需要主动注意参与、不经过意志努力的识记，即事前没有确定识记的内容，却在头脑中留下了印象。一般在生活中对个人具有重大意义的事情、适合个人兴趣、需要、能激起个人情绪活动的事物是比较容易通过无意识记记住的，如小孩能很快记住他看过的卡通人物的名字。无意识记具有偶然性和片面性的特点，仅仅依靠它是不能获取系统的知识的。有意识记则是指有预定目的，要运用一定的方法，需要主动注意参与和付出一定的意志努力的识记，如学生背诵课文、医生记住各种药物的剂量范围等。有意识记的效果比无意识记要好得多，在学习、工作中有着更为重要的意义，是掌握系统科学知识的主要识记手段。根据识记材料的性质又可将有意识记分为机械识记和意义识记，前者是采取多次重复的方法、依靠材料外在的联系进行的识记，后者是在对材料理解的基础上、依据材料内在的联系进行的识记。通常意义识记比机械识记更全面、迅速、精确和巩固。

（2）保持（retention）是指对识记材料进行加工、系统化、概括并掌握它们的过程，它是对识记的进一步巩固，是将输入的信息牢固的存储在大脑，是实现再认和重现的重要保证。保持是一个动态变化的过程，它的数量随时间的推移而逐渐减少，它的质量则同时受到个人兴趣、情绪和不同

任务的影响，有的变得更简要、更概括、细节减少，有的变得更丰富充实，有的却发生曲解、颠倒、混淆，有的信息甚至消失。由此可见，保持既有积极的创造性意义，也有消极的作用。研究证明，保持的效果取决于个体对识记内容的理解程度。

（3）再认与重现（recognition and reproduction）是记忆的两种表现形式，都是以识记为前提，又是检验保持的指标，从信息处理加工理论看，则都是提取（检索）信息的过程。当以前感知过的事物或场景重新呈现时能够确定它们是以前感知过的，这种情况称为再认；在以前感知过的事物或场景不在眼前的情况下大脑将它们的反映重新呈现出来，这种情况则称为重现或回忆。个体对过去事物回忆的速度和准确性，取决于他所掌握的知识经验是否成体系，是否经常应用。再认与重现不能截然分开，能回忆的一般都能再认，而能再认的却不一定都能回忆，一般再认比回忆要容易。人们考试时做选择题相当于对所学知识的再认，而做问答题则相当于对所学知识的回忆。

2. 信息处理加工过程 按信息论观点，记忆的形成是一个信息处理加工过程，可分为感觉记忆、短时记忆及长时记忆三个阶段。一般认为，每一阶段都包括编码、存储、提取（检索）等环节。

（1）编码（encoding）是指个体在信息处理加工时，经过心理运作，将外在刺激的物理性特征（如声音、形状、颜色等）转换为表象，以便在记忆中存储并供以后取用。编码是进入记忆的必要步骤，感知觉必须编码成能与脑进行交流的符号。例如，学习文字，按单字的形状、声音、意义，分别编成意识中的视觉码、听觉码和意义码，以便于心理运作处理。编码的含义有三个，首先是将刺激转化为表象，其次是将信息重组，最后是重写。

（2）存储（storage）是指将已经编码的信息留存在记忆中，以备必要时提取（检索）。根据保留时间的长短，可分为感觉记忆、短时记忆和长时记忆。

（3）检索或提取（retrieval）是指在必要时将存储的信息取出应用的心理过程。提取（检索）是否顺利与信息输入时编码的方式、存储的分类有关。

（三）记忆的分类

1. 根据记忆内容分类 形象记忆、抽象记忆、情绪记忆和动作记忆。

（1）形象记忆：是指以事物的具体形象为主的记忆类型。

（2）抽象记忆：也称词语逻辑记忆。是指以文字、概念及逻辑关系为主要对象的抽象化的记忆，如"哲学""市场经济"等词语、文字、理论性文章、公式等。

（3）情绪记忆：是指客观事物是否符合个体的需要而产生的态度体验。这种体验一般是自发的、深刻的、情不自禁的。因此记忆的内容一般深刻地、牢固地保持在大脑中。

（4）动作记忆：是指以各种动作、姿势、习惯和技能为主的记忆。它是培养各种技能的基础。

2. 根据记忆信息保持时间的长短分类

（1）感觉记忆（sensory memory，SM）：又称瞬时记忆或知觉前记忆，是指个体凭视、听、味、嗅、触等感觉器官感应到刺激时所引起的知觉前记忆，它是直接以信息材料所具有的物理特性编码，有鲜明的形象性，信息存储的时间极短，为 $0.25 \sim 2s$，它只存在于感官层面，如不加注意，转瞬即逝，正如走马观花般随收随放。

（2）短时记忆（short-term memory，STM）：又称初级记忆，是指感觉记忆中经过注意能保持 1min 以内的记忆。这种记忆的信息存储量有限，如储存数字为（7 ± 2）个数字单位。它是信息处理加工的中间站，还需继续加以处理，否则就会消失，如人们查阅字典时找到要查的字，回头要写下该字的意思时，竟然又忘记了字典上对该字的解释。

（3）长时记忆（long-term memory，LTM）：又称二级记忆，是指能够长期甚至永久保存的记忆，一般来源于短时记忆的加工和重复，即短时记忆的信息经过重复而进入二级记忆。这种记忆的容量非常大，是以意义为主或联想组合进行存储的，保持时间长，通常可保持几天、几个月、几年甚至终生难忘。

（四）遗忘

遗忘是指识记的内容不能再认与重现。艾宾浩斯（Hermann Ebbinghaus）对遗忘规律作了首创性的系统研究，他所发现的遗忘曲线表明，识记后最初一段时间遗忘快，随时间推移和记忆材料的数量减少，遗忘的速度便渐渐缓慢，最后稳定在一定水平上。

遗忘原因假说有如下几种。①干扰说：学习前后的事件相互干扰而影响记忆。心理学上称为前摄抑制（先学的经验影响新的学习）及倒摄抑制（新学的内容干扰先前的经验）。研究表明，前后学习内容越相似则干扰越严重。②衰减（消退）说：短时记忆、感觉记忆的遗忘多属此类。③压抑说：弗洛伊德提出记忆是永恒的，所有遗忘都是动机性的。压抑是一种潜意识的防御机制，用来阻止不愉快的记忆进入意识领域。④线索依赖性遗忘：记忆有时需要线索的提示。老年记忆障碍中常会发生"提笔忘字"或"话到嘴边说不出来"，但如有适当的线索提示即可回忆起来。

四、思　　维

（一）概述

思维（thinking）是人的中枢神经系统在对感知觉的信息进行分析、综合、比较、抽象、概括以后，对客观事物所进行的间接、概括反映的过程。

（二）思维的主要特征

（1）思维的间接性：是指其借助其他事物为媒介。思维过程是借助于词汇作为媒介来进行，借助于某种形式的语言来完成的，没有语言就没有思维活动。例如，医师通过询问病人病史（由词汇和语言组成），通过对病人进行体格检查和实验室检查，就可间接地诊断出病人的疾病。

（2）思维的概括性：是指个体对客观事物的本质特征和内在规律的反映。思维概括性主要表现在两个方面：①思维所反映的既不是事物的个别属性，也不是个别的事物，而是反映的一类事物共同的本质特征，例如，苹果、梨、橙、桃等水果的外形、性状各异，但都有甜、酸味道并富含水分，甜、酸而多汁就是对多种水果共同本质特征的概括认识。②思维是对事物之间规律性的内在联系的认识，如精神分裂症的病人一般都有幻觉和妄想，这是医生对精神分裂症与幻觉和妄想之间联系的规律性认识。概括有感性的，也有理性的，还与知识水平的差异有关。概括水平是随着言语的发展、经验的积累、知识的丰富，由低级向高级发展的。一切科学的概念、定理、法则等都是人以这样的方式概括地认识事物的结果。

现代信息理论将思维看作人脑对信息心理表征的运作。表征（representation）是一种符号信息，可以是"词""视觉形象""声音"或其他感觉模式的资料。思维的运作就是为了回答问题、解决难题或指向一个目标而将信息的表征转换成一个新的、不同形式的过程。

（三）思维的过程

思维包括分析、综合、比较、抽象、概括、判断和推理等基本过程。分析是将事物的组成部分和个别特征通过神经活动区分开来；而综合则是将事物的各个组成部分和个别特征联系起来，结合成为一个整体；比较是将几种有关事物加以对照，确定他们之间相同和不同的地方。抽象是抽出同类事物的一部分共同主要特征，摈弃该类事物的其他特征。概括是事物的某类共同特征在脑中的结合。对客观事物的观察，通过分析、综合、比较、抽象和概括，借助于词的作用，就可以形成概念；反映事物关系的、概念之间的联系称为判断。把两个判断联系起来，从而获得一个新判断的过程，称为推理。通过推理，获得事物的现象和本质、原因和结果之间内在联系的过程称为理解。

综上可见，思维是一个复杂的、高级的认识过程，反映了事物的相互联系及其发展变化的规律，并且具有间接认识和概括认识的特性。

物理的思维程序还有：提出问题，建立猜想与假设，制订计划，获取事实与证据，检验与评价，合作与交流六步骤。

（四）思维的分类

1. 根据思维方式分类

（1）动作思维：是以实际动作来解决问题的思维，即边动作边思考，思维以动作为支柱，依赖实际操作解决具体直观的问题。在个体心理发展中，此种思维方式是1～3岁幼儿的主要思维方式。

（2）形象思维：是利用具体形象解决问题的思维，思维活动依赖具体形象和已有的表象。在个体心理发展中，它是3～6岁儿童的主要思维方式，也是许多艺术家、文学家及设计师较多运用的思维方式。

（3）抽象思维：是以抽象的概念和理论知识来解决问题的思维，这是人类思维的核心形式。例如，中学生运用公式、定理来解答数、理、化的问题的思维方式，医生为病人诊断治疗疾病的思维方式，护士将医学、心理学和护理学理论相结合制订护理计划的思维方式等。

2. 根据思维探索答案的方向（思维的指向性）**分类**

（1）聚敛性思维：也称求同思维或聚合思维，就是把解决问题所能提供的各种信息聚合起来，得出一个唯一正确的答案。例如，考试中的单项选择题，就是将数个答案所提供的信息集中起来，以找出唯一的正确答案。

（2）扩散性思维：又称求异思维或发散思维，就是在解决一个问题时，沿着各种不同的方向去进行积极的思考，找出符合条件的多种答案、解决方法或结论，而不囿于单一答案或钻牛角尖式的探求。例如，医学上对某种病因不明的疾病提出的多种理论假设，学生运用多种方法解答同一数学题。扩散性思维代表人类的创造性能力，它包含着流畅性、变通性、独创性和精密性四种因素。

3. 根据思维的独立程度分类

（1）常规思维：又称习惯性思维或再造性思维，是指以已有的知识经验主动地解决问题的连贯性思维，是经验证明行之有效的程序化思维。这种思维是不经思考就按程序完成的，既规范又节约时间。例如，母亲见婴儿啼哭，就会想到他可能是饿了，从而马上给他喂奶。

（2）创造性思维：是指在思维过程中，在头脑中重新组织已有的知识经验，沿着新的思路寻求产生一些新颖的、前所未有的、有创造想象参与的具有社会价值的思维。它是有创建的思维，是在一般思维的基础上发展起来的，是后天培养与训练的结果，是智力水平高度发展的表现，它带给人们新的、具有社会价值的产物。例如，心理动力学派的创始人弗洛伊德为心理动力学创造了一套完整的理论。

（五）思维与解决问题

解决问题的活动渗入到人类（和动物）行为的每个角落，是人类许多不同活动领域（科学、法律、教育、商业、运动、医学、文学）的共同特点，而且在人们专业和日常生活中，甚至在人们的各种娱乐中，似乎都存在着大量的解决问题的活动。思维活动主要起于待解决的问题，思维过程体现在解决问题的活动中，解决问题的心理过程有认识、情绪和意志活动的参与，其中思维活动是关键。

1. 解决问题的思维过程　要解决问题，就要分析问题的要求、条件，发现问题当中各方面的关联，从而找到解决方法，并设想预期结果，这便是解决问题的活动中的思维过程，可划分为以下四个阶段。

（1）发现问题：只有发现了问题才谈得上解决问题，能否发现问题取决于个人对事业的态度、认识、兴趣及其知识水平等。通常责任感强、求知欲旺、知识渊博的人更勤于思考，更容易发现问题。

（2）提出问题：即在发现问题以后明确地提出问题并寻找问题中的主要矛盾，分析问题的原因和性质。这个阶段是解决问题的关键，对问题分析得越透彻，越有利于问题的解决。

（3）提出假设：即提出解决问题的方案、原则、途径和方法。它也是解决问题的关键，涉及具体落实的措施，有利于工作有条不紊地展开。

（4）检验假设：可以通过实践和智力活动两个方面来对假设进行检验。如果经过检验证实假设是正确的，问题便得到了解决，如果发现假设是错误的，那么就需要人们寻找新的解决方案，再重新提出假设。

2. 影响问题解决的心理因素

（1）定势：是指人心理活动的一种准备状态，这种心理准备使人们以特定的方式进行认识或产生行为，或在解决问题时具有一定的倾向性。通常在相同相似的情形下，定势有利于问题的解决，但在变化的情况下定势则可能起到相反的作用。

（2）动机：是指人们解决问题的内在动力。当个体遇到问题时，如果没有解决问题的动机，肯定不利于问题的解决，若动机过强，会使个体处于高度紧张焦虑的状态，同样不利于问题解决。

（3）迁移：是指对一些问题的解决会影响对另一些问题的解决。迁移有正迁移和负迁移，正迁移起积极作用，负迁移则起消极作用。

（4）功能固着：是指在解决问题时，因个体在知觉上受情境中条件（或因素）既有功能的影响，致使问题不易解决的情形。也就是人们习惯把某种功能牢固地赋予某一客观对象，不利于灵活、变通地解决问题。

（5）个性：是指解决问题的效率常受个性的影响，个性包括智慧、自信心、灵活性、创造精神、毅力等多种因素，这些因素都影响着问题解决。

3. 对问题解决的建议 　根据以上对解决问题的思维过程阶段的划分及影响问题解决的心理因素的分析，人们对问题解决提出以下几点建议。

（1）进入情况，接受问题。做到这一点，即使在问题解决之初，会感到有些手足无措，不知从何而起，但在接受它之后，思路就会逐渐得到澄清，最终发现问题的关键所在。

（2）认定问题，确定目的。将能利用的条件与确定的目的反复进行核对，用心思考。

（3）形成假设，提出策略。通常提出的解决问题的策略在性质上只是假设，而假设未必只有一个，关键在于是否能达到所确定的目的。

（4）采取行动，验证假设。如果进行得顺利，就会获得预期的结果，否则要再回到前一步，形成另一个假设。

（5）根据目的，全面检查。如果没有错误，问题便得到了解决。

五、想　　象

（一）概述

想象（imagine）是人在头脑中对已储存的表象进行加工改造、产生新形象的心理过程。通过想象，人们在脑中创造过去未曾感知过的事物形象或者将来才能成为事实的事物形象。

想象是新形象的创造，想象的内容往往出现在现实生活之前，但任何想象都不是凭空产生的。想象是在表象的基础上形成的，表象是过去感知的事物在记忆中保留下来的印象，想象则是人脑通过对已有表象的加工改造，进行重新组合创造而成的新形象。构成新形象的一切材料都来源于人们既有的生活，取自过去的经验。与心理过程一样，也是人脑对客观现实反映的一种形式。

（二）想象的分类

根据想象有无预定目的，可将之分为无意想象和有意想象。

1. 无意想象是简单而初级的想象 　梦就是最常见的一种无意想象，它是在睡眠时，大脑皮质处于抑制状态时产生的，尽管有时梦中出现的事物形象显得非常荒唐和怪诞，但组成这些怪异梦境的"素材"，仍然来源于人们既往感知过的事物。

2. 有意想象是有目的的、自觉进行的想象 　人们在实践活动中为完成活动所进行的想象都属于有意想象，有意想象又可分为再造想象和创造想象，而幻想则是创造想象的一种特殊形式。①再造想象：是通过他人的语言（口头或文字）描述或图样示意，而在自己的头脑中产生新形象的过程，如演员根据剧本文字描述和导演的口头示意演绎角色。②创造性想象：是不依据现成的描述，而是运用头脑中储存的记忆表象或感知材料作为原材料或素材，经过选择、加工而独立创造出新形象的过程。创造性想象与创造性思维密切相关，它是人类创造性活动所必不可少的，人类的生活中处处都有创造性想象，不但文学艺术作品创作和科学发明创造是属于创造性想象，就连小学生的学习也离不开创造性想象。③幻想：是一种与生活愿望相结合并指向于未来的想象，是构成创造性想象的准备阶段，幻想有两种，一种是在正确世界观的指导下，符合现实生活发展规律，并且是可能实现的幻想，这种幻想便是理想。它与社会需要和个人奋斗目标相联系，对个人的道德品质形成起着重要作用，能激发个人的斗志，推动个人去创造性地工作和学习。另一种幻想完全脱离现实的发展规律，并且毫无实现的可能，这种幻想便是空想，它常常是有害的。

六、注 意

（一）概述

注意（attention）是指心理活动对外界某种事物或自身的指向和集中。指向是指有选择地将心理活动针对某个客体，而暂时撇开同时存在的其余客体。例如，学生上课时心理活动总是主要指向老师所讲述的内容，而暂时撇开教室内外所出现或发生的其他事物。注意的对象也可以是个体自己的思想、情感或躯体的某些变化。当一个人沉浸在过去的痛苦回忆或当前的喜悦体验的时候，也可以撇开疲劳、饥饿、时间或外界环境的变化。注意本身并不是独立的心理活动过程，而是伴随其他所有心理过程并在其中起指向作用的心理活动，它为各种心理过程的正常进行提供保障，使人能够更好地适应环境及改造世界。指向性和集中性是注意的两个特点。

注意具有选择、保持、调节与监督的功能。注意的选择功能是指通过注意可以选择有意义的、符合需要的、与当前活动一致的事物，而避开非本质的、附加的、与之相竞争的事物；注意的保持功能是指注意的对象或内容能在意识中保持；注意的调节与监督功能则表现为对各种心理活动过程的调节与监督作用。

（二）注意的分类

注意分为无意注意、有意注意、有意后注意三类。

1. 无意注意 是指没有预先目的、不需要付出意志努力且不受知觉调节和支配的注意，即外界事物所引起的不由自主的注意。例如，出现突然的巨响、强光、奇特服饰或异常的语音、语调时，均会导致人的注意力不由自主地转向刺激物。从主观方面来说，个体的情绪、兴趣、需要等与无意注意密切相关；从客观方面来说，外界刺激的特征，如刺激强度、新异性、活动性、对比差异性及其变化等与无意注意有关。

2. 有意注意 是指有预先目的、需要意志努力参与且受个人自主调节和支配的注意。要保持有意注意，需加深对目的、任务的理解，或依靠间接兴趣的支持，并需坚强的意志与干扰作抗争。例如，教师为讲授课程而备课、学生为考试而复习就是属于主动注意，在这两个活动中，取得好的教学效果和通过考试分别是教师和学生的预定目的，在集中精力备课和复习的过程中，教师和学生都必须克服文娱、体育等活动对自己的诱惑，同时也需排除周围环境所带来的干扰，这里面就有意志努力的参与。有意注意是人类特有的心理活动现象，是伴随中枢神经系统进化，特别是大脑皮质进化所产生的，人的社会实践活动对有意注意也起着重要影响。有意注意和无意注意可相互转换。有意注意可通过训练得到强化和发展。

3. 有意后注意 是指有预先目的，但不需要意志努力参与的注意。这是有意注意之后出现的一种注意，它服从于一定的任务，开始需要意志努力参与，如学习游泳，开始的时候特别要注意换气要领及肢体动作配合，此时是有意注意，慢慢学会了，熟练了，不用意志努力特别去注意自己的各种动作，也能轻快自如地在水中畅游，此时便是有意后注意。有意后注意对完成长期任务有积极的意义，而发展为有意后注意的关键是个体对活动本身产生直接兴趣。

（三）注意的基本品质

1. 注意的广度　又称注意的范围，是指单位时间内注意到事物的数量。在 0.1s 内，正常成人能注意到 4～6 个毫无关联的对象。扩大注意广度，可以提高学习和工作效率。影响注意广度的有以下两个因素：①注意对象方面，越集中、有规律、能构成相互联系的对象，被注意的广度也就越大，如数字排列成行比分散时被注意的数量要多些。②注意的主体方面，个体的活动任务和知识经验影响注意广度，有心想学习更多知识的学生在上课时的注意广度更大。

2. 注意的稳定性　是指注意能较长时间保持在感受某种事物或从事某项活动的特性。保持的时间越长，表明注意的稳定性越好。注意集中时间长短与个体差异、兴趣和状态有关，同时与训练有关。一般人的注意集中时间为 10min 左右，但经过严格训练的外科医生可以集中注意在手术部位达数小时之久。这里需提醒的是，注意的稳定性并不是一成不变的，而是间歇性地加强和减弱，这种现象叫作注意的起伏，是注意的基本规律之一。影响注意稳定性的有以下两个因素：①注意的主体方面，个体对所从事的活动的意义理解得深刻，态度积极或对活动有浓厚的兴趣，注意的稳定性就好。②注意对象方面，内容丰富的对象比内容单调的对象更容易使人保持较长时间的注意；活动的对象比静止的对象更容易使人保持较长时间的注意。

3. 注意的紧张性　是指注意集中的程度。注意集中的程度越高，说明注意的紧张性越高。注意的紧张性可通过特定的心理测验进行判断。

4. 注意的分配　是指在同一时间内，将注意指向不同的对象或活动上。驾驶员开车时，一方面要注意道路、行人和其他车辆，另一方面又要注意操作离合器、油门、刹车及换挡；学生一边听教师讲课，一边做笔记。这两个例子都体现了注意的分配。注意分配得以实现的前提是只能存在一个注意的中心。驾驶汽车时，驾驶员对车的操作是熟悉的，因此注意路况就是注意的中心；同样学生对写字是很熟悉的，已达到"自动化"的程度，而听讲的内容不熟悉，需要将听课作为注意的中心。注意分配的能力可以通过训练得到提高，如通过长期的针对性训练，足球运动员在比赛中的注意分配情况可谓眼观六路、耳听八方。

5. 注意的转移　是指个体有目的地、主动地把注意从一个对象转移到另一个对象。注意转移的意义在于使个体可以不断接受和掌握新的信息。注意转移的速度主要取决于注意的紧张性和引起注意转移的新的刺激信息的性质。通常原来注意的紧张性越高，新信息越不符合引起注意的条件，注意转移就越困难。

注意在不同个体的表现是不同的，个体注意的广度、稳定性、紧张性及注意的分配和转移都与其大脑皮质的功能状态有关，可以通过实际生活中有意识的训练得到改善和提高。

第三节　人的情感活动

情绪是人脑的高级功能，它对个体的记忆、学习、决策等有着重要的意义，是人类生存和适应的重要保障。人们在实践的过程，必然接触到社会和自然界中的各种现象，也一定会遇到得失、顺逆、荣辱等各种情境，从而产生喜、怒、哀、惧等情绪和情感体验，正是由于情绪和情感的不同体验，才使得人们的心理活动丰富多彩。

一、情绪和情感的概念

情感过程主要包括情绪（emotion）和情感（affection），是指个体对客观事物是否符合自身需要而产生的态度体验及相应的行为反应。人在认识和改造世界的过程中，与客观世界交互作用，与客观事物发生多种多样的联系，客观事物对人总是具有一定的这样或那样的意义，人对这些事物也会抱有一定的这样或那样的态度，也就产生了相应的内心体验，这些内心体验总是以带有某些独特色彩的形式表现出来。例如，当人们顺利地完成了一项任务时，会感到愉快；遇到挫折和失败时，会感到困惑和沮丧；失去亲人，会伤心和痛苦；面对敌人，会愤怒和激动。这种由于个体对客观事物是否符合自己需要而产生的态度体验及伴随的心身变化，就是情感和情绪。

人对客观事物采取的态度及产生的情绪和情感体验，是以该事物是否满足人的需要为中介，故需要是情绪和情感产生的基础。如果某一事物与个体的需要毫不相干，那么该事物的演变、发展便不会使个体产生相应的情绪和情感体验，只有那些与个体的需要有关的事物才能引起个体的情绪和情感体验。

二、情绪与情感的关系

情绪与情感这两个概念是彼此依存、相互交融的，在人们的日常生活中并没有严格的区分。情绪和情感曾统称为感情，它既包括感情发生的过程，也包括由此而产生的各种体验。

（一）情绪与情感的区别

现代心理学发现感情一词无法全面表达这种心理现象的全部特征，分别采取情绪和情感表达感情的不同方面。它们的区别主要表现在以下三个方面。

1. 情绪与个体生理（对于食物、水、空气、温暖、运动和休息等的）需要是否得到满足有关。例如，人们吃饱、穿暖、睡足时产生的满意感，生命受到威胁时产生的恐惧感，这两种体验与人们的生理需要是否满足有关，就属于情绪；而情感则是与个体的社会性的（劳动、交往、艺术、文化知识等）需要是否得到满足相联系的。例如，人们的正义感、责任心、事业心、同情心等，这些体验是与遵守社会道德的需要、精神文化的需要是否满足有关的，故都属于情感的范畴。

2. 情绪具有明显的情境性，往往由当时的情境引起，如果情景发生变化，情绪就会随之很快改变或消失，因此情绪一般是不稳定的；而情感一般不受情境影响，不为情境左右，具有稳定性、深刻性。

3. 情绪比较强烈，具有较大的冲动性和较明显的外部表现。例如，狂热的欣喜、强烈的愤怒及深深的哀怨等；而情感体验常常比较弱，且一般不带有冲动性，如荣誉感、责任感、正义感等。

这里还要介绍另一个与情绪和情感相关的概念——情操，它是指以某一个或某一类事物为中心的一种复杂的、有组织的情感倾向，是带有理智性的、与正确的价值评价结合在一起的各种高水平情感的综合体，具有高级社会内容。情操的表现稳定而持久，对形成个体某些坚定的行为模式起着重要作用，如爱国心、廉洁奉公、先人后己、见义勇为等，都是属于高尚的情操。情操不是自发产生的，而是在社会实践中经过培养和锻炼逐渐形成的。

（二）情绪与情感的联系

1. 具有一定社会内容的情感，不仅可通过强烈而鲜明的情绪表现出来，还可表现为深刻而持久的情操。例如，看到祖国的强盛与兴旺，爱国的人不仅会有兴奋和喜悦的情绪，还会表现出爱国主义情操。

2. 与人的生理需要有关的情绪也可能由所赋予的社会内容而改变它的原始表现形式，从而表现为情感、情操。

3. 人的某一内心体验往往含有情绪、情感两方面的内容，情操既可表现为情绪，也可表现为情感。总之，二者既相互依存，又相互转化，从某种意义上说，情绪是情感的外在表现，情感是情绪的本质内容。

三、情绪理论与生理机制

关于情绪的理论学说有很多，它们起源于种种假设，分别强调不同的问题，且在形式的正规性和对实验事实的依赖性上各不相同。

（一）詹姆斯-兰格的情绪学说

19世纪的美国心理学家詹姆斯·威廉（W James.）和丹麦生理学家兰格（C Lange.）分别于1844年和1845年提出了相似的情绪理论，这种理论以情绪状态与生理变化之间的直接联系为基础，片面夸大了外周性变化对情绪的作用，忽视了中枢神经系统对情绪的作用。詹姆斯认为："情绪只是一种状态的感觉，其原因纯粹是身体的……人们一旦知觉到激动人们的对象，立即就引起身体上的变化；在这些变化出现之时，人们对这些变化的感觉，就是情绪。"由此出发，他说："人们因为哭，所以愁；因为动手，所以生气；因为发抖，所以怕；并不是人们愁了才哭，生气了才打，怕了才发抖。"根据他的观点，哭泣、打人、发抖都是产生情绪的原因。兰格认为："……任何作用凡能够引起广泛的、引起血管神经系统功能上的变化的，都是一种情绪的表现。"他把情绪看作是一种内脏反应，如果"让他脉搏平稳、眼光坚定、脸色正常、动作迅速而稳当、语气强而有力、思想清晰，那么，他的恐惧还剩下什么呢。"詹姆斯和兰格都把产生情绪的原因归为外周性变化，所以这种理论通常也被称为"情绪的外周学说"。

（二）坎农-巴德的情绪理论

美国生理学家坎农（W. B. Cannon）与其弟子巴德（P. A. Bard）提出的情绪理论，被称为坎农-巴德的情绪理论。坎农认为情绪并不是外周变化的必然结果，情绪产生的机制不在外周神经系统，而是在中枢神经系统的丘脑，故该理论曾被称为丘脑学说。按照该理论的观点，情绪过程是大脑皮质对丘脑的抑制解除后，丘脑功能亢进的结果，所有情绪过程都遵循同样的活动链条，即外界刺激引起感觉器官的神经冲动，经过传入神经传到丘脑，再经丘脑同时向上向下发出神经冲动，向上到达大脑皮质，产生情绪体验，向下激活交感神经系统，引起一系列生理变化。人的情绪体验与生理反应是同时发生的。该理论也存在着历史局限性，它忽视了外周变化的意义及大脑皮质对情绪产生的作用。

（三）强调认知作用的情绪理论

现代心理学理论以信息处理加工的观点分析情绪，强调情绪的发生依赖于个体过去和现在的认知经验，以及对环境事件的评估、愿望、料想和性质。该理论的代表人物之一美国心理学家沙赫特（S.Schachter）提出情绪三因素学说（图2-1），把情绪的产生归之于刺激因素（刺激情境）、生理因素（身心变化）和认知因素（包括对刺激情境的认知考量和对身心变化的认知解释）的整合作用，他认为，认知因素中对当前情境的估计和对过去经验的回忆，在情绪的形成中起着重要的作用。

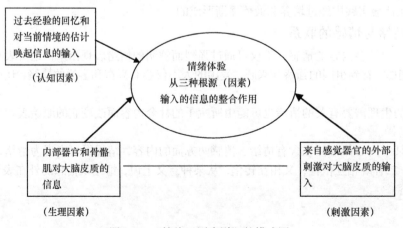

图2-1 "情绪三因素说"的模式图

（四）情绪相对历程理论

前面三种情绪理论虽然在论点上各有不同的主张，但在讨论的主题上，却有相同之处：①都是讨论某种情绪的产生；②理论上的争论都限于刺激情境、身心变化及个体认知三者之间的关系。而情绪相对历程理论却是与上述三种理论截然不同的新的情绪理论，它从另外的观点来解释某种情绪的变化的历程。情绪相对历程理论是由美国心理学家所罗门（Solomon）于 1974 年提出的（图 2-2），目的是为了解释人类的动机，因为人们情绪状态的产生与变化大多是由动机所引起的，后来该理论图解开始被用于解释人类的情绪。所谓情绪相对历程理论，简称相对历程论，其假设是基于情绪状态时，生理上会产生特殊变化，认为大脑中管理情绪的部位可能存在某种组织，其在情绪状态时，会发生与此情绪状态相反的相对作用。如当痛苦的情绪产生时，快乐情绪也随之产生，反之亦然。人们将相对的两种情绪状态以甲和乙表示，其历程则是图 2-2 所示的关系。成语"苦尽甘来"与"乐极生悲"阐释了该理论：从痛苦中衍生出快乐，是由负面情绪转向正面情绪的相对过程，这个过程对生活的影响是正面的；相反，从快乐中衍生出痛苦，是由正面情绪转向负面情绪的相对过程，这个过程对生活的影响是负面的。因此，人们很难单就某种活动的表面来判定它是苦是乐、是祸是福，正如西方的一句格言所说，莫计苦乐于始，但看终结感受。

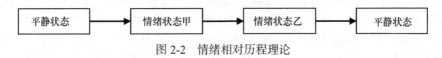

图 2-2 情绪相对历程理论

四、情绪的外部表现和生理变化

情绪包括外部表现和生理变化两个方面的内容。

（一）情绪的外部表现

即情绪的表达，是指个体将其情绪体验，经过行为活动表露于外，从而显现其内心感受，并借以达到与外在沟通的目的。情绪的表达有很多不同方式，如语言文字、图画符号、身体活动等，凡是能够用来表情达意者，都可用以表达情绪。

1. 面部表情 情绪的表达以面部的肌肉活动为主。汉语成语中有描写情绪的，如眉飞色舞、喜形于色、愁眉苦脸等，都是指面部的表情。这些成语的含义，一方面表示情绪表达者自己的情绪体验，另一方面也表示其他人通过其面部表情了解其情绪状态。可见，由面部表情所表达的情绪具有双向沟通的作用。在面部器官中，眼睛是最能表达情绪的，正所谓"眼睛是心灵的窗户"。

2. 肢体语言（body language） 又称身段表情或体态表情，是指经由身体的各种动作（包括身体的不同姿态和手、足、躯干的动作）代替语言达到表情达意的沟通目的。例如，鼓掌表示兴奋，顿足表示生气，搓手表示焦虑，垂头表示沮丧，摊手表示无奈，捶胸表示痛苦等。

3. 言语表情 是指通过言语的声调、节奏、音域、速度等方面及转折、口误等表现出情绪。例如，一个情绪激动的人，他的声音音调会变尖，语速会加快，甚至带有语颤；而一个情绪低落的人，语调则往往是低沉的，语速是缓慢的甚至断断续续的。

（二）情绪的生理变化

情绪的内心体验和外在表现与个体的神经系统多种水平的功能相联系，情绪多位于中枢，在皮质下各部位，与情绪相关的神经结构主要包括自主神经系统、下丘脑和边缘系统。同时情绪与大脑皮质的调节密不可分，大脑皮质可以抑制皮层下中枢的兴奋，从而控制情绪和情感。

1. 自主神经系统 情绪与交感和副交感神经系统相关。绝大多数内脏器官都受交感和副交感的双重神经支配。副交感神经主要维持身体内部的正常活动，而交感神经主要是动员身体内部的应激活动。情绪可以通过交感和副交感神经系统对机体的消化、呼吸、循环、生殖等内部器官活动的支配，以及调节内脏、平滑肌和腺体的功能来保证机体内外环境的平衡。如激动紧张时交感神经系统活动的相对亢进，出现心率加速、血压上升、胃肠道抑制、出汗、竖毛、瞳孔散大、脾收缩而使血液中红细胞计数增加、血糖增加、呼吸加深加速等。焦虑抑郁可抑制胃肠道的蠕动和消化液的分泌，引起食欲减退。

2. 下丘脑 是情绪表达的重要结构。下丘脑受到刺激会产生强烈的攻击性或引起欣快体验的爆发。刺激动物下丘脑的外侧区可引起斗争或发怒的表现（怒吼和发嘶嘶声、耳朵后倒、竖毛及其他交感反应），刺激内侧区可引起逃避或恐惧的表现（扩瞳、眼射来射去、头左右转动、最后逃走）。刺激下丘脑的另外一些部位可引起排尿、排便、流涎和用力嗅等。下丘脑腹内侧核可能是抑制攻击性情绪行为的，破坏该区后猫变得愤怒而凶猛，猴却反而变得温顺。

3. 边缘系统 边缘系统称为情绪脑。杏仁核与攻击行为有关，刺激杏仁核的不同部位，发现有的部位抑制攻击性行为，有的部位则促进攻击性行为。隔区与过度的愤怒反应和情绪增强有关，隔区损毁的动物对外界的刺激发生过度的反应。海马与情绪的关系没有杏仁核或隔区那样密切，两侧海马损毁的动物表现活泼，热衷于开始新的动作，但经常不能坚持一个有目的的行动。切除动物的扣带回可短暂地降低恐惧或愤怒的阈限，也有报告表明破坏两侧扣带回立即引起短暂的情绪性增强，表现为攻击性和凶恶性增加。

4. 脑垂体 垂体分为前后两部分。垂体前部分泌促肾上腺皮质素（ACTH）、生产激素、促甲状腺素、卵泡刺激素、黄体生成素和生乳素6种激素。垂体后部分泌两种激素：血管升压素（又名抗利尿激素）和催产素。情绪紧张状态的刺激能引起促肾上腺皮质素的分泌。女子在紧张精神负担的影响下月经周期可发生紊乱，这是由于影响了垂体的促性腺功能，从而改变了性腺的活动。在不同情绪状态下，下丘脑活动的变化也可影响抗利尿激素的分泌，导致过多或过少的排尿。

5. 肾上腺 肾上腺分为皮质和髓质两部分。肾上腺皮质分泌糖皮质类固醇、盐皮质类固醇和雄激素3类皮质类固醇。惊恐、焦虑、紧张、发怒等情绪都可通过下丘脑-垂体-肾上腺轴引起肾上腺皮质大量分泌糖皮质激素，对机体应对有害刺激起着极为重要的作用。肾上腺髓质的活动受交感神经的支配，肾上腺髓质分泌肾上腺素和去甲肾上腺素。去甲肾上腺素又是交感神经系统的传递物质，它对交感神经系统神经元的激活起着直接的作用。情绪活动的增加可引起肾上腺髓质分泌的增加。研究发现恐惧、焦虑情绪与肾上腺素有关，而愤怒、攻击性情绪与去甲肾上腺素有关。实验证明肾上腺素和去甲肾上腺素在情绪活动增加时分泌都增加，分泌量的多少与情绪性质关系不大，但与情绪强度有关。

五、典型的情绪状态

人类的情绪与情感是繁杂多样的，根据人类的需要、时间、强度、紧张水平、文化特点等有多种分类形式，下面是几种常见的分类形式。

（一）原始的情绪形式

人类的情绪是复杂多样的，根据与需要的关系，往往把快乐、悲哀、愤怒、恐惧作为常见的原始情绪形式。

1. 快乐 是指愿望达到后继之而来的紧张解除时的情绪体验。快乐的程度可从满意、愉快到欢乐、大喜、狂喜。

2. 悲哀 是指所盼望的、所追求的东西或目的失去时出现的情绪体验。悲哀的程度取决于失去的事物在个体心目中的价值，可从遗憾、失望到难过、悲伤、哀痛、绝望。

3. 愤怒 是指由于目的和愿望不能达到，一再受到挫折，内心的紧张逐渐积累而出现的情绪体验。其程度可从轻微不满、生气、愠怒到大怒、暴怒。

4. 恐惧 是指面临或预感到某种危险但又没有应对能力时出现的企图摆脱和逃避某种情境的情绪体验。产生恐惧情绪的关键是个体缺乏处理、摆脱可怕情境或事物的能力。

（二）情绪状态

情绪状态是指在特定时间内，情绪活动在强度、紧张水平和持续时间上的综合表现。情绪状态是情感在实践活动中的表现，它对人的生活有着重大的意义。它可能提高人们的工作、学习效率，也可能降低人们的工作、学习效率；它可能有益于人们的身心健康，也可能损害人们的身心健康。根据情绪发生的强度、速度、紧张度和持续性，情绪状态可分为心境、激情、应激。

1. 心境（mood） 是一种比较持久的、微弱的、具有渲染性的、影响人的一切体验和活动的情绪状态。心境不是关于某一事物的特定的体验，它具有弥散性。当个体处于某种心境时，往往以同样的情绪状态看待一切事物。古语"忧者见之而忧，喜者见之而喜"，就表明在不同的心境下，人们对相同事物会有截然不同的看法。心境一般是由对个体具有重要意义的各种情况引起的，如工作的顺逆、事业的成败、人际间的关系、健康状况甚至自然环境的影响等，都可成为某种心境的起因。有时引起心境的原因人们不一定能意识到，但归根结底，心境取决于个体的立场观点。

2. 激情（affective impulse） 是一种短暂的、强烈的、暴发式的情绪状态。激情通常是由生活中对个体具有重大意义的事件引起，对立意向或过度抑制也很容易引起。激情发生时外部表现很明显，如吹胡子瞪眼，咬牙切齿，面红耳赤，冷汗一身，手舞足蹈，有时甚至出现痉挛性动作。此时，个体表现为话多而快，语音尖声尖气。处在激情状态下的个体，其意识活动范围往往会缩小，仅仅指向与体验有关的事物，自控能力减弱，不能约束自己的行为，不能正确评价自己行为的意义及预见行为的后果。激情也有积极和消极之分，积极的激情是动员个体积极地投入行动的巨大动力，能激发个体的上进心与斗志，调动个体的身心潜在能力，此时过分地抑制激情是完全不必要的，也是不利于个性培养的。而消极的激情是个体受外来事物影响而产生的短暂、爆发式的，对社会、对他人带来不良后果的一种情绪状态。此时如不抑制可能会对他人、社会产生危害，甚至可能出现违法乱纪的现象。

3. 应激（stress） 是在出乎意料的紧急情况下产生的极度紧张的情绪状态。例如，突然出现危险事故时，在地震等巨大的自然灾害发生时，个体的激活水平迅速发生变化，心率、血压、肌肉紧张程度等发生显著的变化，情绪处于高度应激状态。在此状态下，人们可能做出平时所不能做出的勇敢行为，也可能心绪紊乱，视野缩小，惊慌失措，难以做出适当的行为。个体在应激状态下究竟是产生适宜的、积极的紧张反应，还是产生不适宜的、极度紧张的反应，取决于个体的适应能力，尤其是个体的意识水平。长时间处于应激状态对健康是很不利的，有时甚至是危险的，将导致人体的能量枯竭甚至死亡。

（三）社会性情感

社会性情感是在人类社会历史发展的过程中形成的，起因于社会文化因素，体现着人所特有的社会性，反映了人们的社会关系和社会状况，并对人的社会行为起着重要作用。社会性情感多种多样，主要分为道德感、理智感和美感。

1. 道德感 是指在评价他人或自身的举止、行为、意图、思想是否符合社会道德行为准则时产生的一种情感体验，它直接体现了客观事物与个体的道德需要之间的关系。根据其内容，道德感包括对祖国的自豪感和尊严感，对祖国和民族的敌人的仇恨感，对社会的义务感、责任感，对集体的集体主义情感、荣誉感，对同志的友谊感、同志感，以及国际主义情感等。道德感是道德意识的具体表现，个体对现实的观点、态度和道德品质常常以情感的形式表现出来。

2. 理智感 是指在个体的智力活动中产生的与个体的认识活动、求知欲、认识兴趣的满足及对真理的探求相联系的情感体验。它对个体的智慧活动起着重要的指导作用，体现着人们对自己认识活动的过程与结果的态度。只有在理智感的激励下，人们才会不懈地追求真理，使才得到充分发挥。例如，哥白尼曾说过，他对天文学问题孜孜不倦的探求是由于"不可思议的情感的高涨和鼓舞"，这种情感是他在观察和发现天体的奇妙时体验到的。

3. 美感 是指个体按照个人的审美标准对客观事物（包括内容和形式）、行为和艺术作品予以评价时产生的情感。美感是在欣赏艺术作品、社会上某些和谐现象和自然景物时产生的，客观世界中符合于美的需要的一切东西都能引起人们美的体验。美感是愉悦的、带有倾向性的体验，它具有直觉性，即物体的颜色、形状、线条及声音方面的特点对美感的产生起着重要的作用。但是美感的源泉不仅是事物外部的特点，起决定作用的是事物的内容，是外部特点与内容的统一。美感受到社会生活条件的制约，社会历史阶段、社会制度、社会阶层和社会风俗习惯等不同都影响着美的标准及对美的感受和体验。

第四节　意志过程

一、意志的概念

（一）概述

意志（will）是指人们自觉地确定目的，并根据目的支配、调节行为，克服困难，从而实现预定目的的心理过程。人们在反映客观现实的时候，不仅产生对客观现实的认识，并对它们形成这样那样的情感体验，而且还有意识地对客观世界进行有目的的改造，这种最终表现为行为的、积极要求改变现实的心理过程便是意志。意志集中体现了人的意识的能动性，意志行为是人所特有的。人的意志表现为使个体不仅能适应客观世界，而且能积极主动地，有意识、有目的、有计划地影响和改造客观世界。动物虽然也作用于环境（如挖洞、放臭气迷惑敌人等），但正如恩格斯所指出的："一切动物的一切有计划的行动，都不能在自然界打上他们的意志的印记。这一点只有人才能做到。"人总是在不断地追求目标，改造着世界，人的生活意义正是存在于追求和改造之中。

意志对行为的调节表现在两个方面：一方面是意志的发动行为，即推动个体为达到一定目的所必需的行动；另一方面是意志的抑制行为，即制止个体与预定目的相矛盾的愿望和行动。意志两个方面的调节作用在人们的实际生活中是统一的，并不相互排斥。例如，为了成就事业，人们可以抑制自己的惰性、控制自己享乐的欲望而不懈努力、发奋图强。意志通过发动和抑制两个方面的作用实现对个体活动的支配和调节，不仅调节个体的外部行为，还包括个体的认识活动和情绪状态。

（二）意志的特征

1. 意志有明确而自觉的预定目的　目的是意志行为的方向和结果，没有自觉的目的，就没有意志行为可言。个体的目的、任务越明确，越能意识到该目的的社会意义，意志就越坚定，可见，对目的的认识是意志的前提。意志行为的目的是在反映客观现实的过程中产生的，是根据对客观现实的认识确定的，始终受到客观因素的制约，所以意志行为依存于个体对自然和社会发展规律的认识，并非可以为所欲为。

2. 随意运动是意志行为的基础　所谓随意运动是一种受主观意识调节的、具有一定目的和方向性的运动，是学会了的、较为熟练的动作。如学生弯腰做操，画家持笔作画，战士射击，医生为病人查体等都属于随意运动，它们都是在生活和工作实践过程中逐渐学习获得的。随意运动是意志行为必要的组成成分，意志行为表现在随意运动中，人们根据目的去组织、协调和支配一系列的随意运动，组成复杂的意志运动，从而实现预定的目的。人们掌握随意运动的程度越高，意志行为就越容易实现。

3. 意志行为往往与克服困难相联系　简单的意志行为往往不需要克服困难，但复杂的意志行为与克服困难相联系。例如，在寒冷的冬天早晨按时起床，在重症急性呼吸综合征（"非典"）流行时医护人员坚持战斗在抗击"非典"第一线，面对歹徒的凶器见义勇为等。意志水平的衡量标准是困难的性质和克服困难的难易程度。困难包括内部困难和外部困难，前者是指如消极的情绪、懒惰的性格、犹豫不决的态度、知识经验的不足、没有独立克服困难的习惯、能力有限或对采取的决定出现怀疑等主观障碍；后者是指来自客观条件方面的阻挠，如政治上、气候上、工作学习上的条件的障碍或对某种活动要求太高，以及受到他人的打击、讽刺等。一般来说，外部困难必须通过内部困难起作用。

意志行为的这三个基本特征是相互关联的，明确而自觉的目的是前提，随意运动是基础，克服困难是核心。

（三）意志行为的心理过程

意志行为是复杂自觉的行动，其心理过程包括5个环节：①动机斗争；②确定行动目的；③选择行为方式和方法；④做出实现意志行为的计划；⑤通过意志努力实现所作出的决定。前4个环节是意志行为的准备阶段，是人脑做出决定的阶段，在此阶段，预先决定意志行为的方向和结果，规定意志行为的轨道，故该阶段是完成意志行为的重要的、不可缺少的开端；最后一个环节是意志行为的执行和完成阶段，在此阶段，意志由内部意识转化为外部行动，人的主观目的转化为客观结果，观念转化为行动。

1. 意志行动的准备阶段

（1）动机斗争与目的确定：人的行动总是由一定的动机引起并指向一定的目的，但由动机过渡到行动的过程可能不同。在简单的意志行动中，动机几乎是直接过渡到行动的。这时，行动的目的是单一的、明确的，通过习惯了的行为方式就能实现。而在较复杂的意志行动初期，人的动机往往十分复杂，同时可能发生引起不同行为的多种动机。这时，如果这些动机彼此对立，或都只能在同一时刻实现，而事实上又不可能同时实现，那么就会发生动机斗争。人在动机斗争中需要权衡各种动机的轻重缓急，反复比较各种动机的利弊得失，评定其社会价值。因此，动机斗争过程可以明显地显现出一个人的意志是否坚强。如果相互斗争的动机都很强烈，而且做出这样或那样的决定对个体具有原则性意义，动机斗争就会异常激烈，这种动机斗争检验着一个人意志水平的高低。当某种动机通过斗争居于支配行动的主导地位时，行动的目的便确定下来，动机斗争才结束。个体已形成的信念、理想、世界观和道德品质对其动机斗争的过程起着制约的作用。

（2）选择达到目的的行为方式和方法和做出实现意志行动的计划：行为方式和方法的选择和行动计划的拟定是解决意志行动的决策步骤。通常在熟悉的行动过程中，随着目的的确定，行为方式、方法的行动计划也随之确定。但在许多情况下，达到同一目的的方式、方法和方案不止一种，这时就需要进行选择。行为方式和方法的选择，以及行动计划的拟定就是了解、比较、分析各种方式、方法和方案的优缺点和可能导致的结果，周密思考、权衡利弊而加以抉择的过程。

2. 意志行动的执行和完成阶段 经过动机斗争，明确了行动目的，选择好行动的方式和方法并拟定出行动计划方案后，接下来就是要实现所作出的决定。行动的动机再高尚，行动的目的再美好，行动的手段再完善，行动的计划再精密，如果不付诸实际行动，这一切也就失去了意义，不能构成意志行动。因此，意志行动的执行和完成是意志行动的关键和最重要的环节。

人在行动中，必然伴随着种种肯定和否定的情感体验。而要想使自己的行动始终瞄准预定目的，随时对自己的行动进行自我调节，就要有认识活动的积极参与。因此意志行动的执行和完成是意志、情感和认识活动协同作用的过程。

人们在实现决定的过程中，往往会遇到各种各样的困难，有内部的、主观的困难，也有外部的、客观的困难。这些困难主要是：①与预定目的不符的动机还可能重新出现，引诱个体使其行动脱离预定的轨道；②出现意料之外的新情况、新问题，而个人缺乏应对它们的现成手段，从而造成个体行动犹豫、踌躇、徘徊；③在行动尚未完成时，产生了新的动机、新的目的和手段，使个体心理上出现新目的与既定目的的竞争而干扰行动的执行；④人个性中原有的消极品质和由行动或行动环境带来的不快体验。

二、意志的基本品质

（一）意志品质的定义

所谓意志品质是指个体在实践过程中所形成的比较明确的、稳定的意志特点。评价个体的意志品质，必须与意志行为的内容和意识倾向联系起来，坚强的意志品质只有通过具有社会价值的意志行为才能表现出来。

（二）意志的基本品质

1. 自觉性 是指个体充分认识行动的社会意义，并在行动中具有明确的目的性，从而使自己的行动服从于社会、集体利益的品质。它反映个体的坚定立场和信仰，贯穿于意志行为的始末，是产生坚强意志的源泉。具有该品质的人，能够独立地、自觉地、主动地调节和控制自己的行动，在行动中不轻易接受外界的影响，也不拒绝一切有益的意见，为实现预定的目的倾注所有的热情和力量，即使在遇到障碍和危险时，也能勇往直前。与自觉性相反的特征是受暗示性和独断性。受暗示性较强的人缺乏独立精神和创造精神，对自己的行动缺乏信心，容易轻信别人，屈从于环境；独断性较强的人往往固执己见，常常毫无理由地拒绝别人的批评、劝告。

2. 果断性 是指一种明辨是非，合理而迅速地采取决定，从而实现所做决定的品质。具有果断性的人能全面而深刻地思考行动的目的及其方法，明白所作决定的重要性，并能清醒地知道可能有的结果。意志的果断性以正确的认识为前提，以深思熟虑和勇敢为条件，它还与智慧的批判性、敏捷性有着密切的联系。高水平的果断性并非每个人所固有的。与果断性相反的品质是优柔寡断和草率决定。优柔寡断的人往往思想与情感分散，不能较好解决思想与情感的矛盾，不能把思想与情感引向明确的轨道，在多种动机、目的、手段之间摇摆不定，患得患失。草率决定一般是懒于思考而轻举妄动，个体为了摆脱随着选择目的而产生的不愉快的紧张状态，对事物都不假思索，不考虑后果，盲目冲动，贸然抉择，这是意志薄弱的表现。

3. 坚韧性 是指个体在执行决定的时候，以坚韧的毅力、顽强不屈的精神，顽强地克服重重困难以实现预定目的的品质。坚韧性表现为：一方面是个体善于抵抗不符合行动目的的主客观因素的干扰，另一方面是个体善于长久地维持业已开始的符合目的的行动。与之相反的品质是顽固执拗、见异思迁及虎头蛇尾。顽固执拗的人只承认自己的意见，尽管这些意见是错误的或不合理的，仍然一意孤行。见异思迁、虎头蛇尾的人不能长期控制自己的行动，遇到一点困难就放弃或改变自己的决定。

4. 自制力 是指个体能够自觉、灵活控制自己的情绪，约束自己的行为和言语的品质。自制力反映意志的抑制能力，它既能促使个体去战胜不利因素、执行已经采取的行动，又能帮助个体克服盲目冲动和克制自己的困惑或恐惧、厌倦和懒惰等消极情绪。

三、意志品质的培养

坚强的意志不是生来就具有的，而是在后天的生活实践中、在后天教育的影响下培养成的。坚强意志的动力来自于崇高而伟大的理想，对自己所从事的事业抱有的必胜信念及高尚的道德情操。具有远大理想和高尚情操的人，必定是豪情满怀、奋发向上、不畏艰险、百折不挠、勇往直前的人。培养坚强的意志品质应从以下几个方面着手。

（一）在生活实践中脚踏实地，从点滴做起

日常的工作、学习、劳动中点点滴滴的小事与惊天动地的大事业一样能锻炼人们的意志。如果一个人能始终如一、认真地做好生活中的小事情，那么他的意志品质必然会得到很好的锻炼；相反，如果一个人总是在生活小事上得过且过、找借口原谅自己或明日复明日，那么他的意志必会变得薄弱。

（二）在克服困难的过程中锻炼和培养意志

坚强的意志是在克服困难的实践活动中磨砺出来的。人们在实践活动中常常会碰到各式各样的困难险境，都需要为达到一定的目的付出艰辛和努力，这正是培养良好的意志品质的最好途径。往往困难的程度越高，越需要人们付出意志的努力，也越能锻炼和培养顽强的意志力。另外，在意志锻炼中，还要根据实际情况，对于在实践活动中表现出的良好意志品质，要及时肯定和巩固；对于不良的意志品质，则要及时指出和纠正。对于缺乏信心和勇气，要帮助他们学会审时度势，当机立断；对于行为偏执、性情孤僻者，帮助他们正确看待个人与社会、集体的关系，使自己的行动符合群体的利益。

（三）通过加强自我锻炼培养意志

个体的意志品质是在师长们的一贯严格要求和监督下培养成的，也是个体在日常平凡的生活中不断严格要求自己、自我锻炼的结果。因此，养成自我检查、自我监督、自我批评、自我鼓励等习惯，加强自我锻炼的能力，也是培养坚强意志品质的重要方面。

思 考 题

一、选择题

1. 关于人的心理实质，以下说法不正确的是（   ）

A. 心理是脑的机能　　　　　　　B. 心理是人脑对现实的反映

C. 心理是人脑对现实主观的反映　　D. 大脑发育正常的人自然会产生心理现象

2. 对感受性和感觉阈限的描述，下述正确的是（   ）

A. 感受性是用来评价感觉阈限的　　B. 感受性高低用感觉阈限大小来测量

C. 感受性不能评价感觉阈限　　　　D. 感觉阈限是感受器对适宜刺激的感受能力

3. "入芝兰之室，久而不闻其香，入鲍鱼之肆，久而不闻其臭"，这种现象是（   ）

A. 感觉的对比　　　B. 感觉的适应　　　C. 感觉的发展　　　D. 感觉的补偿

4. 艾宾浩斯遗忘曲线表明，遗忘的进程（   ）

A. 不均衡，先慢后快　　B. 不均衡，先快后慢　　C. 均衡，先慢后快　　D. 均衡，先快后慢

5. 刺激情境通过生理本能性反应引起生理变化，这些生理变化反馈到大脑才产生情绪体验，这种情绪理论是（   ）

A. 情绪的丘脑理论　　　　　　　B. 坎农-巴德理论

C. 情绪的外周理论　　　　　　　D. 情绪的认知理论

二、名词解释

1. 感觉

2. 知觉

3. 记忆

三、简答题

1. 说明知觉的基本特征。

2. 论述影响问题解决的心理因素。

3. 说明情绪和情感对个体的意义。

思考题答案

一、选择题

1. D　2. B　3. B　4. B　5. C

二、名词解释

1. 感觉：是个体心理活动的基础，是指人脑对当前直接作用于感觉器官的客观事物的个别属性的反映。

2. 知觉：是指人脑对当前直接作用于感觉器官的客观事物的各种属性及其外部相互关系的综合反映；也可以说是感觉器官与脑对外界刺激做出的解释、分析和整合。

3. 记忆：是指人脑对过去经历过的事物的反映（包括识记、保持、再认和重现或回忆）。

三、简答题

1. 说明知觉的基本特征。

知觉的基本特征是：①知觉的选择性：在特定时间内个体只能感受少量或少数刺激，而对其他事物的反映很模糊。②知觉的整体性：是指人们依据以往的经验把零散的刺激知觉为一个整体的心理现象。③知觉的理解性：是指人们知觉事物时，总是依据既往经验去解释它、理解它，并力图用词把它标志出来，就是知觉的理解性。④知觉的恒常性：是指当知觉的条件在一定范围内发生变化时，知觉映像仍然保持相对不变的特性。

2. 论述影响问题解决的心理因素。

影响问题解决的心理因素有：①定势，是指心理活动的一种准备状态，这种心理准备使人们以特定的方式进行认识或产生行为，或在解决问题时具有一定的倾向性；②动机，是指人们解决问题的内在动力；③迁移，是指对一些问题的解决会影响对另一些问题的解决；④功能固着，是指在解决问题时，因个体在知觉上受情境中条件（或因素）既有功能的影响，致使问题不易解决的情形；⑤个性：是指解决问题的效率常受个性的影响，个性包括智慧、自信心、灵活性、创造精神、毅力等多种因素，这些因素都影响着问题解决。

3. 说明情绪和情感对个体的意义。

情绪与情感的关系：情绪与情感这两个概念是彼此依存、相互交融的，情绪与情感之间既有区别也有联系。情绪与情感的区别：①情绪与个体生理（对于食物、水、空气、温暖、运动和休息等）的需要是否得到满足有关；情感则是与个体的社会性的（劳动、交往、艺术、文化知识等）需要是否得到满足相联系的。②情绪具有明显的情境性，一般是不稳定的；而情感一般不受情境影响，具有稳定性、深刻性。③情绪比较强烈，具有较大的冲动性和较明显的外部表现；而情感体验常常比较弱，且一般不带有冲动性。情绪与情感的联系：①具有一定社会内容的情感，不仅可通过强烈而鲜明的情绪表现出来，还可表现为深刻而持久的情操。②与人的生理需要有关的情绪也可能由所赋予的社会内容而改变它的原始表现形式。③人的某一内心体验往往含有情绪、情感和情操三方面的内容，情操既可表现为情绪，也可表现为情感。总之，三者既相互依存，又相互转化，从某种意义上说，情绪是情感的外在表现，情感是情绪的本质内容，情操是情感发展成熟的标志，是高尚的情感体验。

（刘传新）

第三章　人　格

【学习目标】

掌握　人格、气质、性格、能力的概念，需要层次理论，动机冲突，能力的个体差异，气质类型。

熟悉　人格的特征、影响因素。

了解　人格的结构与理论。

【案例 3-1】　　　　　　　　　　　**药家鑫事件**

2010 年 10 月 20 日深夜，西安音乐学院的学生药家鑫在大学城的学府大道上撞伤了 26 岁的女服务员张妙。在下车查看张妙伤势时，药家鑫发现张妙正在看自己的车牌号，于是上车取出水果刀，对张妙连捅八刀，致其死亡。之后，迅速逃离现场，在行驶中再次撞伤行人，被抓获。在审讯过程中，药家鑫并未向警方说明撞伤杀死张妙的过程。三天后，药家鑫在家人的陪同下向公安机关自首，随后被拘留、起诉、判决，并于 2011 年 6 月 7 日被执行死刑。

人们不禁感到惋惜，为张妙，也为药家鑫，一起普通的交通事故结束了两个年轻的生命，毁掉了两家人的生活。同时，更多的人感觉惊讶与不解，到底是什么样的原因能让一个文静的音乐学院大学生对着 26 岁的年轻生命拔刀相向，将其置于死地呢？难道只是药家鑫所谓的"农村人难缠"吗？恐怕这只是表面的原因吧。

问题：药家鑫为什么会有如此行为？

分析：一个人在应激情境下的行为表现反映的是其人格的特点，药家鑫犯罪的根源源自他自身人格的缺陷。一位一线心理健康老师对药家鑫的人格特点进行分析，发现他是典型的双重人格，他既有乖巧、安静、羞涩、积极上进的一面，同时也有孤僻、偏执、敏感、自卑、情感淡漠的一面。他的所作所为都是符合他的人格特点的。

"冰冻三尺非一日之寒"，药家鑫这样的人格特点和他的家庭教养方式密不可分。药家鑫所生长和生活的家庭环境是一个非常不健康的环境，父母狭隘、自私、功利的教育理念，严厉、冷酷的教育方式，在他与父母如此这般的互动中，使他的人格没有得到健全的培养和发展。爸爸只与他谈学习，学不好了就挨打，不探究学不好的原因，不分析解决的策略，只一味地要求学习的结果。妈妈在陪他练琴时也是稍有错误就会毫不留情地大打出手。药家鑫为了避免受到父母的责备和惩罚，甚至是为了讨好父母，就只能在表面上乖乖地听话、顺从，想尽办法（不管这个办法是好是坏）做好一切父母想让他做好的，但他的内心对这种教育方式充满了恐惧和憎恶，这便为药家鑫双重人格的形成孕育了土壤。

第一节　概　　述

美国著名心理学家高尔顿·奥尔波特曾说过："人的鲜明特征是他独有的。过去不曾有、将来也不会有一个人和他一模一样。"这说明每个人都是独一无二的，人的知、情、意等各种心理过程体现在特定的个体身上时，总是呈现出一种独特的结合方式，并在行为上带有强烈的个人特点。人与人之间这种差异性的表征就是人格。

一、人格的概念与特征

（一）人格的概念

绝大多数人认同人格 "personality" 一词源于拉丁语 "persona"，原意指的是古罗马演员在演希腊戏剧时所戴的面具，是演员在舞台上所扮演的某种角色的标志，这种面具代表着这个角色的某种典型特点，如 "高傲的人" "狡猾的人" 等。类似于京剧中的脸谱。心理学沿用面具的含义，转意为人格。面具风格的不同是否意味着人格的差异，人们行为的原因与其面具是一致的吗？答案是肯定的。这样看来，人格似乎是指一个人在人生舞台上的表现，但这只是公开的一面，还有不公开的一面。因此，人格包含了两重含义：一是指一个人在人生舞台上所表现出来的种种言行，人遵从社会文化习俗的要求而做出的反应。人格所具有的 "外壳"，就像舞台上根据角色要求所戴的面具，表现出一个人外在的人格品质；二是指一个人由于某种原因不愿展现的人格成分，即面具后的真实自我，这是人格的内在特征。

到目前为止，心理学家对人格的含义众说纷纭，莫衷一是。综合各家的观点，可以将人格的概念界定为：人格是构成一个人的思想、情感及行为的特有统合模式，这个独特模式包含了一个人区别于他人的稳定而统一的心理品质。

（二）人格的特征

人格是个人内在的动力组织及其相应的行为模式的统一体，正所谓 "蕴蓄于中，形之于外"，其有如下特征：

1. 独特性 人格的独特性是指人与人之间的心理和行为是不相同的。德国哲学家莱布尼茨曾说 "世界上没有两片一模一样的叶子"，同样，世界上也没有两个完全相同的人，这就是所谓的 "人心不同，各如其面"。在日常生活中我们经常可以观察到我们每个人在能力、气质、性格和价值观等方面都不尽相同。例如，有的人观察问题细致，有的人思维表达力强，有的人富于想象力，有的人善于操作等等。

2. 整体性 人格的整体性是指包含在人格中的各种心理特征彼此交织，相互影响，构成了一个有机的整体。它虽然不能直接观察到，但却表现在行为中，让人的各种行为所表现出来的特征是一个整体，体现他独特的精神风貌。当一个人的人格结构各方面彼此和谐一致时，此人便呈现出健康的人格特征，否则就可能会引发各种心理冲突。

3. 稳定性 人格的稳定性是指一个人在其心理和行为活动中表现出来的一贯的比较稳定的特点。俗语说 "江山易改，禀性难移"，讲的就是人格特点形成后则不易改变。人格的稳定性主要表现在两个方面：一是跨时间的持续性，如昨天的我是今天的我，也是明天的我；二是跨情境的一致性，如一个外倾的学生不仅在学校里善于交际，在校外活动中同样如此。

4. 社会性 人格的社会性是指社会化把人这样的动物变成社会的成员，人格是社会的人所特有的。人格是在一定的社会环境中形成的，因而，一个人的人格必然反映出他生活在其中的社会文化特点，以及他受到的教育的影响等。人格既是社会化的对象，又是社会化的结果。如果婴儿的社会接触被剥夺，就不可能成为真正的人。

【相关链接】　　　　　　　　　　狼孩的故事

1920 年，在印度加尔各答东北部的一个名叫谜德纳波尔的小城，人们常见到有一种 "神秘的生物" 出没于附近森林，往往是一到晚上，就有两个用四肢走路的 "像人的怪物" 尾随在三只大狼后面。后来人们打死了大狼，在狼窝里终于发现这两个 "怪物"，原来是两个裸体的女孩。其中大的 7、8 岁，小的约 2 岁。这两个小女孩被送到米德纳波尔的孤儿院去抚养，还给她们取了名字，大的叫卡玛拉，小的叫阿玛拉。这就是曾经轰动一时的 "狼孩" 一事。狼孩刚被发现时，生活习性与狼一样，用四肢行走；白天睡觉，晚上出来活动，怕火、光和水。只知道饿了找吃的，吃饱了就睡；不吃素食而要吃肉（不用手拿，放在地上用牙齿撕开吃），不会讲话，每到午夜后像狼似地引颈长嚎。辛格牧师夫妇收养了她俩，为使两个狼孩能转变为人，他们做出了各种各样的尝试，结果是小狼孩阿玛拉在回到人间的第 11 个月就死去了，大的狼孩卡玛拉在两年后，才会发出两个单词。卡玛拉一直到 17 岁，但她直到死时还没真正学会说话，智力只相当于 3、4 岁的孩子。

人们不禁会问，这两个小女孩是人啊，怎么不具备人的秉性，而变成"狼"了呢？这一实例有力地说明了社会环境对人的心理发展的决定性意义。由于这两位女孩自幼流落于狼群中，由狼群喂养长大，虽然她们有人类的遗传素质，具有人的一切外貌特征、生理结构和感觉器官，确确实实是由人生育出来的，但她们没有一般人的心理功能和理性思维能力。这是因为他们自幼脱离了人的社会环境，虽然生下来就具备说话的神经结构，但是没有同人类接触，没有同人类进行交往，所以不懂得人类的语言；虽然她有人的脑，以及各种感官神经结构，但没有在社会中生活，没有受到社会文化环境的熏染，没有得到正常的发展与训练，所以无法形成人的心理现象和精神世界。相反，由于她们长期处于狼群的生活环境，原有的那些人的神经结构发生了萎缩，身体的特征也发生了一些变化，时间越长，其狼的习性就越多，这就是使人慢慢变成"狼"的原因。类似的猪、羊、熊孩也如此。可见，仅有人健全的脑，若离开人的社会生活环境，人的心理也不可能正常发展。

二、人格的结构与理论

（一）人格的结构

人格是一个复杂的结构系统，它包含许多成分，主要由人格倾向性和人格心理特征两部分构成。

1. 人格倾向性 它是人格的内在动力系统，是人对客观环境的态度和行为积极性的特征，起到"发动机"的作用，因此，它决定了我们"做什么"。人格倾向性主要包括需要、动机、兴趣、态度、信念和价值观等，这些成分之间是相互联系、相互影响和相互制约的。

2. 人格心理特征 它是人格的外在行为模式，是指在心理活动过程中表现出来的比较稳定的成分，因此，它决定了我们"怎么做"。人格心理特征主要包括能力、气质和性格。这三种特征的独特结合，形成了人们各不相同的人格。

一个人的内部动力系统决定了其行为模式，如果想改变一个人的行为，就必须设法改变他的动力系统。

（二）人格的理论

稳定的行为方式和内部心理过程的产生根源是什么？在过去一个多世纪以来，心理学家们从不同角度对这个问题做出了回答，从而形成了形形色色的人格理论，如心理动力理论、人本主义理论、特质理论、学习理论等。下面仅介绍几种有代表性的人格理论。

1. 特质理论 人格特质理论起源于 20 世纪 40 年代的美国，主要探究人格的构成因素，以及应该从哪些维度去分析人格。特质是构成人格的基本单元，特质决定人的行为，每个人的人格都是由一些共同的特质组成的，但每一种特质在量上是因人而异的，这就构成了人与人之间在人格上的差异。奥尔波特（G.W.Allport）于 1937 年首次提出了人格特质理论（图 3-1）。他把人格特质分为两类，一类是共同特质，指在某一社会文化形态下，多数人或一个群体所共有的、相同的特质；另一类是个人特质，是个体身上所具有的特质，它又分为首要特质、中心特质、次要特质。首要特质是一个人最典型、最具概括性的特质。中心特质是构成个体独特性的几个重要特质。次要特质是个体不太重要的特质，往往只有在特殊情境下才表现出来。

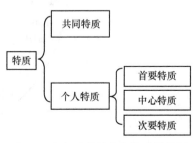

图 3-1　奥尔波特的人格特质结构图

除此之外，还有卡特尔（R.B.Cattell）的特质理论、人格的"三因素模型""五因素模型"及"七因素模型"等。

【相关链接】　　　　　　　　用奥尔波特的特质论分析林黛玉

"两弯似蹙非蹙罥烟眉，一双似喜非喜含情目。态生两靥之愁，娇袭一身之病。泪光点点，娇喘微微。闲静时如姣花照水，行动处似弱柳扶风。心较比干多一窍，病如西子胜三分。"想必大家都知道这是曹雪芹在《红楼梦》中对林黛玉的描写，林黛玉是曹雪芹在《红楼梦》中精心塑造的典型人物形象之一，他在塑造林黛玉这个人物形象时，花费了大量的笔墨，倾注了大量的心血。我们就用奥尔波特的特质论来分析一下林黛玉。

林黛玉的首要特质是多愁善感，中心特质有清高、聪慧、孤僻、抑郁、敏感等。次要特质有冷酷、善良、叛逆等。在《红楼梦》中，黛玉的多愁善感体现得淋漓尽致，"黛玉葬花"这一情节就是很好地例子。黛玉自幼丧母，寄住在外祖母家，这种寄人篱下的处境让她总是小心翼翼地为人处事，"生怕被人看轻了去"，这就使她有了高度的自尊和敏感。在黛玉同宝玉的恋爱和婚姻问题上，我们看到黛玉还有叛逆的一面，而且她对宝玉的许多违背封建礼法的行为，不仅从不规劝，而且常常采取同情或支持的态度。

2. 类型理论　人格类型论产生于 20 世纪 30～40 年代的德国。与人格特质论强调个体间的人格差异所不同，人格类型论强调的是群体间的人格差异。最具代表性的是瑞士著名心理学家荣格（C.G.Jung）提出的内-外向人格类型学说。荣格认为，当一个人的兴趣和关注点倾向于外部客体时，就是外向人格；而当一个人的兴趣和关注点指向主体时就是内向人格。在荣格看来，任何人都具有外向和内向这两种特征，其中一种可能占优势，因而可以确定一个人是内向还是外向。在实际生活中，绝大多数人都是兼有外向性和内向性的中间型。

3. 整合理论　特质论和类型论从不同角度描述了人格的复杂结构，整合理论则将这两种理论综合起来，更全面地描述了人格的结构。艾森克正是整合理论的代表人物，他用两个维度来描述人格，一个是内向和外向，另一个是神经质倾向。后者表现为情绪稳定和不稳定。他提出的人格结构的四层次理论将特质论和类型论有机地结合起来（图 3-2）。

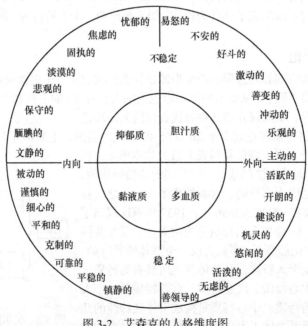

图 3-2　艾森克的人格维度图

为什么人格理论如此之多？盲人摸象的故事大概人人皆知，我们就借此故事来回答这个问题。

五个盲人分别摸到了大象的不同部位，然后就争着向别人说大象是什么样子。摸到象腿的盲人说大象像个圆柱子；摸到象耳朵的盲人说大象是个又薄又平的扁片；摸到象鼻子的人说大象是个长长的东西；摸到象尾巴和身子的人，心中也有关于大象的不同形象。这个故事说明，每个盲人所了解到的，只是大象的一部分。由于真正的大象比他们摸到的东西更多，所以每个盲人说得都对，但是都不完整。

第二节 人格倾向性

人格倾向性是决定人对客观事物的态度和行为的基本动力，是人格心理结构中最活跃的因素，主要是在后天的社会化过程中形成的。本节将主要介绍需要、动机、兴趣这三种人格倾向性。

一、需 要

（一）需要的概念

需要（need）是有机体内部的一种不平衡状态，它反映某种客观的要求和必要性，并成为个体活动积极性的源泉。根据定义，可以从如下方面来理解需要的内涵：

1. 需要是有机体内部的一种不平衡状态 这种不平衡状态来自两个方面，一方面是生理的不平衡，如血液中水分的缺乏，会产生喝水的需要。另一方面是心理的不平衡，如缺少朋友而倍感孤独，会产生爱和归属需要。在需要得到满足后，这种不平衡状态得到消除；当出现新的不平衡时，新的需要又会产生。

2. 需要是人对某种客观要求的反映 这种要求可能来自有机体的内部，如"渴择饮，饥择食"，也可能来自个体周围的环境，如老师的鼓励激发学生取得好成绩。需要总是指向能满足某种需要的客体或事件，并从客体得到满足。

3. 需要是个体行为动力的重要源泉 人的各种活动或行为，从吃喝拉撒睡，到从事物质材料的生产、文学艺术作品的创作、科学技术的发明与创造，都是在需要的推动下进行的。

【相关链接】 世界是由"懒人"创造的？

马云曾在一次演讲上如是说："世界上最富有的人，比尔·盖茨，他是个程序员，懒得读书，他就退学了。他又懒得记那些复杂的 dos 命令，于是，他就编了个图形的界面程序，叫什么来着？我忘了，懒得记这些东西。于是，全世界的电脑都长着相同的脸，而他也成了世界首富。

......

还有更聪明的懒人：懒得爬楼，于是他们发明了电梯；懒得走路，于是他们制造出汽车、火车、飞机；懒得一个一个地杀敌人，于是他们发明了原子弹；懒得每次去计算，于是他们发明了数学公式；懒得出去听音乐会，于是他们发明了唱片、磁带和CD；这样的例子太多了，我都懒得再说了……"

从改变生活的发明看，似乎有道理："懒人们"在不断提供更加简易的解决方案。例如，想交流点什么，却又懒得跑过千山万水去聊天，所以琢磨出了邮政系统；再到后来，连鸡毛信都不想去寄的贝尔发明了电话这种沟通神器；而几十年前手机的出现，则进一步解放了懒人的空间，让他们躺在床上或者在公园里晒着太阳就能和想找的人交流无阻。

"懒不是傻懒，如果你想少干，就要想出懒的方法。要懒出风格，懒出境界。"可见，我们与其说世界是由"懒人"创造的，不如说世界是由"需要"创造的。

（二）需要的分类

人的需要是多种多样的，按起源可分为自然需要和社会需要；按指向的对象可分为物质需要和精神需要。

1. 自然需要和社会需要

（1）自然需要也称生物学需要，它包括饮食、运动、休息、睡眠、排泄、配偶、嗣后等需要。这些需要主要由机体内部某些生理的不平衡状态所引起，对有机体维持生命、延续后代有重要意义。自然需要是人和动物所共有的，但二者有本质的区别，如需要的具体内容不同，满足需要的手段也就不一样。

（2）社会需要是人类特有的需要，如劳动的需要、交往的需要、成就的需要、社会赞许的需要、求知的需要等。这些需要反映了人类社会的要求，对维系人类社会生活、推动社会进步有重要的作用。

2. 物质需要和精神需要

（1）物质需要指向社会的物质产品，并以占有这些产品而获得满足，如对工作和劳动条件的需要，对日常生活必需品的需要，对住房和交通条件的需要等。

（2）精神需要指向社会的各种精神产品，如对文艺作品的需要，欣赏美的需要，阅读报刊和观看电视、电影的需要等，这些需要是以占有某些精神产品而得到满足的。

（三）需要层次理论

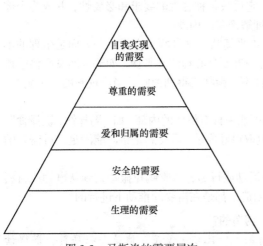

图 3-3　马斯洛的需要层次

需要层次理论（hierarchy of need）是由美国著名心理学家马斯洛（A.H.Maslow）提出的。马斯洛按照需要的优先性顺序提出下列需要：生理的需要、安全的需要、爱和归属的需要、尊重的需要和自我实现的需要（图 3-3）。

1. 生理的需要（physiological needs）　是每个人最基本的需要，包括食物、水、氧气、睡眠、性的需要等。生理的需要优先于所有其他需要。饥饿的人总是先被激发着去求食，而不是被激发着去交友或获得自尊。

2. 安全的需要（safety needs）　人们的生理需要得到满足或基本满足之后，就会被安全的需要所激发。安全的需要包括身体安全、生活稳定、有所依靠、受到保护、有秩序，以及能免受战争、恐怖主义、疾病、恐惧、焦虑、危险、动乱和自然灾害等的威胁。当未来不可预测，或政治稳定和社会秩序受到威胁的时候，这些需要就特别突出。

3. 爱和归属的需要（love and belongingness needs）　在生理的需要和安全的需要基本上得到满足之后，爱和归属的需要便成为一个人的激发动力。这些需要包括渴望得到友谊，追求爱情，被某个俱乐部、某个邻居或国家接纳。

4. 尊重的需要（esteem needs）　当爱和归属的需要基本上得到满足时，人们便能自由地追求尊重的需要。这类需要包括自尊、有信心、有能力和在别人心目中有很高的地位。即使我们有金钱、配偶和朋友，但如果无法满足自尊和被别人尊重的需要，就会产生自卑、沮丧的情感。

5. 自我实现的需要（self-actualization needs）　是最高层次的需要，包括自我完善、实现自己所有的潜能和渴望，让自己的创造力得到充分的发挥。达到自我实现水平的人便成为一个完美的人。但是，马斯洛认为，只有极少数人可以达到自我实现的状态，并且，为满足自我实现需要所采取的途径也是因人而异的。

马斯洛估计，一般人满足他们的需要接近以下水平：生理的需要 85%；安全的需要 70%；爱和归属的需要 50%；尊重的需要 40%；自我实现的需要 10%。低层次需要满足得越多，高一层次需要出现的可能性就越大。例如，如果爱的需要只得到 10% 的满足，那么尊重的需要就完全不可能被激发。但是如果爱的需要得到 25%的满足，那么尊重作为一种需要的出现率为 5%。如果爱的需要得到 75%的满足，那么尊重的需要出现的可能性为则为 50%，依此类推。因此，需要是逐渐出现的，一个人可能同时由两种或两种以上不同层次的需要所激发。例如，一个自我实现的人可能作为贵宾应邀参加他的亲密朋友在一个宁静的餐馆中为他举办的祝贺晚餐。在这个例子中，吃晚餐的行为满足的是生理需要，但与此同时，贵宾的荣誉可能会满足他的安全的需要、爱的需要、尊重的需要和自我实现的需要。

即使需要的满足通常像图 3-3 所显示的按照阶梯顺序排列的那样，但偶尔也有例外。对于某些人来说，创造驱力（一种自我实现的需要）可能先于安全的需要和生理的需要。热情的艺术家为了完成一项重要的创作可能冒着失去安全和健康的危险。

二、动 机

（一）动机的概念

想一想，你每天都在做些什么事情？你可能会说：吃饭、睡觉、学习、运动、交友、娱乐……那么，是什么推动了你做出各种各样的行为呢？你可能会说：需要。那么，有了需要是否一定会导致行为？答案是否定的，需要是我们行为的原动力，而需要激发的动机才是我们行为的直接动力。每个人做一件事情，都会有自己的动机。动机，就是行为背后的秘密。什么是动机？在心理学中，有各种不同的看法。但心理学家一般认为，动机（motive）是由一种目标或对象所引导、激发和维持的个体活动的内在心理过程或内部动力。

（二）动机的种类

1. 生理性动机与社会性动机 根据动机的性质，人的动机可分为生理性动机与社会性动机。

（1）生理性动机：以有机体自身的生物学需要为基础，如进食、饮水、睡眠和觉醒、性、排泄、疼痛等。

（2）社会性动机：以人的社会文化的需要为基础。人有权利的需要、社会交往的需要、成就的需要、认识的需要等，因而产生了相应的权力动机、交往动机、成就动机和认识性动机（兴趣与爱好）等。

2. 原始的动机与习得的动机 根据学习在动机形成和发展中所起的作用，人的动机可分为原始的动机和习得的动机。

（1）原始的动机：是与生俱来的动机，它是以人的本能的需要为基础的，如饥、渴、母性等，是不需要学习的。例如，婴儿出生后，就对环境中的新事物表现惊奇和兴奋，这种原始的动机推动婴儿注视周围的一切，并逐渐产生对物体的摆弄、抓握等行为。

（2）习得的动机：是后天获得的各种动机，或者说，经过学习产生和发展起来的各种动机。例如，初生的婴儿不要求得到父母的赞许，因而他们不具有获得赞许的动机。以后，儿童在生活中懂得了什么叫赞许，因而会在这些动机的支配下产生相应的行动。

3. 有意识的动机与无意识的动机 根据动机的意识水平，人的动机可分为有意识的动机和无意识的动机。

（1）有意识的动机：人的动机有一部分发生在意识的水平上，即人能意识到自己的行为动机是什么，也能意识到自己的行为在追求什么样的目标。

（2）无意识的动机：是指人们意识不到或没有清楚意识到的动机。如教师在阅卷时，两份内容一致的试卷摆在面前，一份字迹潦草，一份字迹工整，教师倾向于给字迹工整的学生更高的分数。

4. 外在的动机和内在的动机 根据动机的来源，可分为外在动机和内在动机。

（1）外在动机：指人在外界的要求与外力的作用下所产生的行为动机。例如，学生为了得到父母或教师的嘉奖或避免受到父母或教师的责备、惩罚而学习。

（2）内在动机：指由个体内在需要引起的动机。例如，儿童认识到学习的意义或对学习有了兴趣，因而积极主动地学习。

（三）动机的功能

1. 激活功能 动机是个体能动性的一个主要方面，它具有发动行为的作用，能推动个体产生某种活动，使个体由静止状态转向活动状态。如为了消除饥饿而引起择食活动，为了获得优秀成绩而努力学习等。动机激活力量的大小，是由动机的性质和强度决定的。一般认为，中等强度的动机有利于任务的完成。

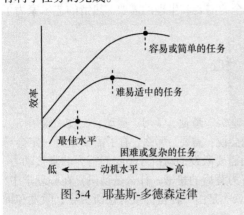

图 3-4　耶基斯-多德森定律

【相关链接】耶基斯-多德森定律（Yerkes-Dodson Law）
　　耶基斯—多德森定律阐释了动机与工作效率的关系。动机强度与工作效率之间的关系不是一种线性关系，而是倒"U"形曲线。中等强度的动机最有利于任务的完成。各种活动都存在一个最佳的动机水平。动机的最佳水平随任务性质的不同而不同。在比较容易的任务中，工作效率有随动机提高而上升的趋势；而在比较困难的任务中，动机最佳水平有逐渐下降的趋势。在难度较大的任务中，较低的动机水平有利于任务的完成（图3-4）。

2. 指向功能 动机不仅能激发行为，而且能将行为指向一定的对象或目标。如在学习动机的支配下，人们可能去图书馆或教室；在休息动机的支配下，人们可能去电影院、公园或娱乐场所。

3. 维持和调节功能 当动机激发个体的某种活动后，这种活动能否坚持下去，同样要受动机的调节和支配。动机的维持作用是由个体的活动与他所预期的目标的一致程度来决定的。当活动指向个体所追求的目标时，这种活动就会在相应动机的维持下继续下去；相反，当活动背离了个体所追求的目标时，这种活动的积极性就会降低，或者完全停止下来。

（四）动机冲突

1. 双趋冲突（接近-接近型冲突） 一个人以同样强度的两个动机追求同样并存的两个目的，但又不能同时达到，像这种从两种爱者或两种趋向中仅择其一的矛盾心理状态，称为双趋冲突。《孟子》中有句话大意为：鱼和熊掌不可兼得。鱼好吃、熊掌也很好吃，两种食品对人都有吸引力，而现在只许选择其中一种，由此引起的冲突就是双趋冲突。

2. 双避冲突（回避-回避型冲突） 一个人同时遇到两个威胁性而都想躲避，而他又必须接受其一始能避免其二，像这种从两所恶者或两躲避中必须择其一的困扰心理状态，称为双避冲突。中国有句歇后语叫"前有狼，后有虎"，当我们身处这种险境，无路可逃，要么选择向前冲，与狼一战，要么选择向后退，与虎一搏，由此引起的冲突就是双避冲突。

3. 趋避冲突（接近-回避型冲突） 一个人对同一目的同时产生两种动机：一方面好而趋之，另一方面恶而避之，像这种对同一目的兼具好恶的矛盾心理状态，称为趋避冲突。例如，生病之后既想尽快做手术，又怕手术失败；女孩既喜欢吃甜食，又怕肥胖。这些情景下引起的冲突就是趋避冲突。

4. 多重趋避冲突（多重接近-回避冲突） 一个人面对两个或两个以上的目的，而每一个目的又分别具有趋避两方面的作用，像这种对几个目的兼具好恶的复杂矛盾心理状态，称为多重趋避冲突。例如，一个人想到去一个新单位工作的许多好处，如工资收入多、住房条件好等，但又担心去一个新的城市生活不习惯、子女教育问题难以解决。如果留在原单位工作，工资和住房条件差些，但工作和生活环境早已习惯，也比较安定，子女升学的条件也较好等。由于对各种利弊、得失的考虑，就产生了多重趋避冲突。

<h1 style="text-align:center">三、兴 趣</h1>

（一）兴趣的概念

兴趣（interest）是人们探究某种事物或从事某种活动的心理倾向，它以认识或探索外界的需要为基础，是推动人们认识事物、探求真理的重要动机。人对有兴趣的东西会表现出巨大的积极性，并且产生某种肯定的情绪体验。如学生对某一学科有兴趣，就会推动他努力学习，广泛涉猎有关的知识，并影响对未来职业的选择。人的认识兴趣在个体发育中出现得很早，它最初表现为个体对环境的探究活动。婴儿出生后，对环境中出现的新事物即有惊奇和兴奋的反应。年龄稍大的儿童对新玩具，一般表现为注视、抚摩、摇晃、敲打甚至毁坏等。

（二）兴趣的种类

1. 直接兴趣和间接兴趣

（1）直接兴趣：由认识事物本身的需要所引起，如对看电影、小说的兴趣。

（2）间接兴趣：由认识事物的目的和结果所引起，它和当前认识的客体只有间接关系。如人在完成科学实验之后，可能对繁杂的数据处理没有兴趣，只对研究的结果有兴趣。

2. 个体兴趣和情境兴趣

（1）个体兴趣：指个体长期指向一定客体、活动和知识领域的一种相对稳定的兴趣，与个体的情感和价值观相联系。如有人对音乐、美术感兴趣，成为一生的爱好。

（2）情境兴趣：指由环境中的某一事物突然激发的兴趣，持续的时间较短，对个体的知识、偏好系统产生影响。

3. 物质兴趣和精神兴趣

（1）物质兴趣：表现为对物质的喜爱、渴望和追求。如对舒适的生活、华贵的衣着、富足的财物的追求等。

（2）精神兴趣：主要指认识的兴趣。如对哲学、文学、艺术的兴趣。

（三）兴趣的品质

1. 兴趣的广度 指兴趣的范围大小，有人兴趣广泛，有人兴趣狭窄。

2. 兴趣的中心 指对某个特定领域的事物形成更浓厚、更强烈的兴趣，它能推动人们较深入地认识客观世界。

3. 兴趣的稳定性 指对事物具有持续、稳定的兴趣。

4. 兴趣的效能 指兴趣能积极推动人的活动，提高活动的效能。

【相关链接】 **让学习有趣就能让学习有效吗?**

《论语·雍也》有云："知之者不如好之者，好之者不如乐之者。"伟大的科学家爱因斯坦曾说过："兴趣是最好的老师。"这就是说一个人一旦对某事物有了浓厚的兴趣，就会主动去求知、去探索、去实践，并在求知、探索、实践中产生愉快的情绪和体验。古今中外的教育家无不重视兴趣在智力开发中的作用，有研究表明，文章中越有趣的段落，记忆效果越好。学生会在自己感兴趣的书上花费更多时间和精力，并体验到更多的阅读愉悦感。但让学习有趣是不是必需的呢?

早在20世纪初就有教育者警告说，对学习趣味性的关注是有害的。美国著名教育家杜威（Dewey）曾深入地阐述了兴趣对学习的作用，也恰恰是他提出了警告：在原本枯燥的学习中加入一些有趣的成分并不能使学习变得有趣，这与你往辣椒里加香料热狗酱而改善口味是不同的。杜威写道："我们把事物变得有趣，是因为我们希望能够激发出兴趣——这句话本身就是误导。这件事、这个东西本身并没有因此比原来更有趣。"

目前的大量研究表明，靠加入一些吸引人的与内容无关的细节来提高趣味性，事实上反而会阻碍重要信息的学习。这些"诱人"的细节会使人们的注意力从相对无趣但更重要的内容上转移开来。例如，学生们阅读历史人物的传记时，记住的更多是那些有趣但不重要的信息，而不是有趣而重要的观点。国外一项针对高中生科学课本学习的研究中也发现了同样的结果。研究中使用的课本，在介绍闪电的发生过程时，加入了能激发情感兴趣且吸引人的细节：游泳运动员和高尔夫运动员被闪电击伤的故事。结果发现："如果拿情感兴趣和认知兴趣相比较，结论很清楚，即为了提高情感兴趣而增加的内容，无法促进对科学解释的理解。"吸引人的细节会打断学生对科学理论逻辑性的理解，从而妨碍了学习。

因此，兴趣会给人学习的动力，但真不一定是最好的老师。

第三节　人格心理特征

人格心理特征是指个体心理活动中所表现出的比较稳定的心理特点，它集中反映了人的心理活动的独特性。本节将主要介绍能力、气质、性格这三种人格心理特征。

一、能　　力

（一）能力的概念

能力是人们经常挂在嘴边的一个词语。如有人聪慧、有人笨拙；有人显示了音乐才华，有人则具有组织才能；有人学业出众，有人事业成功等。能力作为一个日常生活概念，每个人都知道它的意思，但要真正了解它的科学含义就不容易了。

一般认为，能力是人顺利、有效地完成某种活动所必须具备的心理特征。例如，一位画家所具有的色彩鉴别力、形象记忆力等，都叫能力，这些能力是保证一位画家顺利完成绘画活动的心理条件。在英语中，能力通常用两个意义相近但不完全相同的词来表示：ability 和 capacity。ability 指对某项任务或活动的现有成就水平，因而人们已经学会的知识和技能，就代表了他的能力，如会讲英语、会开车等；capacity 指容纳、接受，或保留事物的可能性。在这个意义上，能力不是指现有的成就，而是指个体具有的潜力和可能性。我们平时所说的能力同时包含了以上两方面的内容。

（二）能力的种类

1. 一般能力和特殊能力

（1）一般能力：指完成各种活动都必须具有的最基本的心理条件，如观察力、记忆力、抽象概括力、想象力、创造力等。我们平时所说的智力，就是针对一般能力而言的。

（2）特殊能力：指在某种专业活动中表现出来的能力。例如，音乐家的区别旋律的能力、音乐表象能力及感受音乐节奏的能力等。

2. 模仿能力和创造能力

（1）模仿能力：指仿效他人的言谈举止而做出与之相似的行为的能力。如儿童模仿动物的叫声、动作，模仿秀节目中模仿某位明星。

（2）创造力：指产生新的思想和新的产品的能力。如电视、电脑、手机等电子产品的发明靠的就是创造力。

3. 流体能力和晶体能力

（1）流体能力（流体智力）：指在信息加工和问题解决过程中所表现的能力。如对关系的认识，类比、演绎推理能力，形成抽象概念的能力等。

（2）晶体能力（晶体智力）：指获得语言、数学知识的能力，它决定于后天的学习，与社会文化有密切的关系，一生都在发展。

4. 认知能力、操作能力和社交能力

（1）认知能力：指人脑加工、储存和提取信息的能力。即我们一般所说的智力，如观察力、记忆力、想象力等。

（2）操作能力：指人们操作自己的肢体以完成各项活动的能力。如劳动能力、艺术表演能力、体育运动能力、实验操作能力等。

（3）社交能力：指在人们的社会交往活动中表现出来的能力。如组织管理能力、言语感染力、调解纠纷等。

（三）能力的个体差异

个体差异是指个体在成长过程中因受遗传与环境的交互影响，使不同个体之间在身心特征上所显示的彼此不同的现象。

1. 发展水平的差异　能力有高低的差异。大致来说，能力在全人口中的表现为正态分布（normal distribution）：两头小，中间大。以智力为例，智力的高度发展为智力超常或天才；智力发展低于一般人的水平为智力低下或智力落后；中间分成不同的层次。智商达到或超过140分的儿童被称为天才儿童。智商在70分以下者为智能不足。智商为50~70分者为轻度智障，生活能自理，能从事简单劳动，但应付新奇复杂的环境有困难，学习有困难，很难领会学习中抽象的科目；智商为25~50分者为中度智障，生活能半自理，行动基本可以或部分有障碍，只能说简单的字或极少的生活用语；智商在25分以下者，为重度智障，生活不能自理，动作、生活都有困难（图3-5）。

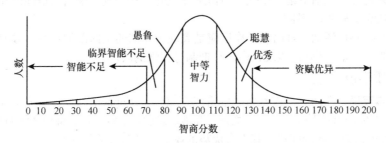

图3-5　人类智商的理论分布

2. 表现早晚的差异　人的能力的充分发挥有早有晚。有些人的能力表现较早，年轻时就显露出卓越的才华，这叫人才早熟，如王勃10岁能赋，李白5岁通六甲、7岁观百家。奥地利作曲家莫扎特5岁开始作曲，8岁试作交响乐，11岁创作歌剧。另一种情况叫作大器晚成，指智力的充分发展在较晚的年龄才表现出来，这些人在年轻时并未显示出众的能力，到中年才崭露头角，表现出惊人的才智。如达尔文年轻时被人认为是智力低下，以后成为进化论的创始人。

3. 结构的差异　能力有各种各样的成分，它们可以按不同的方式结合起来。由于能力的不同结合，构成了结构上的差异。例如，有人长于想象，有人长于记忆，有人长于思维等。

4. 性别差异　心理学家通过研究发现，在平均能力水平方面，男女并无明显差异，但男性和女性的能力结构不同，各有自己的优势。例如，在感知能力上，男性视觉的空间能力优于女性，女性对于声音的辨别和定位能力优于男性；在记忆能力上，男性理解记忆和抽象记忆较强，女性的机械记忆和形象记忆较强；在思维能力上，男性偏向于逻辑思维，女性偏向于形象思维；在言语能力上，女性可能在言语表达的清晰性、流畅性、情感性等方面优于男性，但在言语表达的逻辑性和缜密性上，可能不如男性。

二、气　质

一谈到气质，很多人头脑中可能浮现出一句话："这位明星好有气质哦！"也有人会通过他人的外貌特征来评价这个人如何气质不凡。其实，生活当中我们谈论的气质与心理学谈论的气质大相径庭。

（一）气质的概念

气质（temperament）是表现在心理活动的强度、速度、灵活性与指向性等方面的一种稳定的心理特征，即我们平时所说的脾气、秉性。气质是先天形成，受神经系统活动过程的特性所制约。孩子刚一出生时，最先表现出来的差异就是气质差异，如有的孩子爱哭好动，有的孩子平稳安静。

（二）气质的特性

1. 感受性　指人对内、外界刺激的感觉能力，这是神经过程强度特征的表现。

2. 耐受性　指人在接受刺激作用时表现在时间和强度上的承受能力，也是神经过程强度特征的反映。

3. 反应的敏捷性　指心理反应和心理过程进行的速度（如记忆的快慢、思维的敏捷程度、注意转移的灵活性等），这是神经过程灵活性的表现。

4. 可塑性　指人根据外界环境变化调节自己以适应外界的难易程度，它与神经过程的灵活性关系密切。

5. 情绪的兴奋性　包括情绪兴奋强弱与情绪外观的强烈程度。情绪兴奋性既和神经过程的强度有关，也和神经过程的平衡性有关。

6. 倾向性　指心理活动、言语和动作反应是表现于外部还是内部的特性。倾向性与神经过程强度有关，外向是兴奋过程强的表现，内向是抑制过程强的表现。

（三）气质学说

1. 气质的体液说　在西方，古希腊医生希波克拉底（Hippocrates）提出关于人的四种气质类型说。他认为，人体内有四种基本体液：血液、黏液、黑胆汁、黄胆汁，每种体液对应于一种气质，人体中四种体液可以有不同的配置，其中占优势的体液主导着人的气质类型。

2. 巴普洛夫的高级神经活动类型说　巴普洛夫用高级神经活动类型说解释气质的生理基础。他依据神经过程的基本特性，即兴奋过程和抑制过程的强度、平衡性和灵活性，划分了四种类型。兴奋过程和抑制过程的强度，是大脑皮质神经细胞工作能力或耐力的标志，强的神经系统能够承受强烈而持久的刺激。平衡性是兴奋过程和抑制过程的相对力量，二者力量大体相同是平衡，否则是不平衡。不平衡又可分为两种情况，一种是兴奋过程相对占优势，一种是抑制过程相对占优势。灵活性是兴奋过程和抑制过程相互转换的速度，能迅速转化是灵活的，不能迅速转化则是不灵活的。

（四）气质类型

气质类型是指一类人身上共同具有的气质特性的有机结合，不同的气质有着不同的行为模式，它们的特点各不相同。人的气质类型无好坏之分，任何一种气质类型都具有两重性，有积极的一面，又有消极的一面。

1. 多血质　特点是活泼好动，言语行动敏捷，反应速度、注意力转移的速度快，行为外向；容易适应外界环境的变化，善交际，不怯生，容易接受新事物；注意力容易分散，兴趣多变，情绪不稳定。

2. 黏液质　特点是反应速度慢，情绪兴奋性低但很平稳；举止平和，行为内向；头脑清醒，做事有条不紊，踏踏实实，但容易循规蹈矩；注意力容易集中，稳定性强；不善言谈，交际适度。

3. 胆汁质　特点是能忍受强的刺激，能坚持长时间的工作而不知疲劳，显得精力旺盛，行为外向，直爽热情，情绪兴奋性高，但心境变化剧烈，脾气暴躁，难于自我克制。

4. 抑郁质 特点是多疑多虑，内心体验极为深刻，行为极端内向；敏感机敏，别人没有注意到的事情他能注意到；胆小、孤僻，情绪兴奋性弱，寡欢，爱独处，不爱交往；做事认真仔细，动作迟缓，防御反应明显。

【相关链接】 <u>心理学家达威多娃的实验</u>

苏联心理学家达威多娃做过一项实验，通过改变戏票上的时间，造成具有不同气质的被试迟到15 分钟而不得入场的情境，观察他们挫折下的不同表现。她这样描述：典型的胆汁质者对检票员不让进剧场的做法，十分气愤，并和检票员争执起来，想闯入剧场；典型的多血质者对检票员的做法很理解，但随后又找到一个没有检查的入口进入剧场，安心看戏；典型的黏液质者，碰到检票员不让入场，非常理解，并自我安慰"第一场戏总是不太精彩的，先去小卖部买点吃的休息一下，等幕间休息再进去不迟；典型的抑郁质者早就对自己的行为很后悔，认为这场戏不该看，进而想到"我运气不好，如果这场戏看下去，还不知要出什么麻烦呢！"于是，扭身"打道回府"。

三、性 格

（一）性格的概念

性格（character）是一种与社会相关最密切的人格特征，其中包含有许多社会道德含义。性格表现了人们对现实和周围世界的态度，并表现在他的行为举止中。例如，当国家和集体财产遭受损失时，有人不惜献出自己的生命奋起保卫，有人则退缩自保，有人甚至趁火打劫。这就是人们对同一事物的不同态度。这些不同的态度表现在人们的不同行为方式中，构成了人的不同的性格。

性格是在后天的社会环境中逐渐形成的，是人的最核心的人格差异，有好坏之分，能最直接反映一个人的道德风貌。

【相关链接】 <u>性格和气质是一回事吗?</u>

气质和性格是心理学中两个古老而又基本的课题，也是两个容易混淆的概念。气质与性格是表现个体行为差异的两个不同方面，二者之间既有区别，又有联系。

1. 性格与气质的区别

（1）从起源上看，气质是先天的，一般产生在个体发生的早期阶段，主要体现为神经类型的自然表现。性格是后天的，在个体的生命开始时期并没有性格，它是人在活动中与社会环境相互作用的产物，反映了人的社会性。

（2）从可塑性上看，气质的变化较慢，可塑性较小；即使可能改变，但较不容易。性格的可塑性较大，环境对性格的塑造作用是明显的；即使已经形成的性格是稳定的，但改变要容易些。

（3）气质所指的典型行为是它的动力特征而与行为内容无关，因而气质无好坏善恶之分。性格主要是指行为的内容，它表现为个体与社会环境的关系，因而性格有好坏善恶之分。

2. 性格与气质的联系

（1）气质会影响个人性格的形成。

（2）气质可以按照自己的动力方式渲染性格特征，从而使性格特征具有独特的色彩。

（3）气质还会影响性格特征形成或改造的速度。

（二）性格的结构

性格是由多种心理特性组成的。这些心理特性包括四方面。

1. 性格的态度特征

（1）对社会、集体、他人的态度，如社会责任感、正直、勇敢、富于同情心，或自私自利、狡猾、虚伪、冷酷等。

（2）对劳动和劳动产品的态度，如勤劳、认真、节俭或懒惰、疏忽、浪费等。

（3）对自己的态度，如自信、自尊或自负、自卑等。

2. 性格的意志特征　意志品质是性格的一个重要方面。自觉性、果断性、自制性、坚韧性、勇敢、沉着或盲目性、依赖性、软弱、冲动等都属于这类特征。

3. 性格的情绪特征　性格的情绪特征指影响人的活动的情绪倾向性。主要表现在情绪反应的强弱、快慢、波动性、持续性和主导心境等方面。

4. 性格的认知特征　性格的认知特征指人们在各种认识心理活动中表现出来的个体差异。如感知倾向、思维倾向和想象倾向的不同等。

（三）性格的类型

1. 功能优势学说　由英国心理学家培因（A.Bain）和法国心理学家李波（T.A.Ribot）等提出。他们根据人的心理活动中认识、情感、意志三种机能哪个处于主导地位，而将人们的人格分成三种类型，即理智型、情绪型和意志型。理智型的人依据冷静的思考而行事，以理智来支配自己的行为。情绪型的人不善于思考，凭感情办事。意志型的人目标明确，行为主动，追求未来。有些情况下，人的三种机能的成分可能并不是一个居于主导，故存在混合型，如理智—意志型等。

2. 内外倾向学说　精神分析心理学家荣格（C.Jung）根据人的心理能量的作用方向把人区分为内向和外向两种基本类型。外向的人把心理能量指向外部世界，内向的人把心理能量指向自己的内部世界。

典型内向的人安静、退缩、内省，喜欢读书而不喜欢与人打交道。孤僻，缺乏自信，容易害羞，冷漠，寡言，较难适应环境的变化。做事思前想后，有周密的计划，深思熟虑，极少冒失妄动。不爱激动，以适宜的态度严肃处理日常生活与事物，喜欢整齐有秩序的生活方式。能控制自己的感情，很少以攻击性的方式行事，极少发脾气。

典型外向的人喜欢交际，有许多朋友，喜欢交谈。活跃，开朗，自信，勇于进取，对一切事物都感兴趣，容易适应变化的环境。粗心大意，行动常凭运气，冲动，易招致麻烦。喜欢变化，闲不住，爱活动，常不停地做些事，有攻击性，爱发脾气也容易忘记。

绝对的内向者或绝对的外向者几乎是没有的，有的人可能更外向，有的人可能更内向，而有的人可能不是十分典型。

3. 独立顺从学说　美国心理学家威特金（H.A.Witkin）提出了一种构想即一种连续体，属于连续体一端的人往往倾向于更多地利用内在的参照标志，对外来信息主动加工，这种人叫作独立于场的人，也叫独立型人；而属于另一端的人往往倾向于更多地利用外在参照标志，对外来信息不那么主动地加工，这种人叫作依存于场的人，也叫顺从型人。

第四节　人格的形成与培养

人们常说"性格决定命运"，一个人成功与否与人格的形成有着千丝万缕的关系，人格的成熟是个体心理成熟的重要标志。因此，塑造和培养良好的人格是个体成长与发展的关键。

一、人格形成的标志

儿童降生以后，就表现出行为的个别差异。你只要到产房观察一下，就可以看到：有的孩子生来好动些，有的活泼些，有的安静些，有的则似乎急躁些，这些个别差异就是先天带来的气质差异。儿童最初表现出来的这些气质特点只是人格发展的基础，各种心理成分之间还未能构成一个统一、相互协调的完整的、稳定的系统。儿童的人格伴随其成长在不断完善丰满着，那么，一个人的人格发展到什么程度，才能说其形成了独立的人格呢？

（一）自我意识的确定

自我意识（self-consciousness）是指个体对自己的各种身心状态的认识、体验和愿望，以及对自己与周围环境之间关系的认识、体验和愿望。在青少年时期，我们经常会思考："我是怎样的一个人？""我适合做什么？""我应该做些什么？""我今后的目标是什么？"，等等，这些都属于自我意识的范畴。自我意识在个体心理发展中处于核心地位，自我意识的成熟标志着人格的成熟。

【相关链接】　　　　　　　　　　讨论：生存选择

情境：地球上发生了核战争，人类将要毁灭。但是，一位科学家发明了一个特别的核保护装置。如果谁能进入其中，谁就能生存下去。现在有10个人，但是核保护装置里的水、食品、空间有限，只能容纳7个人。也就是说，人类只有7个人生存下去。请你决定谁应该活下去，谁只能面对死亡，为什么？并排出先后次序。

这10个人分别为：

A. 小学老师　　　　　　　　　　B. 小学老师怀孕着的妻子
C. 足球运动员　　　　　　　　　D. 12岁少女
E. 年长的和尚　　　　　　　　　F. 优秀的警察
G. 外科医生　　　　　　　　　　H. 知名演员
I. 著名作家　　　　　　　　　　J. 生病的老人

这个活动包括丰富的寓意，充分体现了每个人的价值观及对未来社会的憧憬或理想。讨论并不求得一致的结论，真正的目的在于讨论过程中了解自己的价值观及他人的价值观，并通过他人的启发，调整自己的认识，认清生活中最重要、最有意义的是什么。

现在，我们揭开每个生存选择人物的象征意义：

A. 小学老师——代表知识　　　　　B. 小学老师怀孕着的妻子——代表生命
C. 足球运动员——代表运动　　　　D. 12岁少女——代表未来
E. 年长的和尚——代表宗教　　　　F. 优秀的警察——代表秩序
G. 外科医生——代表健康　　　　　H. 知名演员——代表娱乐
I. 著名作家——代表文化　　　　　J. 生病的老人——代表道德

（二）社会化

社会化（socialization）是个体掌握和积极再现社会经验、社会联系和社会关系的过程。也就是说，社会化是使生物的人变成社会的人的过程。通过社会化，个体获得在社会中进行正常活动所必需的品质、价值、信念，以及社会所赞许的行为方式。社会化的过程，正是在一定社会环境中，个体在生理和心理两方面发展而形成适应社会的人格，并掌握社会认可的行为方式的过程。没有社会化这个阶段，就不可能形成真正的人格。

二、健全人格的培养和影响因素

人的人格从何而来？在其形成过程中，会受哪些因素影响？俗话说"龙生九子，各有不同"，这表明人的人格特点一方面有遗传的因素，另一方面也有环境的影响。人的人格就是通过其在社会实践活动的过程中与环境发生相互作用而逐渐形成、发展起来的。

（一）生物遗传因素

你或许听到过人们这样评价一个人："小明和他父亲一样固执。"或者"小红像她妈妈一样具有艺术才能。"可见，遗传是人格不可缺少的影响因素，是人格形成和发展的先天基础。遗传学的研究表明，几乎所有的人格特质都受遗传因素的影响。对近13 000对瑞典双生子、7000对芬兰双生子及3810对澳大利亚双生子所进行的研究都表明：在外向性（性格开朗）和神经质（情绪稳定性）两项指标中，与异卵双生子相比，同卵双生子之间更相似。在解释个体差异时，基因是非常重要的。遗传在性格形成中有多大作用，目前很难做出明确的定论，但可以肯定的是，遗传是性格形成中不可缺少的影响因素。

【相关链接】 **美国明尼苏达大学关于分开抚养双生子的研究**

在美国明尼苏达大学关于分开抚养双生子的研究中，研究者对参与研究的双生子进行了能力测验和人格测验。此外，还向这些双生子做了长期的访谈，并得到他们对有关童年的经验、恐惧、嗜好、音乐兴趣、社会态度和性兴趣等问题的回答。结果发现了一些惊人的相似性。

成长背景最不同的双生子要属奥斯卡·斯托卡和杰克·伊弗。他们是一对同卵双生子，出生在乌拉圭西南部的特里尼达，父亲是犹太人，母亲是德国人。刚出生时他们就被分开。母亲把奥斯卡带到德国，由信奉天主教和纳粹主义的外婆抚养；杰克由犹太人父亲抚养，他在青年时期大部分时光是在以色列的一个集体农场度过的。居住在两地的兄弟从未联系，兄弟俩过着截然不同的生活。这对自出生起就未曾见过面的兄弟俩竟表现出显著的相似性：都穿着蓝色、双排扣、带肩章的衬衫，都留有短髭戴金丝边的眼镜；都喜欢吃辣的食物，喝甜酒，喜欢把涂了黄油的土司放在咖啡里，甚至乘电梯时都会打喷嚏，如此等等，令人难以置信。

（二）家庭环境因素

家庭是人出生后最早的教育场所，人一出生就体验着家庭环境带给他们的一切影响，儿童人格形成最关键的几年是在家中度过的。家庭所处的经济地位、政治地位、家庭结构、父母亲的教育观点和教育水平、教育态度和方法、家庭成员之间的关系等，对人格的形成都有非常大的影响。

家庭是塑造人格的工厂，孩子的人格就是在父母与他们的相互磨合中形成的。心理学研究者曾对经常被父母打骂的2~5岁小孩进行观察，发现从小在家遭受打骂的孩子都表现得缺乏同情心，他们经常对同伴吼叫、攻击和辱骂。当看到同伴受伤时，那些经常遭受父母打骂的孩子与没有遭受父母打骂的另一组孩子相比，行为方式有着显著的不同。后一组孩子大多表示出关心、难过或同情。而经常遭受父母打骂的孩子却没有一个人哪怕一次表示出对受伤同伴的丝毫关心。相反，他们还对哭泣的同伴表现出恐吓、愤怒或不耐烦，乃至对其进行攻击。这类孩子长大后易成为极度缺乏同情心、性格偏激、叛逆、仇视社会的人。

【相关链接】 **家庭教养方式与人格**

家庭对子女人格的影响主要表现在父母对子女的教育上。家庭教养方式一般可以分三类：第一类是权威型，这类父母对子女过于支配，孩子的一切由父母控制。在这种环境下长大的孩子容易形成消极、被动、依赖、服从、懦弱、做事缺乏自主性等特点。第二类是放纵型，这类父母对子女过于溺爱，甚至达到失控状态。在这种环境下长大的孩子多表现为任性、自私、野蛮、无礼、幼稚、独立性差等。第三类是民主型，这类父母能够尊重孩子，给孩子一定的自主权和正确指导。父母的这种教养方式能使孩子形成活泼、快乐、自立、合作、思想活跃、直爽、善于交往、富于合作等特征。

（三）学校教育因素

学校是再造人格的大师。学校是通过各种活动有目的、有计划地向学生施加影响的场所，学生在学校中不仅掌握一定的科学文化知识，也接受一定的意识形态和掌握一定的社会标准，学会为人处世的方式，形成自己的人格特质。

在课堂教学传授系统科学知识的过程中，训练学生习惯于有目的的、连续的、有条理的工作作风，使学生在克服困难中培养坚毅、顽强的品质，在集体活动中锻炼组织性和纪律性。

教师和学生的关系是以教师为主轴，学生常以教师的行为、品德作为衡量自己的标准。尤其是低年级的学生，他们倾向于把教师的行为、思想方式和待人接物作为自己的典范，教师的形象和言行无形中影响他们的生活，也影响他们人格的形成。每个教师都有自己的风格，这种风格为学生创造了一种氛围。在教师的不同工作氛围之下，学生会表现出不同的行为表现。校园文化构成了高效的育人环境，具有导向、调适、辐射和凝聚的作用，对学生的人格发展有着潜移默化的影响。

【相关链接】 **罗森塔尔效应**

罗森塔尔效应（rosenthal effect）产生于美国著名心理学家罗森塔尔的一次有名的实验中：他和助手来到一所小学，声称要进行一个"未来发展趋势测验"，并煞有介事地以赞赏的口吻，将一份"最有发展前途者"的名单交给了校长和相关教师，叮嘱他们务必要保密，以免影响实验的正确性。其实他撒了一个"权威性谎言"，因为名单上的学生根本就是随机挑选出来的。8个月后，奇迹出现了，凡是上了名单的学生，个个成绩都有了较大的进步，且各方面都很优秀。

显然，罗森塔尔的"权威性谎言"发生了作用，因为这个谎言对教师产生了暗示，左右了教师对名单上学生的能力的评价；而教师又将自己的这一心理活动通过情绪、语言和行为传染给了学生，使他们强烈地感受到来自教师的热爱和期望，变得更加自尊、自信和自强，从而使各方面得到了异乎寻常的进步。

在这里，教师对这部分学生的期待是真诚的、发自内心的，因为他们受到了权威者的影响，坚信这部分学生就是最有发展潜力的。也正因如此，教师的一言一行都难以隐藏对这些学生的信任与期待，而这种"真诚的期待"是学生能够感受到的。

可见，激励对成长中的孩子是非常重要的，我们经常说："优秀的学生是夸出来的"。没有教不好的学生，只有不会教的老师。当否定性评价过多时，学生会产生"习得性无助"。

（四）社会文化因素

社会文化是影响人格的环境。社会文化包括政治、经济、国家的宣传体系、宗教、风俗习惯、传统及生产力水平等。每个人出生后都生活在一定的文化模式下，而这种文化模式是上几代人在历史发展中形成的。中国人的含蓄、勤俭、关注群体，美国人的开放、进取、关注自我，都与社会文化有关。社会文化对人格影响的程度受两方面因素的影响：一是社会对成员顺应的要求，要求越严格，影响力越大；二是行为的社会意义，行为的社会意义越大，行为受到社会文化的影响越大。

（五）早期童年经验

中国有句俗话："三岁看大，七岁看老"，这句话简单明了地阐明了早期童年经验对人的影响。研究发现，人格发展的确受到童年经验的影响，幸福的童年有利于儿童发展健康的人格，不幸的童年会使儿童形成不良的人格，但二者不存在一一对应的关系，溺爱也可使孩子形成不良人格特点，逆境也可磨炼出孩子坚强的性格。早期经验不能单独对人格起决定作用，它与其他因素共同来决定人格，早期童年经验是否对人格造成永久性影响因人而异。对于正常人来说，随年龄的增长、心理的成熟，童年的影响会逐渐缩小、减弱，其效果不会永久不衰。

【相关链接】 **失怙性忧郁症**

斯毕兹（Spitz）在1945年曾对孤儿院里的儿童进行了研究。那里的许多孩子是在出生后的3～12个月被母亲所抛弃的，尽管孤儿院的营养及卫生保健条件都很好，但由于早期母爱被剥夺，长大以后，许多孩子患了"失怙性忧郁症"，其症状表现为哭泣、僵直、退缩、表情木然、孤僻，智力水平也很低，而且死亡率较高。斯毕兹认为，这是由于儿童们缺乏与母亲进行交往的机会而造成的，也就是所谓早期母爱被剥夺的结果。

思 考 题

一、选择题

1. 激发个体朝着一定的目标活动，并维持这种活动的内部动力是（ ）。
   A. 需要　　　　B. 动机　　　　C. 意志　　　　D. 情绪
2. "衣食足而知荣辱"符合马斯洛需要层次理论，即人的需要具有（ ）。
   A. 整体性　　　B. 选择性　　　C. 层次性　　　D. 动力性

3. "前怕狼，后怕虎"指的是哪种心理冲突（ ）
A. 双趋冲突　　　B. 双避冲突　　　C. 趋避冲突　　　D. 多重趋避冲突
4. 能力发展的个体差异主要表现在（ ）上
A. 素质的高低和智力发展水平　　　　　B. 遗传、后天教育的影响程度
C. 发展水平、表现早晚、结构和性别　　D. 认知、操作、人际交往
5. 林黛玉的行为特征，说明其气质类型属于（ ）。
A. 黏液质　　　B. 胆汁质　　　C. 多血质　　　D. 抑郁质

二、名词解释
1. 人格
2. 能力

三、简答题
1. 气质与性格有何区别？
2. 影响人格形成与发展的因素有哪些？

思考题答案

一、选择题
1. B　2. C　3. B　4. C　5. D

二、名词解释
1. 人格：是构成一个人的思想、情感及行为的特有统合模式，这个独特模式包含了一个人区别于他人的稳定而统一的心理品质。
2. 能力：是人顺利、有效地完成某种活动所必须具备的心理特征。

三、简答题
1. 气质与性格的区别
（1）从起源上看，气质是先天的，性格是后天的。
（2）从可塑性上看，气质可塑性较小，性格的可塑性较大。
（3）气质无好坏善恶之分，性格有好坏善恶之分。
2. 影响人格形成与发展的因素
（1）生物遗传因素。
（2）家庭环境因素。
（3）学校教育因素。
（4）社会文化因素。
（5）早期童年经验。

（崔乐悠）

第四章 心理健康

【学习目标】

掌握 心理健康的概念和标准、心理健康教育的概念和方法。

熟悉 儿童、青少年及成人的心理特点和提升心理健康水平的方法。

了解 心理社会因素与健康。

第一节 心 理 健 康

健康是每个人都渴求的,但并非人人对健康都有一个正确的认识。长期以来,人们对健康的认识一直局限于没有疾病就是健康。随着社会的发展和人类对自身认识的深化,人们对健康概念的认识不断丰富和完善。在现代社会中,健康不仅指生理健康,还包括心理健康、社会适应,三者的和谐统一构成了健康的基础。心理健康是个体健康的重要组成部分,其水平高低直接关系着学习、工作和生活适应的绩效,以及个体的健康水平。

一、心理健康的概念和标准

按照国家卫生和计划生育委员会统计,目前我国心理与精神疾病总患病率已超过 15%,心理与精神疾病在我国疾病总负担中排在首位,约占 20%。有学者推算我国心理疾病负担到 2020 年将上升至疾病总负担的 1/4,而且 2020 年精神障碍可能会占伤残调整寿命年损失的 15%,抑郁可能会成为世界上第二严重的引起残疾的疾病。在我国,每年约有 25 万人死于自杀,而自杀原因与心理问题密切相关。今后我国的心理健康问题将会更加突出。心理健康的标准是动态的,不同年龄、不同社会文化、不同时代具有不同的标准。了解与掌握心理健康的概念和标准以及相关的问题,对于增强与维护人们的健康有很大的意义。

(一)心理健康的概念

1946 年第三届国际心理卫生大会指出,心理健康是指:身体、智力、情绪十分协调;适应环境,在人际交往中能彼此谦让;有幸福感;在工作和职业中能充分发挥自己的能力,过有效率的生活。国内外许多学者从各自关注的不同角度对心理健康进行论述,迄今为止,对于什么是心理健康还没有一个统一的、公认的定义。有人从心理潜能的角度来理解心理健康,认为心理健康的人是能够充分发挥自己的潜能,并能妥善处理和适应人与人、人与环境之间相互关系的个体。有人认为心理健康是一种持续、积极乐观、富有创造性的心理状态,在这种状态下个体适应良好,具有旺盛的生命活力,在情绪与动机的自我控制等方面达到正常或良好水平。有学者将心理健康分为广义与狭义来解释,从广义上讲,心理健康是指一种高效而满意的、持续的心理状态;从狭义上讲,心理健康是指人的基本心理活动的过程内容完整、协调一致,即认知、情感、意志、行为、人格完整和协调,能适应社会,与社会保持同步。《简明不列颠百科全书》将心理健康解释为:个体心理在本身及环境条件许可范围内所能达到的最佳状态,但不是十全十美的绝对状态。王书荃认为,心理健康指人的一种较稳定持久的心理机能状态。它是个体在与社会环境相互作用时,主要表现为在人际交往中能否使自己的心态保持平衡,使情绪、需要、认知保持一种稳定状态,并表现出一个真实自我的相对稳定的人格特征。她认为如果用简单的一个词来定义心理健康,就是"和谐"。个体不仅自我感觉良好,与社会发展和谐,发挥最佳的心理效能,而且能进行自我保健,自觉减少行为问题和精神疾病。刘华山认为，心理健康指的是一种持续的心理状态。在这种状态下，个体具有生命的活力、积极的内心体验、良好的社会适应，能有效地发挥个人的身心潜力与积极的社会功能。《心理咨询师》认为心理健康是指心理形式协调、内容与现实一致和人格相对稳定的状态。综上所述，心理健康（mental health）是指心理功能和生活适应处于良好的状态。心理健康包括两层含义：一是无心理疾病，这是心理健康的最基本条件，心理疾病包括各种心理与行为异常；二是具有一种积极发展的心理状态，即能够维持自己的心理健康，主动减少问题行为和解决心理困扰。

（二）心理健康的标准

关于心理健康的标准，不同学者的观点不同，并且随着社会文化和时代的不同，心理健康标准也在不断地发展和变化。例如，在封建社会，安贫乐道可能是一种理想的保持心理平衡的观念，但是在现代社会，如果安于现状而不思进取，就可能在激烈的社会竞争中被淘汰。从心理现象出发，人的心理是认知、情绪、意志、人格和行为的统一体，故心理健康标准应该涵盖以下八个方面的内容。

1. 智力正常 智力正常是人正常生活最基本的心理条件，是心理健康的主要标准。智力是人的观察力、记忆力、想象力、思考力和操作能力的综合。一般常用智力测验来诊断智力发展水平。一般认为智商低于70分者为智力落后，智商在80分以上为心理健康的标准。

2. 了解与悦纳自我 一个心理健康的人能体验到自己存在的价值，既能了解自己，又能接受自己，具有自知之明，即对自己的能力、性格、情绪都能做到恰当、客观的评价，对自己不会提出苛刻的期望与要求，对自己的生活目标和理想也能定得切合实际，因而对自己总是满意的；同时，努力发展自身潜能，即使对自己无法补救的缺陷，也能安然处之。一个心理不健康的人则缺乏自知之明，由于所定的目标和理想不切实际，因而总是自责、自怨、自卑，心理状态无法平衡。

3. 协调与控制情绪，心境良好 心理健康的人的愉快、乐观、开朗、满意等积极情绪占据优势，虽然也会有悲、忧、愁、怒等消极的情绪体验，但一般不会长久。心理健康的人能适当地表达、控制自己的情绪，喜不狂，忧不绝，胜不骄，败不馁；在社会交往中既不妄自尊大，也不畏缩恐惧；对于无法得到的东西不过于贪求，争取在社会规范允许范围内满足自己的各种要求，对于自己能得到的一切感到满意。

4. 心理与行为符合年龄特征 在生命发展的不同年龄阶段，人们都有相对应的不同的心理与行为表现，从而形成不同年龄阶段独特的心理与行为模式。心理健康的人应具有与同年龄段大多数人一样的心理与行为特征。如果一个人的心理与行为表现与同年龄阶段的其他人相比，存在明显的差异，一般就是心理不健康的表现。

5. 人格完整独立 心理健康者的人格是人整体的精神面貌能够完整、协调、和谐地表现出来。思考问题的方式是适中和合理的，待人接物能采取恰当灵活的态度，对外界刺激不会有偏颇的情绪和行为反应。

6. 面对和接受现实 心理健康的人能够做到：面对现实，接受现实，并能够主动地去适应现实，进一步地改造现实，而不是逃避现实；对周围事物和环境能做出客观认识和评价，并能与现实环境保持良好的接触；既有高于现实的理想，又不会沉湎于不切实际的幻想与奢望；对自己的能力有充分的信心，对生活、学习、工作中的各种困难和挑战都能妥善处理。心理不健康的人往往以幻想代替现实，不敢面对现实，没有足够的勇气去接受现实的挑战，总是抱怨自己生不逢时或责备社会环境对自己不公，因而无法适应现实环境。

7. 人际关系和谐 人际关系的协调与否，对人的心理健康有很大的影响。人际关系包括正向积极的关系和负向消极的关系。心理健康的人乐于与人交往，不仅能接受自我，也能接受他人，悦纳他人，能认可别人存在的重要性和作用。心理健康的人能为他人所理解，为他人和集体所接受，能与他人相互沟通和交往，人际关系协调和谐。心理健康的人乐群性强，既能在与挚友团聚之时共享欢乐，也能在独处沉思之时而无孤独之感。在与人相处时，积极的态度（如同情、友善、信任、尊敬等）总是多于消极的态度（如猜疑、嫉妒、畏惧、敌视等），因而在社会生活中具有较强的适应能力和较充足的安全感。一个心理不健康的人总是独立于集体之外，与周围的环境和人格格不入。

8. 热爱生活，乐于工作 心理健康的人珍惜和热爱生活，积极投身于生活，在生活中尽情享受人生的乐趣。他们在工作中尽可能地发挥自己的个性和聪明才智，并从工作的成果中获得满足和激励，把工作看作是乐趣而不是负担。他们能把工作过程中积累的各种有用的信息、知识和技能存储起来，便于随时提取使用，以解决可能遇到的新问题，使自己的行为更有效率，工作更有成效。

心理健康的标准是多层次、多方面的，要科学、正确判断一个人的心理是否健康，必须从多个角度进行考察，还要结合不同地区、不同民族、不同文化、不同时代的具体情况。

二、心理健康教育

当今的社会是一个复杂多变的社会，时代的变迁给人们带来不同的压力，各种压力会引起人们的社会心理变化，当个体心理不够成熟或缺乏应对的方法与能力时，就不可避免地容易产生心理矛盾和行为的不适应。一方面社会对其成员的心理素质要求越来越高，另一方面人们的心理问题又比较突出，所以，加强心理健康教育也显得越来越重要。

心理健康早期模型认为个体心理健康与否是先天的，教育不起作用；后期模型认为心理健康与否是后天的，可以通过文化渗透、教育提升其水平；现代模型认为心理健康与否既有先天因素，也有后天因素，这为心理健康教育提供了可能。

（一）心理健康教育的含义

心理健康教育是提高个体的心理素质的教育，良好的心理素质是人的全面素质中的重要组成部分，因此，开展心理健康教育是实施素质教育的重要内容之一。有学者认为，心理健康教育是教育者运用心理学、教育学、社会学、精神医学等多种学科的理论和技术，通过多种途径和方法，培养学生良好的心理素质，提高个体的心理机能，发掘心理潜能，进而促进个性发展和整体素质提高的教育。也有学者认为心理健康教育是促进人们形成良好的环境适应能力，提高积极的心理体验和行为模式水平的人际影响活动。可见，心理健康教育（mental health education）是应用心理科学的方法，对个体心理的各层面施加积极影响，以促进其心理发展与适应，提升其心理健康水平的教育实践活动。其目的是培育良好的心理品质、开发潜能、增强心理适应能力、激发内在动力和养成良好的行为习惯。

（二）心理健康教育与相邻概念的关系

1. 心理健康与心理卫生 心理卫生也称精神卫生，它是关于保护与增强人的心理健康的心理学原则、方法和手段。心理卫生不仅能预防心理疾病的发生，而且可以培养人的性格，陶冶人的情操，促进人的心理健康。心理卫生的内容是十分广泛的。心理卫生与心理健康可以说是一体两面，若严格区分，心理健康是心理卫生的目的，而心理卫生是要达成此目的的手段和方法。心理健康教育与心理卫生密切相关，是心理卫生的主要方式之一。

2. 心理健康教育与心理辅导、心理咨询和心理治疗的关系 心理健康教育以改善精神状态、发展健全人格、提高社会适应能力为出发点。心理辅导以心理学理论为基础，主要考察学生的心理状态，包括专业与职业选择、人际关系的调整、青春期心理卫生、认知障碍和心理危机的干预和调治等。心理咨询是心理咨询师帮助来访者解决心理问题的过程，强调个性和谐，使对象摆脱消极情绪，确认内在价值，了解自身需求，洞悉自身心理特点，提高自我适应能力。心理治疗是治疗师对求助者各类心理与行为问题进行矫治的过程。心理健康教育、心理辅导、心理咨询和心理治疗这四者之间，既有相互联系，又各有侧重。

（三）心理健康教育的方法

心理健康教育应贯穿在一切教育活动之中。开展心理健康教育的方法可以多种多样，不同地区、单位应根据自身的实际情况选择使用最佳的方法。

1. 完善心理健康教育的内容　心理健康教育的内容应该从心理现象切入，立足教育，重在指导，对个体成长中普遍遇到的问题予以解决。心理健康教育内容要涉及生活问题、学习问题、生涯规划问题等诸方面；同时还要兼顾有心理障碍个体的心理诊断与干预矫正，从而使个体能不断正确认识自我，增强调控自我、承受挫折、适应环境的能力，培养个体健全的人格和良好的个性心理品质。

2. 整合心理健康教育的模式　心理健康教育的模式也要多样，多种形式并举，且要根据个体的年龄阶段特征，结合各单位的实际情况，注意发挥各种形式和途径的综合作用。小学要以游戏和活动为主，营造乐学、合群的良好氛围；初中要以活动和体验为主，在做好心理品质教育的同时，突出品格修养；高中生要以体验和调适为主，并提倡课内与课外、教育与指导、咨询与服务的紧密配合。在心理健康教育的过程中应实施全员、全科、全过程参与的整合模式，并以此为基础建立一个多层次的教育体系。

3. 加速心理健康教育途径的现代化　21世纪是信息化的社会，信息技术的高速发展，为当前我国的心理健康教育带来新机遇，也带来新的挑战。因此，加速心理健康教育途径的现代化，充分利用现代高新技术，特别是计算机和互联网，利用计算机网络来存储、管理个体的心理档案，给个体提供更多的健康信息；通过计算机对心理健康教育的队伍进行大规模专业训练，建立全国甚至国际性的心理健康教育网络系统，各成员间可在互通信息、相互合作中实现资源共享。

4. 加强心理健康教育的队伍建设　目前，我国心理健康教育的队伍存在突出的问题：一是数量不够，二是质量不高，专职人员少，兼职人员多，且大多来源于德育工作者、行政管理人员、班主任和医务人员等，他们对心理学知识尤其是心理健康教育的基本知识缺乏必要的理解，难以保证学校心理健康教育工作的有效开展。因此，建立专职的心理健康教育队伍势在必行。但考虑到目前我国心理健康教育的实际情况，应提倡将当前的以兼职人员为主转变为以专职人员为主，专兼职结合的模式，这样既可以扩充心理健康教育的队伍，也可以逐步提高队伍人员的质量。规范并加强心理健康教育人员的专业培训。专业性和操作能力强是培养心理健康工作者的一种发展趋势。逐步确立资格审查制度，加强专业心理学会、教育学会等专业学术组织的干预与审查。

三、心理社会因素与健康

依据应激理论，心理社会因素作为应激源作用于个体时，个体会调动机体的潜能应对应激源，出现全身性非特异性适应反应，这是一个动态过程，经历警觉期、抵抗期和衰竭期。当应激刺激超过了个体的承受能力，就会进入衰竭期，引起健康问题。

（一）社会因素与健康

社会是人们交互作用的产物，是各种社会关系的总和。社会因素是指社会的各项构成要素，包括一系列与社会生产力和生产关系有密切联系的因素，一般可分为自然环境和社会环境。社会环境包括政治、经济、文化、家庭、社区和卫生服务等。

1. 社会经济与健康　在社会因素中，社会经济对健康的影响往往起着主导作用。健康与经济发展存在着相互依存、互相促进的关系。社会经济将通过其他社会因素，如工作、生活条件、营养状况、文化教育、卫生服务等影响人群的健康水平。人群健康水平提高了，意味着劳动力质量提高，又能促进社会经济发展，而社会经济发展又是人类健康水平的根本保证。

（1）经济发展对健康的影响：随着社会经济迅速增长，人们的工作、生活条件得到改善，营养水平提高，用于教育和医疗保健的投资增加，人类健康状况有很大提高，平均期望寿命显著增长。

发展中国家与发达国家的疾病类型和死因谱有明显的差异，主要原因是经济发展水平不同。发展中国家健康问题主要表现为"贫困型"，即生活贫困、营养不良、卫生设施不足、缺乏教育，主要死亡原因是传染病和呼吸系统疾病。经济落后国家5岁以下儿童死亡原因中70%~90%为传染病和营养不良;发达国家的主要死亡原因则是癌症和心血管疾病。

现代工业促进社会经济迅速发展,同时也给人类健康带来不利的影响,包括环境污染对人类的健康影响,职业性有害因素对劳动者的健康损害及不合理的膳食结构是慢性病的重要危险因素等。从社会关系看,高科技的广泛应用,现代工业由劳动密集型向技术密集型转化,劳动力相对剩余,产生激烈竞争的社会意识、紧张单调的工作、快节奏的生活方式及复杂的人际关系等,引起人们的情绪紧张和精神负担。

(2)人类健康对经济发展的影响:健康是劳动生产力的基础,是在校学习能力的基础,也是智力、体力和情感发育能力的基础。人群健康水平提高可减少劳动者因病缺勤的情况,增加国民收入。

良好的人群健康是对整个社会扶贫、经济增长和长远经济发展的关键投入。保障人群健康要有一定的经济投入,通过对卫生事业的投资,提高医疗预防保健水平,促进体力、智力的发展,这种健康投资,是经济发展过程中不可忽视的一种投资。

2. 社会文化与健康 社会文化包括思想意识、文学艺术、科学发展、宗教信仰、风俗习惯、教育、法律、道德规范等。社会文化对健康也有着重要的作用。

(1)思想意识对健康的影响:思想意识的核心是世界观,它决定着人们的其他观念,如人生观、道德观、价值观等。观念决定了个体的自我健康意识,不仅是影响心理健康的重要因素,也是认识自己躯体状况的重要因素。思想意识是人的精神的重要组成部分,它支配着个人的行为。当今西方社会出现的各种思潮,其所倡导的是利己主义、享乐主义和虚无主义,由此产生了诸如性紊乱、吸毒、自杀等典型的"社会病"。病态的观念引起病态的行为,而病态的行为将导致个体乃至人群的健康损害。

(2)科技发展对健康的影响:科技是推动人类社会进步的武器,科技改变和影响着人类的生活,科技也在不停地促进改变和影响着人类的健康。科学技术的发展促使医学诊疗水平提高,许多疾病因为能够早诊早治而使缓解率、治愈率大大提高。在青霉素没有被发现以前,一个小小的伤风感冒就可以夺走人的生命,而今天各类抗生素的发明和更新换代已经使人们的生活质量和健康指数不断被提高。但抗生素的滥用则会使细菌产生耐药性,导致超级细菌的产生,这可能会让人类面临无药可用的威胁,另外滥用抗生素引发的过敏反应和不良反应也给健康带来巨大危害。随着科技发展,人们发明创造出了使食物变得鲜美的名目繁多的食品添加剂,过度使用和滥用食品添加剂将危及人类的健康。而当科学技术发展尚不完善时,人类对自然的片面干预可能造成的生活环境破坏、环境污染也是人为造成危害健康的因素。

(3)教育对健康的影响:受教育程度的提高,改善了家庭收入和人们的物质生活水平,有助于提升人们的健康状况;另外,教育通过培养人的文化素质来指导人的生活方式。受过良好教育的人,能较深刻地认识卫生保健的意义,提高自我保健意识,养成良好的卫生习惯,增强与不卫生习惯和疾病斗争的能力。健康教育服务也有助于促进人们的健康,如近年来,老年人因保健知识欠缺,造成上当受骗的事件时有发生,因此要针对老年人进行健康宣讲,帮助他们获得真实可靠的健康信息,减少不良、错误健康相关信息对他们的影响。

(4)风俗习惯对健康的影响:风俗习惯是人们在长期共同生活中约定俗成的,为某一地区或民族人群遵循的行为规范。风俗习惯有"地方风俗""民族风俗";有优良的风俗,也有消极的风俗。如我国有春节前大扫除、端午节采集艾叶和菖蒲驱蚊虫等习俗,这对防病治病有积极意义;如缅甸巴洞族以长颈为美,在颈上戴上过长过重的铜环,结果造成颈部肌肉萎缩、声带变形、锁骨和胸骨下压,影响呼吸,即消极的风俗。

风俗习惯是一种复杂的社会现象,精华与糟粕交互存在,对身心健康有利的应该发扬,对身心健康不利的应改变或摒弃。

3. 家庭、社区与健康 家庭是以婚姻和血缘关系为基础的一种社会群体的生活方式,是构成社会的基本单位。社区是以家庭为基础的历史共同体,是血缘群体和地缘群体的历史统一,同一个社区中的人具有共同的文化习俗和生活方式,人们通过一系列的相互作用而使自己的许多需要得到满足,由此获得一种归属感和认同意识。

(1)家庭与健康:常见的家庭有三种,①核心家庭,即由一对夫妇及其未婚子女组成的家庭;②扩大家庭,即由两个或更多的住在一起的核心家庭组成;③异常家庭,指鳏、寡、独居家庭、未婚同居家庭、群居家庭或同性恋家庭。家庭的功能主要有:①抚养和教育子女;②生产和消费;③赡养老人;④提供休息、娱乐的特殊环境。美好、健康的家庭是社会安定的必要条件,也是家庭成员身心健康的重要因素。家庭可以通过遗传、社会化、环境和情感反应等途径影响个人的健康或疾病的发生、发展和转归;个人的健康问题也可影响整个家庭的内在结构和功能。

家庭是一个完整的系统,当它有严重的功能障碍或处于一种危机状态时,就像一个病人一样。家庭问题往往不是个别成员的问题,而是所有成员的共同问题,每一个成员对家庭问题都负有一定的责任,家庭问题也将对所有的成员产生不良的影响。

家庭是解决个人健康问题的重要场所和有效资源。患病的成员往往要求家庭做出一定的反应,如适当改变家庭角色、生活习惯、空间分配、感情交流方式等。家庭的支持可以增加病人对医嘱的顺从性,家庭还可以提供有关疾患的重要线索,特别是婴幼儿患病时主要由家人提供线索。

(2)社区与健康:构成社区的基本要素有,①一定素质、数量和密度的人口,这是社区的主体;②适宜的生态体系,包括地势、资源、气候、动植物等;③满足社区生活需要的社区设施,如学校、政府、道路、医疗机构、商业机构等。通常把社区分为城市社区和农村社区两大类。社区对于人的社会化及身心健康有着明显的作用和影响。人们在生活的社区中成长、学习知识、了解彼此、互相帮助和满足各种需要。

社区中的健康问题也常常涉及社区人群的方方面面。社区常见的疾患、心理与行为、生活与工作、家庭健康、社区卫生等问题不时地困扰着社区人群,影响着社区人群的健康、生活与工作。在不同的社区,由于不同的经济发展水平和生活条件,以及社区人群的不同健康观念和对医疗服务条件利用的差异,社区常见健康问题的范围和内容不尽相同。

社区中常见的健康问题的特点:大部分健康问题都处于早期未分化阶段和未经组织的原始阶段,伴随大量的心理和社会问题,疾患的分科不明确,急性、一过性或自限性疾患出现的比例较高,慢性疾患出现的频率较高,问题具有很大的变异性,问题具有明显的隐蔽性,问题的原因和影响因素通常都是多维的和错综复杂的。

4. 卫生服务与健康 卫生服务是社会因素中直接与健康有关的一个重要方面,包括预防、医疗、护理和康复等服务,以满足人民的保健需求。但医疗技术水平低、医疗机构管理不善、过多地误诊漏诊、卫生技术人员不足、初级保健不健全、卫生经费过少、卫生资源分配不合理、重治轻防的错误观点等因素都不利于健康,甚至有损健康,如造成医源性疾病。

医源性疾病是由于医疗卫生工作者的诊断、治疗或预防措施不当而引起的影响身心健康的一类特殊疾病。这类疾病既影响到接受卫生服务的人(病人或健康人),也影响到医疗卫生工作者本身。如医院获得性感染、药源性疾病、医疗因素所致营养不良、医务人员中与职业有关的疾患等。

造成医源性疾病的因素:诊断因素,如医生的误诊漏诊;药物因素,如不合理用药;治疗因素,如手术方式或术后处理不当;器械因素,如使用内镜引起损伤;预防因素,如免疫制剂使用或接种方法不当;防护因素,如对医用核素或射线防护不周、对突发性传染病(如SARS)接诊处理中的防控措施不力;服务行为因素,如医护人员用语不当引起病人心理损伤等。

医源性疾病的发生取决于以下三方面因素:医护人员的技术水平和医德修养;诊疗防保的技术安全性和使用的合理性;接受卫生服务者(病人或健康人)的身心健康状态及既往病史。

在实际工作中,只要严格遵守卫生法规,执行卫生标准,遵循技术操作规程,建立健全规章制度,加强监测监控,注重健康教育,不断提高卫生技术人员的业务素质,绝大多数医源性疾病是可以预防和控制的。

（二）心理因素与健康

人不但是一个生物的有机体，而且是一个有思想、有感情、参与社会生活的社会成员。随着社会生产力的发展，人类在控制和利用自然方面已经取得了巨大的成就。结核、伤寒、痢疾等传染病、营养缺乏症等已经大大减少，人类的寿命明显延长，但是现代社会的发展所造成的紧张的社会生活环境却给人类带来了前所未有的心理压力，与这种心理压力密切相关的病患的发生率迅速升高，如头痛、神经衰弱、高血压、消化性溃疡、癌症等。

1. 心理因素影响健康的基本机制 任何心理刺激都可作为一种信息传到大脑，如果这种信息被人感知，就会产生一定的情绪和生理变化。调节情绪的中枢在边缘系统和下丘脑，大脑皮质控制着自主神经系统对内脏功能的调节，维持交感和副交感两个系统的平衡，以适应一定量的心理压力。那些超负荷的心理活动，特别是强度大、持续的不良情绪状态，可使两个系统失去平衡，产生一系列病理生理变化，最终引起相关的疾病。1918 年德国海因诺斯在研究睡眠障碍时首先提出了"心身疾病"的问题，强调了发病机制中心理因素的作用。

2. 几种影响健康的心理因素

（1）生活事件：人们在复杂的社会环境中生活，遇到的生活事件如配偶死亡、子女离家、入学或毕业、退休、被解雇、纠纷、夫妻不和等而产生的刺激反应超过了心理适应能力，常导致疾病。

（2）生活挫折：每个人都会遇到挫折，挫折的后果有利也有弊。一方面，挫折使人的认识力产生创造性变化，提高解决问题的应急能力；另一方面，挫折太大，或超过人的耐受力，或不能正确对待时，则可能引起紧张状态、情绪紊乱，致使行为偏差、发生躯体及精神疾病。

（3）不良人际关系：如果人与人之间发生了矛盾和冲突，心理上的距离加大，彼此都将产生不愉快的情绪体验。愤恨、抑郁、忧伤和孤立等负性情绪影响身心健康，严重者将导致躯体疾患。另有研究表明，由不良人际关系引起的焦虑和愤怒与高血压的关系最为密切。

（4）工作紧张：工作紧张对人体身心健康的影响在现代化生活中居于最突出的地位。20 世纪70 年代全国各类精神病的患病率为 5.4‰，目前已达 13.47‰，城市人口的精神分裂症患病率明显高于农村，与城市紧张的生活环境有关。现代化的科学技术把人类带进了信息时代，信息量的迅速增长，使人应接不暇，必须不断学习，改进工作，更新知识。这种状况导致人们神经和情绪的紧张程度大大增加，这在管理者和科技人员中表现得尤为明显。

（5）现代化城市生活：社会现代化的主要标志是工业化、都市化。现代化的都市生活，一方面为人民提供了丰富多彩的物质和精神生活；另一方面也造成了一些不利于健康的心理紧张因素。在城市中，人口高度集中、生活紧张忙碌、交通居住拥挤、社会关系复杂等，这些都是心理健康的不利因素。

（三）行为因素与健康

行为是个体赖以适应环境的一切活动，是心理活动的表现形式。行为医学主要研究行为因素与健康的关系，也为人类预防和控制疾病开辟了一个新途径。偏离行为是指社会适应不良的行为。人们已经发现，偏离行为导致疾病、影响健康的现象日益突出。目前威胁人民健康的主要问题，如心脏病、脑卒中和传染病等都与生活方式、行为习惯密切相关。常见的影响和损害健康的偏离行为如下：

1. 吸烟 烟草烟雾中含有 7000 多种化学成分，其中数百种为有害物质，至少 69 种为致癌物。这些致癌物会增加人群患多种肿瘤的危险性，特别是肺癌。吸烟还与慢性支气管炎、肺气肿、支气管扩张、肺功能损害、心血管病等的发生、死亡有关。吸烟不仅危害吸烟者本人的健康，而且还可通过污染环境造成不吸烟者的被动吸烟，危害不吸烟人群健康。孕妇吸烟还可能影响胎儿的发育。

2. 酗酒 酗酒对个体健康的危害可分为急性和慢性两类。急性危害主要有急性酒精中毒、车祸、犯罪和家庭不和等；慢性危害主要有酒瘾综合征、脂肪肝、肝硬化、酒精性脑病、心血管疾病和神经精神疾病等。

3. 吸毒 反复使用某种药物所引起的一种周期性或慢性中毒状态称药瘾。导致药瘾的药物包括鸦片类、镇痛催眠类、兴奋剂和致幻剂等。由于非医疗需要而非法使用这些成瘾药物称为吸毒。这类物质的滥用和成瘾，不但严重危害个体的身心健康，而且带来许多严重的家庭和社会问题。

4. 不洁性行为 不洁性行为是一种有可能导致健康危害的异常性行为。性行为是人和动物都具有的一种本能行为，关于人类性行为的定义目前尚有争论，有的学者认为，从广义来说，所有以达到性满足为目的的行为、或者说任何能够引起性高潮的行为都是性行为，但严格意义的性行为仅指男女两性生殖器之间的接触。正常的、适当的性行为是人的生活中必需的，并通过婚姻缔约得到保证和保护，能够维持人类的繁衍，并且有利于人的身心健康。但异常的、过度的性紊乱为社会道德规范所不容，并且可能导致健康危害。

5. 运动缺乏 运动缺乏的人新陈代谢功能下降，患肥胖症、糖尿病、高血压、脑卒中和心脏病的可能性要比坚持合理运动的人高出 5～8 倍；心脏功能要早衰 10 年左右；动脉硬化、肾病、胆石症、骨质疏松症、癌症和抑郁症等的发病率也明显升高；容易出现颈椎病、肩周炎、腰椎间盘突出症等骨关节疾病；此外，还会造成机体免疫系统功能偏低、应激能力差等问题。

第二节　儿童及青少年心理健康

儿童及青少年心理健康与社会发展、家庭幸福密切相关。随着社会的快速发展，我国在经济建设方面取得了令人瞩目的成就，但独生子女现象、单亲家庭的增加、不良的养育方式、社会竞争的激烈、环境的污染、新移民现象、父母望子成龙的压力和社会不良环境等因素均严重影响着我国儿童及青少年的心理发展和健康水平。因此，重视儿童及青少年心理健康、促进儿童青少年精神卫生事业的发展、提高儿童青少年心理健康水平迫在眉睫。

一、婴儿期心理健康

婴儿期是指个体 0～3 岁的时期。婴儿期是个体生理与心理发育最迅速的时期。这一阶段心理的进步极为显著，其心理发展的水平和质量对幼儿期、学龄期乃至终身都具有非常重要和长远的影响。

（一）婴儿的心理发展特点

人的心理活动是从婴儿期开始的，新生儿出现明确的条件反射行为就标志着心理活动的发生，并伴随着人的毕生发展，在不同阶段有其相应的发展特点。

婴儿神经系统以及身体在形态、结构和功能上的生长发育是心理发展的基础。婴儿生理发育直接影响并制约着心理发生和发展的过程。而动作发展是婴儿活动发展的直接前提，也是心理发展的外在表现，在个体发展中具有重要意义。婴儿在感觉、知觉、注意和个性等发展上具有惊人的速度，其心理健康是成年人心理健康的起点，不仅对婴儿的生长发育有重要影响，并对成人的心理素质产生深远的影响。

婴儿随着年龄的增长，神经系统逐渐完善，他们的言语水平和活动能力日益提高，独立性开始有了明显的表现，心理发展有了重大变化。在正常的生活条件下，19～21 个月的婴儿，平均每个月能说出 25 个新词，即"词语爆炸"现象。20～30 个月是婴儿掌握语法的关键期。同时，小儿已学会随意行走，手的动作更加灵活准确，出现了最初的游戏活动。在认知活动方面，带有明显的直觉行动性，抽象概括性和计划预见性还很差。在情绪方面，婴儿已基本上具备了各种形式的情绪，开始萌发高级的社会情感，但很不稳定。在意志方面，婴儿在 1 岁左右意志开始萌生，在 2、3 岁时，开始表现出最初的自觉能动性。在个性方面，个性特征开始萌芽，自我意识开始出现，初步学会最简单的自我评价。有学者简述了婴儿期的心理特点为依赖母亲的 0～1 岁儿，自我意识萌发的

2 岁儿，执拗对抗的 3 岁儿。婴儿在不同年龄阶段有其不同的心理发展特征，应该按照其心理规律实施心理健康维护和促进工作。

（二）婴儿心理健康的维护和促进

1. 温暖母爱使婴儿获得安全感和自信心　护理、哺乳时母亲的微笑面孔、爱抚动作和亲切的语言，不仅为婴儿提供物质营养，同时又培育了健康的心理。除母爱外，家庭人员、托儿所保育员等，同样给婴儿以母爱般的护理、照顾，使婴儿情绪愉快，对周围人物产生信任感；反之，则使婴儿变得呆滞、胆小、恐惧、焦虑、缺乏安全感和自卑。另外，大脑的可塑性和可修复性的新观点显示，婴儿大脑的发展在很大程度上受后天环境的影响和制约，故对婴儿身体和神经系统实施刺激，即按摩或抚摸婴儿身体，对促进其大脑发育具有重要作用。

2. 和谐沟通交流开发婴儿的语言能力　大脑生理结构逐渐发育完善，并且断奶后，开始摄取幼儿饮食，接触周围环境日渐增多，促使情感、想象等心理活动逐渐发育，语言发育更为迅速。除母爱外，家庭、保教人员应该与幼儿多交流，这有助于预防口吃。在交流中为了表情达意，要辅以姿势、手势、游戏和示范等，并注重于婴儿进行问答式对话；当孩子说出单词句和双词句时，成人要将其所说的内容加以拓展和引申，如孩子说"妈妈街"，与孩子交流的成人就要说"妈妈上街去了"。另外，解答所问或满足合理要求时应亲切耐心，循循善诱，使幼儿生活在轻松、愉快、亲切的环境中，这对幼儿语言、思维、想象力及性格的正常发育非常重要。

3. "拟合优化模式"的早期教育促进气质优化　"拟合优化模式"就是环境因素与气质的积极互动作用。优化模式包括创设良好的养育环境，了解并区别婴儿的气质类型和特点，以符合其气质发展需要的方式，促进婴儿发展出更多的适当行为。这样，即使孩子先天具有不良气质特征和消极行为，只要能以优化教育积极而正面引导孩子，为其创造一个和谐和良好的环境，孩子的不适当行为就会随着年龄的增加而逐年下降。如果教育与婴儿气质不一致，称为拟合劣化，这会使孩子出现抵抗心理，增加他与环境的矛盾与冲突，严重时会使婴儿陷入进退两难、无所适从的境地，从而导致心理和行为异常。

4. 新颖刺激提升婴儿的学习兴趣　婴儿具有偏好新奇事物的学习特点。将同一刺激不断地重复呈现给婴儿，婴儿对它的反应强度会越来越弱，乃至不再关注。这时再呈现一个不同于前者的新刺激，婴儿的反应强度会马上提升起来。为此，在与婴儿互动时，要不断变化刺激物，激发他的注意，提高其积极主动探索世界的兴趣，从而开发其认知能力。另外，父母应多给宝宝创造外出活动、与人交往的条件，随着年龄的增长，不断地扩大认识及交往范围，使他在接触陌生人的交往中，感知新颖刺激，不断地增强感知能力和学习兴趣。

二、幼儿期心理健康

幼儿期是指儿童从 3 岁到 6、7 岁的时期。这通常是儿童进入幼儿园的时期，故称为幼儿期。又因为这是儿童正式进入学校以前的时期，所以又叫作学前期。幼儿的心理是在婴儿期发展的基础上，在新的生活条件和教育环境的影响下发展起来的。

（一）幼儿心理发展的特点与心理健康的标志

幼儿期是儿童成长的重要阶段，幼儿心理的正常发展为其进入小学从事正规学习准备了必要条件。

1. 幼儿心理发展的特点

（1）形象性：与婴儿阶段儿童心理的直觉行动性不同，到 3 岁之后，幼儿的心理与行为表现出明显的具体形象性，他们开始模仿父母、教师或周围其他成人的言谈举止，对成人的形象和行为有着非常浓厚的模仿兴趣，热衷于各种各样的"成人"角色扮演游戏。这时期，幼儿虽然有了初步的逻辑思维能力，但其思维仍是以具体形象性为主要特点，还不能摆脱印象或具体形象的束缚从而抽象出事物的本质属性，或理解事物之间的必然联系。

（2）随意性：经过婴儿阶段的发展，幼儿大脑皮质的调节作用和控制作用有所增强，第二号信号系统进一步发展，意识和自我意识开始萌发，心理与行为也开始有了随意性的萌芽。这时期，幼儿开始逐步成为自己行为的主体，不仅在生活上具有了初步的独立能力，而且还能通过语言进行基本的交流和表达自己的想法。随着活动范围的进一步扩大和生理上的快速发展，幼儿的心理与行为活动开始以"我"为主，不仅表现出好奇、好问、好动、好冲动、好模仿的特点，而且往往表现出很大的不稳定性。

（3）个性显露：到了幼儿期，儿童的个性逐渐表现出来，开始表现出区别于其他人的个性，如有的活泼开朗，有的沉默寡言等。但是，幼儿的个性还不稳定，容易受周围环境的影响，如在家里活泼开朗的幼儿到幼儿园就可能变得沉默寡言，在熟人面前倔强的幼儿在教师面前变得顺从等。同时，幼儿的自我意识进一步发展，初步能评价自己的行为，并按成人要求逐步掌握社会规范。

（4）敏感性：幼儿阶段心理发展的敏感性，集中表现在幼儿心理发展过程中存在的"关键期"（敏感期）。在这一时期，幼儿大脑的结构和功能逐渐趋于成熟，到幼儿末期基本接近成人的水平。研究表明：2~3 岁是幼儿口头语言发展的关键期；2~3 岁是计数能力发展的关键期；5~6 岁是数与概念发展的关键期；3~5 岁是音乐能力发展的关键期；3~8 岁是学习外语的关键期。

2. 幼儿心理健康的标志

（1）智力发展正常：智力发展正常是指与正常的生理发展，特别是与大脑的正常发育相协调的各种能力的发展正常，一般包括认知能力、语言能力和社会能力等。智力发展正常的幼儿应该表现出与其年龄段相符合的行为和能力，如能够认识周围日常事物，有数的概念；能够自理简单的日常生活，自己穿衣、吃饭；能够用语言与他人进行交流，表达自己的意愿或想法；能够较客观地了解和评价他人，与同伴合作等。

（2）情绪健康稳定：情绪健康稳定是指幼儿能够对不同的外界刺激做出相应的情绪反应和身体行为，且其反应和行为具有一定的控制性和稳定性。情绪健康稳定的幼儿不会无缘无故感到不满意、痛苦和恐惧，也不会无缘无故从一个极端的情绪状态迅速转向另一个极端的情绪状态。心理健康的幼儿能够体验基本情绪，表现出相应的行为，不会表现出对外界事物的淡漠、无动于衷、过度焦虑和恐惧。

（3）性格特征良好：性格特征良好是指幼儿对现实的态度和在日常的行为方式中表现出积极稳定的心理特征。具体表现为：对新鲜事物感到好奇，勤奋好学；具有一定的自我意识，寻求独立；开朗、热情、大方，尊重他人，乐于助人等。心理不健康的幼儿则常常表现出胆怯、冷漠、固执和自卑等不良的性格特征。

（4）人际关系和谐：人际关系和谐是指幼儿在一定的情境下能够表现出亲社会行为，在现实生活中会扮演不同的角色。具体表现为：有良好的亲子关系、同伴关系和师生关系，有一定的人际交往能力，会分享，会合作，会保护自己和别人。心理不健康的幼儿会常常表现出孤独、高傲、不合群、争执、攻击性和交往不良等心理与行为特征。

（二）幼儿的心理健康教育

"3 岁看大，7 岁看老"这句谚语，概括了幼儿心理发展的一般规律。从 3 岁的孩子的心理特点、个性倾向，就能看到这个孩子青少年时期的心理与个性形象的雏形；而从 7 岁的孩子身上，你能看到他中年以后的成就和功业，可见幼儿期是个性形成的关键期，因此幼儿的心理健康教育就显得至关重要，它对幼儿的个性塑造和健康成长产生重要影响。

1. 幼儿心理健康教育的原则

（1）整体性原则：在幼儿心理健康教育的范围上，应确立整体性原则。所谓整体性原则，是指幼儿园、家庭和社区全面参与幼儿心理健康教育活动。影响幼儿心理健康的因素既有内部的主体因素，也有外部环境的因素。其中，师生关系、亲子关系是影响幼儿心理健康的主要因素。因此，应加强幼儿园、家庭和社区之间的沟通与合作，构建"三位一体"的幼儿心理健康教育网络，为幼儿心理健康营造全方位的良好环境。

（2）全体性原则：在幼儿心理健康教育的对象上，应确立全体性原则。所谓全体性原则，是指幼儿心理健康教育要面向全体幼儿，即所有幼儿都是心理健康教育的对象和参与者，心理健康教育的设施、计划和组织活动都要着眼于全体幼儿的健康发展，考虑到绝大多数幼儿的共同需要和普遍存在的问题，以全体幼儿的心理健康水平和心理素质的提高为幼儿心理健康教育的基本立足点。

（3）全面性原则：在幼儿心理健康教育的目标上，应确立全面性原则。所谓全面性原则，是指幼儿心理素质的全面提高。既重视幼儿的共同需要和普遍问题，也关注幼儿的个性差异和个别需求；既重视幼儿不良行为的矫正，也关注幼儿良好心理品质的培育；既重视幼儿的智力提升，也关注幼儿非智力因素的培养。

（4）发展性原则：在幼儿心理健康教育的内容上，应确立发展性原则。所谓发展性原则，是指幼儿心理健康教育的内容应根据幼儿生理心理发展的特点和规律加以安排，以促进其心理的健康发展，即立足幼儿群体心理健康水平的提高和发展，以预防和提高为主，兼顾矫治不良的行为习惯和心理问题。

（5）活动性原则：在幼儿心理健康教育的形式上，应确立活动性原则。所谓活动性原则，是指幼儿通过参与游戏等活动，认识外部世界，体验各种情绪，建立良好的人际关系。儿童原有的心理发展水平与在活动中产生的新的心理需要之间的矛盾是儿童心理发展的动力。因此，为幼儿安排各种各样的游戏活动，不仅可以了解幼儿的心理发展水平、心理需要，以及存在的心理与行为问题，而且可以提高幼儿的心理发展水平，同时也能预防和干预幼儿的心理与行为问题。

2. 幼儿心理健康教育的方法

（1）教师指导：教师指导是幼儿心理健康教育中最普遍、最主要的途径和方法。当幼儿进入幼儿园之后，教师开始代替父母，成为与幼儿接触时间最长、与幼儿最亲近的人，所以，教师的外表特征、衣着习惯、性格特征和言谈举止都会潜移默化地影响幼儿的心理。同时，通过与幼儿接触，教师也可以及时发现幼儿的心理与行为问题，并给予相应的帮助指导。例如，教师可以通过讲故事、做游戏等多种形式，指导幼儿的生活、游戏和学习，与幼儿建立良好的师生关系，促进幼儿心理的健康发展。

（2）同伴游戏：同伴关系是幼儿人际关系中非常重要的组成部分，在幼儿的心理健康中具有其他人际关系不可替代的重要作用。良好的同伴关系不仅有助于形成幼儿合作、谦让、友好和分享等优良的心理品质，也有助于促进幼儿的社会化进程；不良的同伴关系则容易引发孤独、冷漠、敌对和攻击性等心理与行为问题。通过同伴游戏，幼儿不仅可以建立良好的同伴关系，体验和分享同伴合作的乐趣，还可以通过竞争培养集体意识、独立意识和尊重他人的良好心理品质。

（3）亲子活动：上幼儿园后，因为父母与幼儿接触的时间相对减少，亲子关系开始发生微妙的变化，幼儿容易出现各种各样的问题。例如，因为照顾孩子的时间少，父母可能会更加溺爱孩子，或因为幼儿过度依恋父母而不愿意上幼儿园，在幼儿园中出现焦虑、不合群和哭闹等。作为心理健康教育的途径和方法，在幼儿园或家庭中适当开展各种形式的亲子活动，不仅可以预防上述问题的发生，同时也可以增进亲子间情感的交流，促进幼儿心理的健康发展。

（4）主题活动：主题活动是幼儿心理健康教育的重要途径和方法。随着年龄的增长，幼儿的好奇心和求知欲也开始凸显出来，幼儿园的环境、设施有时不足以满足幼儿各方面的探究需求。这时，周围社区的环境资源就成为开展各种主题活动的丰富资源。在幼儿园、家庭和社区开展参观游览等内容多样、形式各异的主题活动不仅可以加强幼儿园、家庭和社区之间的联系，为幼儿的心理健康教育开辟丰富的教育资源，营造良好的教育氛围，还可以为幼儿开阔视野、陶冶情操、培养兴趣和磨炼意志创造优良的条件。

三、学龄期心理健康

学龄期是指 6、7 岁入小学起至 12、13 岁进入青春期为止的一个年龄段。这一期相当于小学学龄期，往往被称为前青春发育期。此期小儿体格生长仍稳步增长，除生殖系统外其他器官的发育到本期末已接近成人水平。脑的形态已基本与成人相同，智能发育较前更成熟，控制、理解、分析和综合能力增强，是长知识、接受文化科学教育的重要时期。学龄期是儿童心理发展的一个重要转折时期，儿童入学是走向社会的起点，生活环境、人际关系都发生了重大变化，在人的心理发展中占据重要的地位。

（一）学龄期的心理发展特点

1. 学习活动逐步取代游戏活动 学习已成为儿童的主要活动形式，并对儿童心理产生重大的影响。学校学习，是儿童在教师指导下有目的、有系统地掌握知识、技能和行为规范的过程，是一种社会义务。在学龄前，儿童的主导活动是游戏；到了学龄期，游戏活动便逐步为学习活动所取代。

2. 认知能力得到全面发展 注意力、观察力和记忆力等认知能力得到全面发展。表现为有意注意开始延长，观察力提高，有强烈的好奇心。此期是儿童思维发展的重大转折时期，思维逐步过渡到以抽象逻辑思维为主要形式，但仍带有很大程度的具体性。例如，低年级小学生能熟练演算加减乘除，但对诸如货币的价值理解就很肤浅。具体形象思维向抽象逻辑思维的过渡，存在一个"关键年龄"，大约在小学四年级（10～11 岁）。低年级小学生对不具体、不形象的概念很难记忆，但机械记忆能力却在飞速发展，通常在 10 岁达到一生的最高峰。低年级小学生还极具模仿能力；想象力的发展也以模仿性想象为主。因此，成人的言行对其行为塑造起关键作用；教师作为他们的崇拜对象，其言谈举止更具楷模作用。记忆则从无意识记向有意识记加快发展，由机械记忆向理解记忆过渡，已能对抽象的词汇和具体形象的图画，表现出同样良好的记忆。模仿性想象仍占主导地位，但在绘画、手工、游戏中，都有大量创造性想象力的迸发。

3. 儿童个性的基本形成 社会化日益丰富促使儿童进一步加深对自我、他人的认识和了解，使自身的个性和社会性都有新的发展。自我意识是儿童心理发展的重要概念，指个体对自己的认识和评价。学龄儿童的自我意识处于客观化时期，不仅在逐渐摆脱对外部控制的依赖，逐步发展内化的行为准则来监督、调节和控制自己的行为，而且开始从对自己表面行为的认识、评价转向对自己内心品质的更深入评价。该时期也是儿童角色意识建立的时期，受社会文化的显著影响，从而促进儿童的社会自我观念形成。这种自我意识的成熟，往往标志着儿童个性的基本形成。

4. 情绪发展进入高级阶段 一些高级情感，如责任感、义务感、正义感、集体荣誉感和社会道德等，开始落实于行为表现，而且远比低年级时深化。例如，他们不再只是简单地"爱好人，恨坏人"，而且能把这种爱憎感从亲人、班级扩大到爱国家、爱人民方面。不过，在社会化进程中受到消极不良因素的影响，可使小学生的一些不健康的情绪、情感（如骄傲、自满、专横、懒散、嫉妒和幸灾乐祸等）滋长。

5. 攻击行为明显减少 攻击行为，指对他人的敌视、伤害或破坏性行为，包括躯体侵犯、语言攻击和对他人权利的侵犯。2 岁时产生物主意识，有了占有感。出现真正的指向性攻击行为，一般在 3、4 岁左右，男孩比女孩更具攻击性。进入小学后，儿童的攻击行为明显减少。由于社会认知能力提高，他们越来越善于区分偶然的和有目的的激怒行为，可以宽容他人无意做出的伤害行为。

（二）学龄期的心理健康维护和促进

学龄期儿童思维的自觉性、独立性、灵活性和想象的随意性都迅速增长，想象内容不断丰富。儿童的情感内容逐渐充实，并更富稳定性，高级的社会情感迅速发展起来。在集体生活和集体意识不断发展的基础上，儿童的个性品质得以发展，开始比较自觉地评价他人和自己；道德判断和道德行为进一步发展，并学会按照这些道德准则来调节自己的行动。这些都为他们进一步学习系统的科学知识、自觉掌握道德行为规范和向更高的心理水平发展准备了条件。

　　现代社会独生子女家庭比例依然较大，学龄期儿童心理社会问题也日趋明显，主要表现为轻度或中度的情绪问题、多动、注意力不集中、学习问题、肥胖和人际交往障碍等。为此，心理健康教育提升其心理健康水平就显得尤为重要。

　　1. 培养良好的心理品质　家长应对子女爱而不骄，严格而民主，使儿童养成热诚、活泼、端庄、独立、协作、善于与别人相处，以及有良好社会适应能力的个性。注意了解和理解孩子的内心世界，设法同孩子建立起充满信任的感情和平等的关系，教会孩子从小关心父母和他人，善于和他人进行交往，培养孩子的竞争意识和能力，对孩子进行挫折教育，锻炼其意志，培养孩子诚实、自信、宽于待人和严于律己等良好的心理品质。

　　2. 培养适应环境的能力　鉴于儿童入学后主导活动、环境的转变，造成了儿童诸多方面不适应。因此，要耐心地给他们讲清入学前后的不同，要求他们跟同学建立友好的伙伴关系，并积极培养学习兴趣；若有要求或困难要及时向家长、教师反映。教师、家长可以创造良好的氛围，通过榜样诱导，举例启发等儿童喜闻乐见易于接受的方式，关心、引导儿童尽快适应学校环境，轻松愉快地进行学习。

　　3. 养成良好的学习习惯　家长和老师应该从儿童心理特点出发，从他们具有的强烈的好奇心和求知欲出发，注意激发儿童的学习动机，利用多种方式调动儿童的学习兴趣，教给他们科学的学习方法，使儿童学会学习、乐于学习，养成良好的学习习惯。不了解儿童这一心理特点，对学生要求偏高偏急，采取一些不适当的做法，给学生布置过重的学习任务，把学习作为惩罚手段，儿童就会产生苦闷、畏惧甚至厌恶心理，阻碍学生求知欲和学习兴趣的正常发展，是不利于儿童心理发展的。

　　4. 增加积极情绪体验　儿童在各种活动中，特别是在学习活动中，常常会产生各种情绪体验。经常产生积极的情绪体验，如高兴、快乐、幸福、满足等可使儿童增强自信心，情绪高涨，精神饱满，既能提高其完成学习任务、参加集体活动的热情，又能增进其心理健康，避免长期体验消极情绪而引发的种种情绪障碍。积极的情绪体验会成为儿童新的活动动机，使他们以更高的热情投入到学习活动中。因此，在教学活动中，教材和教学方法都要适合小学生的特点。在教学中要帮助儿童掌握学习内容，使其经常产生成功的喜悦。教师还应特别注意因材施教，对成绩好的学生提出更高的目标要求，使其不断产生新的成就感；对成绩不理想的学生要给予耐心细致的帮助，对他们的要求不能太高，对他们的每一点进步都要给予鼓励。

　　5. 发展高级情感　在教育中要培养儿童明辨是非的能力，以发展其道德感。通过绘画、唱歌、跳舞、体育竞赛、美化教室和校园的劳动、游览、参观、学习英雄事迹等多种形式的活动，培养小学生高雅的审美情趣，以发展他们的美感。求知欲和好奇心是儿童理智感的重要内容。在教学活动中，教师要注意激发小学生的求知欲、好奇心，要鼓励他们克服困难，使他们在学习活动中体验成功的欢乐，以发展他们的理智感。

　　6. 培养独立性和创造力　独立性和创造力应该从小培养，应鼓励孩子独立解决问题，不要试图培养"标准儿童"，应使儿童的心理沿着健康的轨道发展，注意儿童思维的灵活性、批判性和想象力的培养，发展他们的好奇心理和探索精神，培养其创造力。

四、青春期心理健康

　　青少年期是从 12、13 岁到 17、18 岁性功能逐渐发育成熟的时期。这一时期是决定人一生的体格、体质、心理、个性和智力发展的关键时刻。它不仅要求身体发育成熟，而且要求掌握知识、技能，有较强的心理承受能力，才能履行各种社会职能和担负起社会责任。青春期阶段的学生们内心深处经常会出现各种矛盾的情感体验：喜悦与烦恼、开朗与沉默、社交与孤独、大胆与怯懦等相互矛盾的倾向。为此，了解其心理发展特点及促进其心理的健康发展就显得非常重要。

（一）青春期的心理发展特点

青春期是人发展过程中最令人难忘的时期，像青涩的苹果，放置在季节交替的时节，也像锋面雨，表现出一定的反抗、分裂和暴风骤雨等。青春期一切特征与问题，都源自生理上迅速发育并逐渐达到成熟，心理的各个方面虽然也在发展，但相对于生理发育而言则显得相对平稳，表现出生理发育的成熟和心灵发育的不成熟之间的不平衡。这个时期是性格与心理素质培养及世界观形成的重要时期，心理也呈现出相对独立的阶段性特点。

1. 成人感与幼稚感并存　青春期少年的心理活动经常处于矛盾状态，其心理水平呈现半成熟、半幼稚性。其成熟性主要表现为他们产生了对成熟的强烈追求和感受。他们渴望家长、学校及社会能给予他们成人式的信任和尊重。幼稚性主要表现在认知能力、思想方式、社会经验及人格特点上，思维水平还处于从经验型向理论型过渡时期，人格特点上还缺乏成人那种深刻而稳定的情绪体验，缺乏承受压力、克服困难的意志力，社会经验又明显不足，带有明显的小孩子气、幼稚性。

2. 反抗性与依赖性并存　青春期学生有一种强烈的成人感，开始树立了自我意识，做事要按自己的意愿办，如果意愿被否定或者更改，就会产生反抗心理。青春期逆反心理的发生率为68.56%。他们唱反调、喜欢发脾气、爱激动。他们不愿受父母过多的照顾或干预，对一些事物是非曲直的判断，不愿意听从父母的意见，有强烈表现自己意见的愿望，对一些事情往往会提出过激之词。但由于其社会经验、生活经验的不足，常常碰壁，又不得不从父母那里寻找方法、途径或帮助，再加上经济上不能独立，父母的权威作用又迫使他们去依赖父母。

3. 闭锁性与开放性并存　青春期学生视野开阔、观察力增强和感受力敏锐，用新奇的眼光审视世界，心理活动更加丰富，需要与老师、同学、父母和异性，甚至其他的社会人平等交往，渴望他人和自己一样彼此敞开心灵来相待。但他们对社会拒绝比较敏感，容易出现被隔离感。另外，由于个体性格差异，很多渴求无法得到满足或充分满足，加之青春期独立性和自尊心的发展，使他们不愿意向别人谈自己内心的秘密，出现了心理上的闭锁性，渴望单独空间。

4. 成就感与挫折感并存　成就感是一个人做完一件事情或者做一件事情时，为自己所做的事情感到愉快或成功的感觉。挫折感是指个体在有目的的活动中，遇到无法克服或自以为无法克服的阻碍，使其需要或动机不能得到满足的内心体验。青春期儿童常常表现出成人式的果敢和能干，当获得成功或取得好成绩时，就享受超越一般的优越感和成就感；当遇到失败或失利时，就会出现心灰意冷、万念俱灰和悲观的挫折感。这两种情绪常常交替出现，一会情不自禁、激情满怀，一会儿又低沉沮丧、颓废失望。

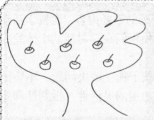

图4-1　孩子画的一棵树

【案例4-1】　　　一名抗拒母亲的学生

一天下午，一位母亲领着一个男孩推开了某心理咨询室的门。一坐下来，母亲就告诉咨询师，孩子总是与她对着干，有时还会尖叫或者用手重击墙。接着母亲又告诉咨询师，孩子自信心不足，另外在熟悉人面前很活跃，见到陌生人不怎么讲话，很少主动与陌生人交流。孩子坐在那里，静静地听着母亲诉说。咨询师问孩子："你会主动与陌生人交流吗？"孩子说："很少会，因为没有必要。"咨询师又问："当你在一个陌生环境遇到困难，需要帮助时，你会求助陌生人吗？"孩子说："会。"咨询师又问："什么情况下，你会尖叫或者用手重击墙？"孩子说："妈妈对一件事不停地重复诉说，我给妈妈说，不要说了！不要说了！妈妈还说，我就会尖叫或者用手重击墙。"为了评估孩子的心理状况，咨询师请孩子画了一棵树（图4-1）。

问题： 该男孩心理健康吗？是否需要心理干预？

分析： 从所画的树看，树大表示自信；树冠凸凹显示性格既内向又外向。将纸张横放画树的人通常具有的特点是以自我为中心、缺乏可塑性和向幻想世界逃避的倾向。从访谈结果看，男孩具有自知力，能较好与咨询师交流，但母亲对孩子的认识有偏差，且母子沟通不畅，使孩子产生极强的负性情绪，并有冲动行为（尖叫或者用手重击墙）。这些冲动行为也预示孩子情绪宣泄方式不适当。这个孩子还具有青春期个体的心理发展特点，既想成人式地与母亲交流，又缺乏承受沟通挫折的能力；既依赖家长，又逆反和发脾气，与家长唱反调；既渴望彼此敞开心扉，又不愿向别人谈自己内心的想法。可见这个孩子的心理问题是：①青春期的成长发展问题；②母子沟通问题；③情绪宣泄问题。

心理干预策略是：①让母亲理解孩子在成长中的心理状态，调整与孩子相处模式，能积极互动而非消极互动；②沙盘游戏改善母子沟通方式，让彼此学会双向沟通；③教会孩子情绪宣泄"六个一"，使孩子能正确宣泄情绪，调适心态。

（二）青春期的心理健康维护和促进

处于青春期的学生往往面临学习压力的同时，又面临着生理、心理方面的变化。这些都会使他们造成心理失衡和复杂的心理矛盾，严重的便可以产生种种不良的后果。如叛逆、厌学、考试焦虑、与同学关系紧张等问题。作为老师和家长，应该帮助学生做出科学合理的调整。

1. 开展心理健康教育 在中学开设专门的心理健康教育课程，帮助学生了解心理科学知识，掌握一定的心理调节技术。它包括角色扮演、相互询问和人际交往训练等，掌握一些转移情绪、宣泄痛苦、发泄愤怒、克服自卑和树立自信心的心理调节手段。认识和掌握性生理、性心理、性伦理、性行为和性卫生等方面的知识。加强体育课，坚持运动，丰富各种课外文体活动，使学生具有健康的体魄，为健康心理提供坚实的生理基础。心理健康教育课应该是融知识性、趣味性、参与性和操作性为一体的，这样才能学以致用，真正提高学生抗挫折能力和自我心理调节能力，减少心理障碍及其他心理问题，全面提高学生的心理素质。

2. 心理辅导渗透于教学 学习辅导是辅导的重要方面，它主要是结合学科教学来进行的。学习是学生的主导活动，学生大量的心理困扰都产生于学习过程中，理应在教学过程中得到解决。实际上各科教材中蕴含不少适用于心理辅导的内容素材，教学过程中还会经常出现有利于实施心理辅导的教育情境。教师只要细心挖掘，善加利用，一定可收到心理辅导的实效。

3. 开展个别心理干预 学校设立心理咨询室，进行心理干预。开展心理咨询服务不仅是个别中学生的要求，也是一种时代的趋势。信任是双方的情感与心理方面得以充分交流的基础，咨询老师要信任理解学生，同时遵循聆听、保密和疏导等原则，借助心理咨询的理论与方法，通过与个体持续和直接的交流沟通，向其提供心理帮助并力图促进其心态、行为发生变化。例如，对压力大的学生可以通过听音乐、放松训练和倾诉等方式解除心理压力，促进心理的健全发展；对心理异常严重者可以求助专业人士实施心理治疗。

4. 塑造健全的人格 人格也称个性，是指一个整体的精神面貌，是具有一定倾向性和比较稳定的心理特征的总和。人格是人类独有的、由先天获得的遗传素质与后天环境相互作用而形成的、能代表人类灵魂本质及个性特点的性格、气质、品德、良心及由此形成的尊严、魅力等。健全的人格，建立在对自己正确的认识和评价的基础上。可以说，一个人正确认识自己、接受自己的程度，决定着他的适应能力的强弱。要做到真正认识自己，就要做到悦纳自我、超越自我、消除自我中心。悦纳自我，是一种自我接受的态度。悦纳并不是盲目地自我欣赏。悦纳是愉快地接受自己，不回避自己的缺点，也不因有不足而自暴自弃。

5. 正确对待成功与失败 一个人要想在现代社会中取得成功无疑取决于各方面的因素，例如，能力、机遇、个性和运气等。一些研究成功现象的心理学家将个人品质中追求成功的重要因素称作"情商"。情商是一种自我情绪控制能力的指数。情商是一种心灵的力量，是一种人格品质，它包括以下几个方面的内容：一是认识自身的情绪，因为只有认识自己，才能成为自己生活的主宰；二是能妥善管理自己的情绪，即能调控自己；三是自我激励，它能够使人走出生命中的低潮，重新开始；四是认知他人的情绪，这是与他人正常交往，实现顺利沟通的基础；五是人际关系的管理，即领导和管理能力。情商高的人，才更可能成功，而成功以后，更需要良好的情商来正确地看待成功；并且即使失败也能从失败中吸取教训，振作起来，重新出发。

6. 增强积极的自我意识　自我意识是对自己身心活动的觉察，即自己对自己的认识，具体包括认识自己的生理状况、心理特征及自己与他人的关系。它涵盖自我认知、自我体验和自我调节三个方面的内容。正是由于人具有自我意识，才能对自己的思想和行为进行自我控制和调节，使自己形成完整的个性。对学生也要宽严相济，在严格要求的前提下，讲究赏识培养，对学生多尊重、多理解、多宽容和多激励，并努力挖掘学生的闪光点，培养他们的自信心，点燃他们发奋进取的火焰，扫除进步的障碍。要大力推行快乐教学，潜移默化是良方，让学生体验成长的快乐、体验增长知识的乐趣，体验进步与成功的喜悦，塑造积极成功的自我意识。

第三节　成人期心理健康

成年期是指 18 岁之后的一个年龄段。成年期身心发展变化的特点是比较平稳，不像青少年期那么显著和剧烈。成年期的主要生活课题是成家立业，即组织家庭、抚育子女和干一番事业。成年人过着独立自主的生活，承担着复杂的社会责任。他们是社会的中坚力量，是社会物质和精神财富生产的主力军。由于其承担着家庭和社会的重责，也将遭遇更年期，难免会遇到各种压力和困境，出现焦虑、抑郁、孤独和自我认知偏差等心理异常，为此，他们的心理健康状况也不容忽视。

一、青年期心理健康

青年期是指 18 岁到 35 岁这一年龄阶段。青年期是人生的黄金时期，青年期是个体从不成熟的婴儿期、幼儿期和青少年期走向成熟的成年期的过渡阶段。处在这个时期的青年，不论就生理成熟来说，还是心理发展而言，都有其特点。

（一）青年期的心理发展特点

1. 认知能力发展显著　青年期由于大脑机能的不断增强，生活空间的不断扩大，社会实践活动的不断增多，其认知能力获得了长足发展。这个时期，他们的感觉和知觉灵敏，记忆力和思维能力不断增强，逻辑抽象思维能力逐步占据主导地位，通过分析、综合、抽象、概括、推理和判断来反映事物的关系和内在联系，并从一般的逻辑思维向辩证思维过渡，思维的独立性、批判性和创造性都有显著的提高，而且思维监控能力得以发展，在思维活动中能明确思维的目的性，探索并选择适当的思维材料和思维策略，评价思维的结果并对思维活动进行调整和修正。青年人已经开始用批判的眼光来看待周围事物，有独到的见解，喜欢质疑和争论。这时，他们会开始思考人生和世界，提出许多有关"人生目的""人生意义"和"生活理想"等一类问题。由于这些问题的解决是一个充满矛盾的过程，所以通常他们都会经历一段苦恼、迷茫、沮丧与不安的时期。

2. 自我意识增强　自我意识是认识的一种特殊形式，是个体对自我的认识，或者说是对自我及周围人的关系的认识。自我认同是自我意识的重要组成部分。自我认同是个体对"过去我""现在我"和"将来我"产生内在的连续性，也是个体"现实自我""真实自我"和"理想自我"之间一致性关系的体现。人通过形成自我认同知道自己是谁，在社会上应占什么地位。在青年期，确认自我认同感是其发展的重要任务。

个体进入青年时期，随着对外界认识的不断提高，生活经验的不断积累，对自己的内心世界和个性品质方面进行不断关注和评价，并且凭借这些来支配和调节自己的言行。但在相当长的一段时间内，他们并没有形成关于自己的稳固形象，也就是说，他们的自我意识还不够稳定。在对自己做出评价时，有时会过分夸大自己的能力，突出优点，对自我评价过高，导致沾沾自喜，甚至居高自傲、盛气凌人的心理。由于对事物识别能力不足，看问题时往往片面主观，加上心理的易损性，一且遇到暂时的挫折和失败，他们往往又会走入另一极端，灰心丧气、怯懦自卑、抑郁不振、甚至自暴自弃，评价别人时也常带片面性、情绪性和波动性。而且，他们对于周围人给予的评价非常敏感和关注，哪怕一句随便的评价，都会引起内心很大的情绪波动和应激反应，以致对自我评价发生动摇。如何建立起对自己的正确认识，变得自信而强大，是青年期常遇到的心理问题。

3. 性意识的发展 性意识是指对性的理解、体验和态度。青年的性意识有一个持续发展的过程，在青春期，由于生理上急剧变化，性别发育产生差异，使其往往对性的问题感到害羞、腼腆、不安和反感。在心理上和行为上表现出不愿接近异性、彼此疏远、男女界限分明、喜与同性伙伴亲密相处等情况。这一时期的性意识是对两性关系由无知到意识状态，是一种朦胧状态。在青年期，性意识有进一步的发展，这个过程大致可分为两个阶段：

（1）接近异性：随着年龄的增长，生理、心理的进一步成熟，青年男女之间会产生一种情感的吸引，相互怀有好感，对异性表示出关心，萌发出彼此接触的要求和愿望，开始喜欢一起学习、参加各种活动和交往，但这时是将异性作为一般朋友，还不属于恋爱。这个阶段的性意识带有朦胧的向往的特点。

（2）恋爱、结婚到为人父母：随着年龄的增长，生理上的进一步成熟及社会生活的全面影响、青年男女之间开始萌生爱情。他们仅把特定的异性视为自己交往的对象，持续地交往，相互爱慕、涉入爱河，逐步产生强烈的结婚愿望，婚姻会变为现实。虽然结婚后有的家庭选择不要孩子，但生儿育女依然是大部分夫妻婚后的一件大事。

4. 情感生活丰富 在少年期，由于成熟感的产生，从而引起少年与成人交往中的冲突现象，在青年期仍在继续着。有些青年往往把内心世界，自己的情绪体验对长一辈的父母等人长期隐蔽起来。他们认为最了解自己的是年龄相仿的同辈朋友、同学和伙伴，而不是父母。青年对待同志关系、友谊、爱情的态度有了改变。少年渴望与同龄人的交往和共同活动，这已成为他们的需要。少年只要参加到集体生活中和朋友在一起，就感到满足。而青年更关心的是在集体中有一定威信和权威，如果一个青年在集体中没有威信，没有一定的地位，他就会感到忧虑和不安。青年对个人亲密友谊的需要急剧地增长起来。他们产生了愿意交换自己的体验和倾心相谈的需要。因此，青年的友谊比少年更稳固、更深刻，有的青年和知心朋友的友谊能保持终生。如果青年和同班同学关系不好或友谊破裂，都会引起痛苦的体验。

5. 人生观形成并稳定 人生观是人们在实践中形成的对于人生目的和意义的根本看法，它决定着人们实践活动的目标、人生道路的方向，也决定着人们行为选择的价值取向和对待生活的态度。人生观的发展过程是在少年期开始萌芽，到高中阶段的青年期得以迅速发展，在大学阶段又接触到许多有关人生价值的社会现象、理论问题及生活实践，这使得他们对人生不断地进行探索和反思，并对人生的目的和意义有了系统地概况和认识，从而能够更深刻地了解人生的意义，为此，形成了比较稳定的人生观。

（二）青年期的心理健康教育

这一时期的青年正逐步形成自己的思维方式，独立感也在不断增强。在身体发育趋向成熟的同时，心理也正经历着急剧的变化。由于自我意识的普遍增强，社会认同感和社会价值的获得，使心理感受迅速发展，特别是心理需求广泛而强烈，常与现实发生矛盾，因而容易产生激动、焦虑、紧张、苦闷和沮丧等心理问题，甚至造成心理障碍。为此，要加强青年的心理健康教育。

1. 加强人文精神的培育 采取针对性、操作性强的对策，从工作学习、日常生活的细微之处着手，由热爱生命起始，懂得珍视人，以人为本，珍视人的生命、幸福、权利和自由，尊重人的人格独立和平等，培养爱心、责任心，规范行为习惯和提高基本素质，教育要有具体规划、目标和检查措施。另外，通过多种媒体的广泛宣传，强化个体主动参与的意识；通过专题心理讲座、主题心理报告、心理沙龙，使个体了解心理健康的基础知识及自我心理健康的基本方法，增强个体适应社会和心理自我调适的能力，建立对待自我、他人、社会和自然的和谐互动的态度，促进个体的心理健康发展。再者，要舍得投入足够的人力、物力和财力，要抓好文化阵地的建设，为青年人提供为他们所认同的、健康向上的多方面的榜样。

2. 增强健康和谐的自我意识 良好的自我意识是健康的自我接受，是爱己、敬人、自信。心理学家乔伊斯·布鲁兹说：一个人的自我意识是他个性的核心所在。它影响诸如学习能力、成长发展能力、择友择业能力等各方面。青年常常抱怨：我是单亲家庭，家在农村没钱找门路，我的工作又累又脏，工资低等。这些抱怨成为失败者的借口。这些消极语言，将影响自己的生活、工作和学习。为此，要摒弃消极语言，用正面词语去改变思想从而使自己在人生中有更积极与进取的态度，遇事时更快找出解决办法，脱离困境。另外，要常常暗示自己有诚实、正直、爱心、忠诚、健康、幸福和安全等正性品质，以发展优势个性。还可以通过回顾成功的事件来树立信心，让自己振作精神。常常阅读人物传记和自传，听美化人生的演讲来陶冶情操。回避消极文学，以减少它们对人心理、情感的毁灭性冲击力，增强心理适应能力和承受能力。通过这些来促进健康和谐的自我意识。

3. 促进积极情绪发展 情绪是人对客观事物是否符合自己需要的态度体验。客观事物如果符合个体需要，则产生肯定的态度，有愉悦、开心和喜上眉梢等正性体验；客观事物如果不符合个体需要，则产生否定的态度，有厌恶、沮丧和仇恨等负性体验。个体的情绪对感知觉、思维和意志等心理活动均有影响，积极情绪产生正性影响，消极情绪产生负性影响，为此，要发展个体的积极情绪。这就需要让青年学会科学调控自己情绪的方法，从情绪的奴隶变为情绪的主人，即我的情绪我控制。按照阿尔伯特·埃利斯（Albert Ellis）的 ABC 理论，情绪和行为等结果（consequences）不是由诱发事件（activating events）本身引起，而是由经历了这些事件的个体对此事件的思维或想法（beliefs）所引起。那些我们持续不断地对我们自己所说的话经常就是，或者就会变成我们的思想和情绪。如果我们经常对自己说：我很笨、我不行、我不会成功，那我们就会产生沮丧、焦虑和恐惧等负性情绪；如果我们常常暗示自己聪明、能干和机智等，那我们就会有快乐、幸福和愉悦等正性情绪。个体要知道，自己陷入情绪之中，是我们使自己感到不快，是自己选择了那样的情绪取向。所以，个体要对自己多一些积极暗示，少一些消极语言。另外，当自己有强烈的情绪体验时，要学会宣泄"六个一"，即说一说、笑一笑、哭一哭、动一动、写一写和喊一喊。不过在宣泄情绪时，要选好时间、地点和方式，避免引起不必要的误会。

4. 树立成功的信念 成功就是成就功业、政绩或事业。当一个人如果得到了社会、历史、人民的认可，无论结果，都可以认为他是个成功的人。成功时个体会被尊重，会有高峰体验，会获得成就感。青年人正处于学习、生活和工作的起步和发展期，个体的成功，会让他充满信心，勇敢前行。为此，个体要根据自己的实际情况及外部条件和环境，制订切实可行的行动计划，不要贪功求大，要脚踏实地，一步一步攻克成功道路上的难关，最终实现目标，获得成功。一个又一个的成功，不论大小，都会有助于个体树立起成功的信念，这对今后自我发展起到非常重要的作用。

二、中年期心理健康

中年期是指 35～60 岁这段时期。中年期是人生旅途的中点，是人生的又一重大转折期，身心各方面都发生着一系列变化，也是人生中较长的时期，人生中的许多任务都在这一阶段完成。个体面临家庭和社会中的多重任务，担当着诸多角色，这就决定了这一时期个体有别于其他年龄阶段的心理特点。

（一）中年期的心理发展特点

1. 深思熟虑，富于哲理 智力发展到最佳状态，是中年人心理成熟的重要标志之一。智力是一个人理解和改造周围环境的综合能力，它使个体能够进行逻辑思维和做出理智的判断，具备独立解决问题的能力和进行有目的的行动。智力的成熟与否，主要体现在观察、理解和解决问题的能力等方面。

中年人由于注意力的稳定性和广度都较青年人成熟，思维能力也相对较强，所以能有目的、有计划、较持久地对客观事物进行观察和思维，能组织和安排好自己的生活。在绝大多数情况下，能排除主观臆断，在坚持个人抱负必须符合社会利益的前提下，能灵活地选择时机，决定自己一生的目标和道路。

人到中年，一般都能较仔细地观察并理解客观事物的本质及相互关系，能够对事物进行归类并阐明其发生的原因和发展的过程，所以对自己的行动和创造，都能了解其客观原因、活动的动机、目的及其社会意义。中年人一般都具有稳定的情绪、丰富的知识和熟练的技能，因而也具备了较强的解决问题的能力。当然，由于经历的事情太多．积累的经验印迹太深，有时也容易受到先入为主的干扰。

2. 情绪稳定，干练豁达 经过青年时代步入中年以后，人们一般不再像年轻人那样容易冲动。因为阅历丰富，见多识广，大多有了较强的延缓刺激反应的能力，在大多数场合下，可埋藏内在的体验而不外露，按照客观情境控制和调节自己的情绪及情感，表现出深沉、含蓄而富有力量。由于这时智力发展达到最佳水平，意识记忆和抽象记忆力都很强，善于分析、综合、联想和演绎推理，可以构成自己的独立见解，所以已经建立的条件反射不易受新异动因的扰乱。在人际关系及社会行为方面，趋于干练豁达，能体谅他人的难处，设身处地地给予他人以支持和关心，也能接受批评，并按正确的批评意见调整自己的行为。

3. 意志坚韧，自制力强 相对于青年来说，中年人经历广，见识多，所学到的各种知识大多在实践中得到检验，因而一旦选定奋斗的目标，无论遇到困难或是遭受挫折，一般都能正确对待，不气馁、不退缩，有克服困难、渡过难关的忍受能力，表现出坚韧的意志力，显示出成熟的精神状态。

4. 个性成熟，心态稳定 中年人的个性虽然表现出明显的环境、职业和生活经历的特点，但总体来看，中年时期是个性发展成熟完善且心态稳定的阶段。他们对人对事有自己的主见，容易坚持己见，表现出对自己职业、工作的兴趣和责任心，充满自信。遇事坚定沉着，办事豁达宽容，待人冷热适度，温和而有涵养是中年人良好的性格的标志。当然，有些中年人还具有急躁、愤怒和爱冲动等不良个性心理特征，应注意克服和改变。

5. 更年期心理特点 更年期是中年进入老年的过渡期，女性一般在45~55岁，男性较晚，一般为55~60岁。更年期是人生从生理功能旺盛走向衰退的时期，生理、心理会发生巨大变化，部分人特别是女性会出现更年期综合征，常常表现为孤独、失眠、抑郁、空虚、寂寞感、疑病感和濒死感等；不少人出现自暴自弃、自责自疚的心理；有的人疑神疑鬼，终日忐忑不安。

（二）中年期的心理健康维护与促进

中年期人际关系错综复杂，家庭矛盾容易产生，生理功能开始衰退，患各种疾病的可能性也随之增加，使得中年人的心身健康又面临着严重的危险。因此，应注意以下几个方面的问题：

1. 消除心理压力 中年人是社会的栋梁、家庭的顶梁柱，长期承受高强度的精神紧张与心理压力，对此，中年人应正确认识自己的生理特点，正确辨识体力和智力之间的关系，要量力而行，淡泊名利，学会放松，扬长避短，丰富业余生活，加强体育锻炼，消除心理压力，保持健康心态。

2. 协调人际关系 中年时期人际关系复杂，各种矛盾比较激烈。因此，中年人要处理好上下级、同事之间的关系，处理好家庭、朋友之间的关系，以积极、豁达的态度对待社会地位的变迁、人际关系的改变，相互谅解、减少摩擦，以诚相待、广交朋友，在复杂多变的人际关系中调整自己的心理状态，正确地面对现实，应对挑战。

3. 提高个人素养 中年人心理负荷过重，若调适不当，易出现一些心身障碍甚至心身疾病，因此，应加强自我心理素质的培育，以豁达大度的胸怀保持心理平衡，发展业余爱好，丰富精神生活，陶冶情操。

4. 注意更年期保健 处于更年期的人，应正确认识自己的身心变化，保持情绪愉快，提高自我调节及控制能力，养成有规律的生活习惯，适当按摩，参加有意义的活动，坚持有规律的身体锻炼，增强自身抵抗能力，寻求家庭的关心和社会的支持，共同度过这一"多事之秋"。

三、老年期心理健康

老年期也称为成年晚期，指 60 岁至衰亡这一阶段。随着时间的推移，个体年龄不断增加，在中年期后会出现一系列形态学、生理和心理方面的退行性变化，甚至有记忆力减退、激素分泌失调和心智衰退等现象，为此，进入老年期的个体有其独特的心理特征。

（一）老年期的心理发展特点

随着年龄的增长，老年人心理承受能力会出现很大程度的降低，遇到困难或挫折时，情绪反应更为激烈，对身心健康的影响也更为明显。因此了解老年人心理的特点，一旦心理活动出现衰退、偏差和障碍等，可以及时通过调节得到纠正。

1. 权威心理 离退休是一个人社会角色的转变，从一线变为二线，从上级变为"闲人"，从命令指挥别人到被人指挥，从有职有权到平民百姓等，这种转变令不少老年人感到不适应。个人的经历和功绩，易使某些老年人尤其是男性产生权威思想，要求小辈听他们的话，尊重他们，否则就生气、发牢骚，常常因此造成矛盾和冲突。

2. 孤独心理 老年人从工作岗位上退下来以后，生活学习一下子从紧张有序转向自由松散状态，子女离家（或称"空巢现象"），亲友来往减少，门庭冷落，信息不灵，出现与世隔绝的感觉，感到孤独无助，甚至很伤感。尤其是独居的老年人，这种心理更加明显。

3. 恐惧心理 老年期最大的恐惧是面对死亡。老年人常常患有一种或多种慢性疾病，给晚年生活带来痛苦和不便，因为体弱多病，自然常会想到与"死"有关的问题，并不得不做好随时迎接死亡的准备。特别是对于某些患有癌症等难以治愈疾病的老年人，常常表现出惊恐、焦虑和不知所措。一些老年人表示并不怕死，但考虑最多的是如何死。一般老年人都希望急病快死，最怕久病缠绵，惹人讨厌，为摆脱这种局面，而四处求医，寻找养生保健之术。

4. 多疑心理 由于老年人的认识能力下降，常常不能正确认识外界事物与自己的关系。自我价值感的丧失与较高的自尊心交织影响下，常使老人过分关注家庭成员与其他人对自己的看法，对晚辈间的谈话、做事容易起疑心。

（二）老年期的心理健康维护

人每到一个年龄，心理也都是不一样的，特别是老年人，心理总是会有一定的起伏，变化也是非常的大，一般老年人心理承受能力会出现很大程度的降低，遇到困难或挫折时，情绪反应更为激烈，对身心健康的影响也更为明显。联合国最新预测，到 2050 年老年人人口数量将占世界人口总数的 21%，在中国老年人人口数量将占到全国总人口数的 34%，比世界平均速度快 1 倍，老年人口逐年增加，对老年人的心理健康维护就显得非常重要。

1. 摒弃权威架子

（1）善于急流勇退："长江后浪推前浪"，老人要经常看到年轻人的长处，大力扶持年轻人走上领导与关键岗位。年轻人应该尊重老年人。老年人更要让年轻人在自己的实践中不断成长起来。

（2）找回自己的兴趣与爱好：每位老年人都曾有过兴趣爱好，但年轻时"有闲无钱"，中年时"有钱无闲"，只有到了老年才"有钱有闲"，也到了该享受人生的最佳时间。所以离退休后，应该培养和找回自己的兴趣爱好，好好去体验人生的丰富多彩。

（3）坚持用脑：老年人应遵循"用进废退"的原则，坚持学习，坚持科学用脑，不但有利于减慢心理的衰老进程，而且能不断学习新事物，继续为社会做贡献。

2. 克服孤独心理

（1）认识孤独带来的危害：老年人的孤独与封闭是造成心身健康损害的一大敌人，常常会加快老化的进程。认识到孤独会给老年人带来伤害是克服孤独的第一步。

（2）加强人际交往：老年人离退休后，应尽可能保持与社会的联系，量力而行，继续发挥余热。只有走出家门，加强人际交往，才能找到生的意义、生的乐趣。老人的家属及身边人也要时常安慰、陪伴和体贴他们，让他们保持乐观、豁达的积极心态。

（3）培养兴趣爱好：老年人应积极而适量地参加一些社会活动，培养广泛的兴趣爱好（如书法、音乐、戏剧、绘画、养花和集邮等）。人老了，空闲时间多了，老年人可借此多学一些东西，培养多种兴趣和爱好，以陶冶情操，做到与众同乐，喜当"顽童"。

3. 战胜恐惧心理 一个人的一生应该像一条河，起初很小，被两岸所紧紧夹住，一旦冲过岩石、跃上瀑布，河逐渐变宽了，两岸后退了，河水静静地流淌，最后不知不觉地融入大海，毫无痛苦地失去了其自身的存在。老年人若能这样看待生活，就不会感到死的恐惧。老人应该在身体尚好的时候，全力完成自己未竟的事业，丰富生活，充分显示生命的价值。当身患重病时，应积极配合治疗。若知道死亡即将来临，及时安排好后事，冷静地等待生命的最后一刻。有意识地迎接死亡的来临是对老年人的巨大挑战。只有对死亡有思想准备，不回避、不幻想，必要时对死亡做出决断，才能让老年人从容不迫、义无反顾地给自己画上一个圆满的句号。

思 考 题

一、选择题

1. 不属于老年人心理特点的是（ ）
A. 权威心理 　　 B. 好奇心理 　　 C. 孤独心理 　　 D. 恐惧心理 　　 E. 多疑心理

2. 心理健康标准中智商应该高于（ ）
A. 60 　　 B. 70 　　 C. 80 　　 D. 90 　　 E. 100

3. 下面哪一项不是幼儿心理发展特点（ ）
A. 形象性 　　 B. 随意性 　　 C. 个性显露 　　 D. 反抗性 　　 E. 敏感性

二、名词解释

1. 心理健康
2. 心理健康教育

三、简答题

青年期的心理发展特点有哪些？

思考题答案

一、选择题

1. B 　 2. C 　 3. D

二、名词解释

1. 心理健康：是指心理功能和生活适应处于良好的状态。
2. 心理健康教育：是应用心理科学的方法，对个体心理的各层面施加积极影响，以促进其心理发展与适应，提升其心理健康水平的教育实践活动。

三、简答题

青年期的心理发展特点有哪些？

1. 认知能力发展显著 青年期由于大脑机能的不断增强，生活空间的不断扩大，社会实践活动的不断增多，其认知能力获得了长足发展。这个时期，他们的感觉和知觉灵敏，记忆力和思维能力不断增强，逻辑抽象思维能力逐步占据主导地位，通过分析、综合、抽象、概括、推理和判断来反映事物的关系和内在联系，并从一般的逻辑思维向辩证思维过渡，思维的独立性、批判性和创造性都有显著的提高，而且思维监控能力得以发展，在思维活动中能明确思维的目的性，探索并选择适当的思维材料和思维策略，评价思维的结果并对思维活动进行调整和修正。

2. 自我意识增强　个体进入青年时期，随着对外界认识的不断提高，生活经验的不断积累，对自己的内心世界和个性品质方面进行不断关注和评价、并且凭借这些来支配和调节自己的言行。但在相当长的一段时间内，他们并没有形成关于自己的稳固形象，也就是说，他们的自我意识还不够稳定。

3. 性意识的发展　性意识是指对性的理解、体验和态度。青年的性意识有一个持续发展的过程，在青春期，由于生理上急剧变化，性别发育产生差异，使其往往对性的问题感到害羞、腼腆、不安和反感。在心理上和行为上表现出不愿接近异性、彼此疏远、男女界限分明、喜与同性伙伴亲密相处等情况。这一时期的性意识是对两性关系由无知到意识状态，是一种朦胧状态。

4. 情感生活丰富　在少年期，由于成熟感的产生，从而引起少年与成人交往中的冲突现象，在青年期仍在继续着。有些青年往往把内心世界，自己的情绪体验对长一辈的父母等人长期地隐蔽起来。

5. 人生观形成并稳定　人生观的发展过程是在少年期开始萌芽，到高中阶段的青年期得以迅速发展，在大学阶段又接触到许多有关人生价值的社会现象、理论问题及生活实践，这使得他们对人生不断地进行探索和反思，并对人生的目的和意义有了系统地概况和认识，从而能够更深刻地了解人生的意义，为此，形成了比较稳定的人生观。

（张　俐　徐晓晓）

第五章　心理应激与心身疾病

【学习目标】

掌握　心理应激的概念、心理应激的应对、心身疾病的概念、心身疾病的致病因素。

熟悉　应激的结果、临床上常见心身疾病的护理。

了解　应激反应。

【案例5-1】　　　　　　　一名急症入院的心绞痛患者

患者，女性，35岁，因心前区刀割样疼痛，伴大汗淋漓及濒死感半小时而急诊入院。

患者既往健康。最近正逢评定职称，按科研成果和一贯工作表现排名第三位，感觉有把握能评上副高，但投票结果出乎预料没有评上，这意外的打击使她感到愤愤不平，十分沮丧，一向和蔼温顺的她无论如何也不能接受这一事实，所以整日闷闷不乐，偷偷哭泣。俗语说"祸不单行，福不成双"，一波未平，一波又起，这时正在住院的父亲因肺癌广泛转移导致多脏器功能衰竭，抢救无效而死亡。虽然她早已有精神准备，但真正到了面对这一事实时仍难以承受，无奈只得强打精神为父亲办理身后事；她虽然感到有些支撑不住，但事后仍坚持上班。突然，更令人震惊的噩耗从天而降，她最亲爱的技术高超的丈夫不幸在车祸中丧生，这真是晴天霹雳！她再也支撑不住了，"昏死"过去，并出现心前区刀割样疼痛，伴大汗淋漓及濒死感，立即急诊入院抢救。经心电图及相关检查，诊断为广泛前壁急性心肌梗死，伴有心源性休克。医院立即组织著名专家进行全力抢救，患者终于脱险了。然而这一连串的不幸使得她无法心理平衡，心绞痛频繁发作，过着痛不欲生的日子。

问题：该患者处于什么状态？诱发因素是什么？

分析：从表现病症：心前区刀割样疼痛、濒死感可以初步判定患者可能患有心绞痛。进一步了解患者的既往状况良好，恰逢最近职称评定不顺利，并且父亲因抢救无效死亡。正在最艰难的时候，其丈夫又在车祸中丧生，可以看出是应激事件在她身上不断累积，最终致使她出现疾病。因此，当前患者处于应激状态，诱发因素就是连续出现的以上消极事件。

第一节　心　理　应　激

随着社会的发展，人们的生活与工作环境发生了巨大变化，生活节奏的加快，工作压力的增大，社会竞争的加剧，所有这些均会加重人们适应生活的负担。当个体遇到挑战时，不可避免地会伴随应激反应。适当强度的心理应激不仅可以提高机体的警觉水平，促进人们应对环境的挑战，还可以提高人们适应生活的能力，有利于心身健康，但是强度过大或持续的时间过长的心理应激则可降低机体的抵抗力，造成对许多疾病的易感状态。心理应激是每个人都能体验到的情绪状态，它给我们的生活、工作及身体健康带来明显影响，表现出既有利又有害的双重性。因此，心理应激这一理论系统有助于人们认识心理社会因素在疾病的发生发展及转归过程中的作用。

一、概　　　述

（一）应激的概念

应激（stress）也称为压力，是多学科关注的概念，20世纪20年代，生理学家坎农（Cannon WB）

提出稳态学说和应激概念，是应激研究的起点。在坎农稳态学说的影响下，1936年，塞里（Selye H）提出"一般适应综合征"和应激概念，标志着现代应激的开始。随着应激概念的不断发展，不同学术领域和不同专业工作者对应激的认识也存在着差异，当前在医学领域中，应激的含义可以概括为：

1. 应激是一种刺激物 把应激看作一种来源十分广泛的刺激物，包括生理的、心理的、社会的和文化的各种刺激物。

2. 应激是一种反应 应激是机体对各种刺激物或应激情境所做出的应答性反应。

3. 应激是一种察觉到的威胁 并不是所有的刺激均会产生应激反应，应激的发生也并非伴随于特定的刺激或特定的反应，而是发生于个体察觉或评估一种有威胁的情境之时。由于个体对情境的察觉和评估存在差异，因此，个体对应激源做出的反应也存在差异。

从医学心理学的角度，一般将心理应激定义为：个体在察觉到需求与满足需求的能力不平衡时所表现出来的一系列的心身紧张性反应，其结果是适应或适应不良。

（二）心理应激的概念

心理应激（mental stress）指个体认识到需求与满足需求的能力不平衡时，倾向于通过整体心理和生理反应表现出来的多因素作用的适应过程。这个概念强调应激源是个体对环境威胁和挑战的一种适应和应对"过程"，其结果可以是适应或不适应；应激源可以是生物、心理、社会或文化的；应激反应可以是生理、心理或行为的；应激过程受个体多种内、外因素影响；认知评价在应激作用过程中始终起关键性作用。

二、心理应激过程

心理应激的过程可分为四个部分：应激源的输入、应激中介、应激反应和应激结果。

（一）输入部分——应激源

应激源是指机体内、外环境中能够引起应激反应的刺激物，按其性质可分为以下四类：

1. 躯体性应激源 指直接对躯体产生作用的各种生物、理化刺激。

2. 心理性应激源 指来自人们头脑中的紧张性信息。包括不切合实际的预期、凶事预感、工作压力、人际关系冲突、各种挫折等。心理性应激源与其他应激源的不同之处是它直接来自于人们的头脑，但也常常是外界刺激物作用的结果。

3. 社会性应激源 指社会环境中各种对个体产生影响的生活事件，如考试、就业、结婚、社会动荡、灾荒、社会经济制度的重大变化等。

4. 文化性应激源 指一个人从熟悉的生活方式、语言环境、风俗习惯、宗教信仰等迁移到陌生环境中所面临的各种文化冲突。

（二）中介

在现实生活中，我们往往会发现同样一个应激事件，有的人可发生应激反应，有的人不发生应激反应，有的人只发生轻度的应激反应，有的人则发生严重的应激反应，甚至产生疾病。由此可见，外界的刺激是否构成应激，应激反应的强度如何，还受很多因素的影响，这些因素被称作应激的中介机制，主要有认知评价、社会支持、应对方式、个性等。

1. 认知评价 评价是指个体从自身的角度对遇到的生活事件的性质、程度和可能的危害情况的判断。个体在某件事情发生时立即通过认知活动判断其是否与自己有利害关系，如果其结果是无利害关系时，个体不产生应激反应；当判断结果为有利害关系时，则会产生不同程度的应激反应。

2. 社会支持 社会支持是指在应激状态下，个体受到的来自社会各方面的心理上和物质上的支持或援助。当某人遭遇不幸时，来自家庭、亲友及社会各方面的关心支持和理解可以有效地降低或缓解应激反应的强度，平稳地渡过应激，摆脱困境。缺少或不能很好地利用社会支持系统的人，对同样的应激事件，心理、生理反应的强度会相对较为显著。

3. 应对方式 能合理地运用心理防御机制，准确估计自己的应对能力，选择恰当的方式应对应激，则会适应良好。若过高估计自己的应对能力，对生活事件的变动缺乏足够的心理准备，易受挫失败而导致强烈的生理、心理应激反应；而过低估计自己的应对能力，缺乏信心，易受生活事件的消极影响，更会引起精神紧张，增强应激反应，从而引起生理、心理紊乱。

4. 人格特征 不同人格类型的个体在面临应激事件时可以表现出不同的应对策略，在应激过程中会不同程度地直接或间接地影响个体对应激事件的认知评价、应对方式及个体的社会支持系统。另外，某些人格会增强心理应激反应，促使个体更容易发生心理障碍和心身疾病，如 A 型性格的个体易表现高应激反应状态，因而更容易患冠心病；C 型性格的个体过度压抑、忍耐及过多焦虑情绪的体验导致免疫功能受损而易患癌症。

另外，应激源本身的性质、个体的身体健康状况对应激反应的强度也会有一定的影响。

（三）应激反应

应激反应是指个体因不同应激源的作用而导致的各种生理和心理方面的变化，在多数情况下，心理反应和生理反应是作为一个整体出现的。

1. 应激的生理反应 应激的生理反应过程是通过神经系统、内分泌系统和免疫系统相互间联系和调节作用实现的。整个调节过程从三个方面进行：

（1）交感神经-肾上腺髓质系统调节：在日常生活中，当人们遇到一些重大活动或刺激性事件时，由交感神经系统兴奋性提高，继而使交感神经-肾上腺髓质系统发生兴奋。此时肾上腺素和去甲肾上腺素分泌增加，体内血液重新分配，内脏血管收缩、肌肉血管扩张，心率加快，心排血量增加；糖原分解使血糖升高，为机体适应和应对刺激事件或应激反应提供充足的能量。但如果应激源的强度过强或持续的时间过长，也会造成副交感神经紊乱，可表现为低血糖及休克等。

（2）下丘脑-腺垂体-肾上腺皮质系统调节：当应激源作用于人体感官时，引起神经冲动，通过下丘脑-腺垂体-肾上腺皮质系统，促进肾上腺皮质激素的分泌增加，从而引起一系列生理反应，包括血糖升高，炎症减轻，血小板生成及胶原蛋白合成增加，胃酸和胃蛋白酶的分泌升高，蛋白质分解等。

加拿大生理学家塞里用"全身适应综合"（GAS）来概括应激的生理反应，并将这种反应分为三个阶段：警戒期、抵抗期、衰竭期。

（3）免疫系统：当一个人长期处于应激源刺激下，还会损害人的免疫系统，这是通过"下丘脑-神经途径"和"下丘脑-垂体途径"作用于免疫系统所致。当机体长期处于应激源刺激下，下丘脑受到损害。神经系统通过儿茶酚胺及阿片样物质作用于胸腺、淋巴结等免疫细胞的受体，从而影响这些免疫细胞的免疫因子合成和释放。另外，下丘脑还通过垂体释放 ACTH，并伴随 β 内啡肽，两者均可作用于淋巴细胞表面受体，影响机体免疫功能。

短暂且微弱的应激一般对机体免疫功能不构成损害，只有当应激持续几周甚至几个月以上，才会减弱免疫系统的功能，使机体在各种疾病面前变得脆弱不堪。因此，长期处于应激状态下，可增加人的患病机会。

2. 应激的心理反应 个体对应激的心理反应存在积极的和消极的两个方面。积极的心理反应指适度的皮层唤醒水平和情绪唤起，注意力集中，积极的思维和动机的调整，反应敏捷、行动果断，能够准确地评定应激源的性质，做出符合理智的判断和决定。消极的心理反应表现为过度焦虑、紧张，认知能力降低，情绪波动比较大，思维混乱，在一定程度上失去了判断和决策能力。应激的心理反应主要包括认知反应、情绪反应、行为反应及自我防御。

（四）应激的结果

应激对于健康的影响是双重的，一方面适度的心理应激可以提高个体在现实生活中的适应能力，提高注意力和工作效率，促进人格的成长与发展及身心健康水平。另一方面持久而强烈的应激、长期的紧张和困扰，可导致或加重心身疾病或心理异常。

1. 应激对健康的积极影响

（1）适度的应激是维持正常心理和生理功能的必要条件："感觉剥夺"和单调状态的实验证实，

缺乏适度的环境刺激会损害人的心身功能，出现错觉、幻觉及思维障碍，因此，人们主张学习和工作中要有点"精神压力"、"紧迫感"，在这些压力之下才有动力走得更远，更好地适应环境。

（2）适度的应激是个体成长发展的必要条件：环境是影响个体成长和发展的重要因素。心理学许多研究表明，幼年期的适度心理应激可促使其心身发展，提高个体在日后生活中的应对及适应能力。日常生活经验也表明，那些幼年受到"过分保护"的儿童成年后走向社会时，往往更容易出现这样或那样的心理问题或疾病。

2. 应激对健康的消极影响　从消极意义上讲，持久的、频繁的、强烈而突发的应激，因为超过了个体的耐受能力，使得机体的适应机制失败，便可损害人的身心健康。

（1）导致或加重心身疾病：过于强烈或持久的心理应激，可击溃人体的生物化学保护机制，导致或加重心身疾病，如消化性溃疡、原发性高血压等。

（2）加重已有的身体疾病或精神疾病：大量研究表明，心理应激引起的心理与生理反应可加重已有的疾病或造成复发。如工作疲劳、剧烈运动、突然的强烈刺激会导致非创伤性猝死。

（3）其他：机体过度疲劳，适应能力减弱，工作学习效率下降。还可以造成个体认知上的悲观预测，易产生对新的应激的过度反应或退缩反应，出现自杀、物质滥用及依赖等行为障碍。

三、心理应激与应对

应对是个体在应激期间处理应激情境、保持心理平衡的一种手段，是个体减轻或消除应激状态及伴随的情绪痛苦的认知性和行为性措施。根据应对的指向性可把应对方式分为问题取向性应对和情绪取向性应对。问题取向性应对方式主要是着重于改变现存的人与环境关系，个体针对已察觉的问题（应激源）采取积极的努力，寻求解决问题或者回避问题。情绪取向性应对则着重于调节和控制应激时的情绪反应，从而降低烦恼维持一个适当的内部状态，以便更好地处理各种生活事件。由于人们可能通过解决问题来调节情绪，或通过调节情绪来促进问题的解决，所以，在现实中很难明确是问题取向性应对还是情绪取向性应对。

第二节　心　身　疾　病

一、心身疾病概述

随着科学技术的不断发展，医学科学正在由"生物医学模式"向"生物-心理-社会模式"转变，心理和社会因素对健康和疾病的影响作用也相应地得到重视。现代医学和心理学的研究证明，很多种疾病都能找到其致病的心理因素。心身疾病的概念就是在这个基础上提出来的。所谓心身疾病（psychosomatic disease）又称心身障碍（psychosomatic disorder）或心理生理疾病（psychophysiological disease），是心理社会因素在疾病的发生、发展过程中起重要作用的躯体器质性疾病和功能性障碍。目前对心身疾病的认识一般有广义和狭义两种概念。

有人将心身关系分为三类：

1. 心身反应　指精神性刺激相关的生理反应，当刺激除去，反应也就恢复。

2. 心身障碍　指精神刺激引起的功能障碍，但没有器质性变化。

3. 心身疾病　指精神刺激引起的器质性病变。

二、心身疾病的致病因素

现代医学模式认为心身疾病是多种因素复合作用的结果，不同的心身疾病及不同阶段，各种因素所起的作用不同。目前普遍认为心身疾病的发病过程既有生物学方面因素的作用，如患者本身的生理特点，又有社会文化方面因素的作用，还有心理方面因素的作用，这几者共同构成心身疾病的发病基础。

（一）社会因素

人不仅是生物的有机体，而且是一个社会成员。人们在各种社会活动实践中不仅和客观环境的事物发生关系，也和其他社会成员发生交往关系，而人在一生中，周围环境变化是很大的，如领导、家庭、邻居、同事间关系及矛盾接踵而来。然而人们对自身生存环境的变化往往是无能为力的，被动地适应和主动地适应都是不可抗拒的。适应良好，则身心健康；适应不良，以致产生心身疾病。社会因素对疾病的影响也可以从流行病学调查的结果中得到验证。

美国精神病专家Holmes和Rahe通过对5000多人进行社会调查和实验所获得的资料编制了"生活再适应评定量表"（表5-1），量表中列举了43种最常见的生活事件，每种生活事件标以不同的生活变化单位（life change units，LCU），以表示不同事件对个体的影响强度，他们发现，LCU一年累计超过300，来年有86%的人将会患病；若一年内LCU为150～300，来年患病的可能性为50%；若累计不超过150，来年可能健康平安。

表5-1 生活再适应评定量表

生活事件	LCU	生活事件	LCU
1. 配偶死亡	100	23. 子女离家	29
2. 离婚	73	24. 姻亲纠纷	29
3. 夫妻分居	65	25. 个人取得显著成就	28
4. 坐牢	63	26. 配偶参加或停止工作	26
5. 亲密家庭成员丧亡	63	27. 入学或毕业	26
6. 个人受伤或患病	53	28. 生活条件变化	25
7. 结婚	50	29. 个人习惯的改变	24
8. 被解雇	47	30. 与上级矛盾	23
9. 复婚	45	31. 工作时间或条件变化	20
10. 退休	45	32. 迁居	20
11. 家庭成员健康变化	44	33. 转学	20
12. 妊娠	40	34. 消遣娱乐的变化	19
13. 性功能障碍	39	35. 宗教活动的变化	19
14. 增加新的家庭成员	39	36. 社会活动的变化	18
15. 业务上的再调整	39	37. 少量负债	17
16. 经济状态的变化	38	38. 睡眠习惯变异	16
17. 好友丧亡	37	39. 生活在一起的家庭人数变化	15
18. 改行	36	40. 饮食习惯变异	15
19. 夫妻多次吵架	35	41. 休假	13
20. 中等负债	31	42. 圣诞节	12
21. 取消赎回抵押品	30	43. 微小的违法行为	11
22. 所担负工作责任方面的变化	29		

（二）心理因素

影响心身疾病的心理因素主要有情绪、人格特征与行为类型。

1. 情绪　社会因素是通过情绪作为中介而对人体健康产生影响的。强烈或持续的消极情绪首先累及自主神经系统，造成其功能紊乱而导致各种心身疾病。如愤怒、焦虑、惊恐等消极情绪的持续作用会产生心血管功能失调，出现心律失常、高血压、冠心病等；长期处于严重的忧愁、悲伤等情绪状态下会导致消化性溃疡和癌症。一般而言，引起人们产生损失感和不安全感的心理刺激最易导致心身疾病。

2. 人格特征与行为类型 大量研究证明，不同人格特征的人对某些心身疾病的易患性有明显的差异。医学现已证实，A 型行为是冠心病的一种独立的危险因素，C 型性格与自杀、癌症有关。除此之外，相当数量的心身疾病按病种的不同都有一些共同的人格特征（表 5-2）。

表 5-2　人格特征与心身疾病

疾病	人格特征
哮喘	过分依赖，希望被人照顾
冠心病	忙碌，争强好胜，急躁，善于把握环境
高血压	愤怒被压抑，听话，好强
偏头痛	追求尽善尽美，刻板，好斗
溃疡病	依赖，怨恨被压抑，感情受挫，有雄心

（三）生理因素

社会心理因素总是要通过生理变化的环节才能导致或加重身体疾病的，但同样的心理社会因素作用于不同的人，只有一部分人患病，并且所患的疾病类型也不相同，这主要是因为人们的生理始基不同。生理始基是指某些心身疾病患者在患心身疾病前的生理学特点。也就是说不同的生理始基使个体对不同的心身疾病具有易感性。现已发现，高甘油三酯血症是冠心病的生理始基，高蛋白结合碘是甲状腺功能亢进的生理始基，而胃蛋白酶原增高则是消化性溃疡的生理始基。

三、心身疾病的诊断及治疗原则

心身疾病伴有明显的器质性病变，在发生、发展、转归等方面与心理社会因素密切相关，人格因素在疾病的演变中也起到一定的作用，因此心身疾病的诊断要高度重视病因的心理社会因素的影响。

（一）心身疾病的诊断要点

心身疾病的诊断包括躯体诊断和心理诊断。躯体诊断的原则与方法同其他躯体疾病一样。在收集病史的时候，应多注意患者的心理社会方面的生活事件、行为方式、人际关系及心理、人格发育等，在做体检时需要注意患者心理问题的躯体化表现。心理诊断是通过心理检查完成的，主要的方法是晤谈、心理测验、心理生物学检查和行为观察等。

（1）有明确的器质性病变。

（2）某些心理社会因素的存在。

某些心理社会因素在疾病的发生之前就存在，并且病情的变化与心理社会因素有关；某些个性特征成为某些心身疾病的易感因素。

（3）单纯的生物学疗法收效甚微。

（二）心身疾病的治疗原则

在明确诊断的基础上，应采取心身结合的治疗原则，但在具体治疗时应各有侧重。对于急性发病且躯体症状严重时，应以躯体对症治疗为主，辅以心理治疗；如果以心理症状为主，或者虽然以躯体症状为主但已呈慢性状态，则可在实施常规躯体治疗的同时，重点安排好心理治疗。

四、临床上常见心身疾病

（一）原发性高血压病

原发性高血压是以慢性血压升高为特征的临床综合征。原发性高血压占高血压患者的 90%左右，会导致冠心病、脑卒中和肾衰竭等并发症，是致残率、致死率极高的疾病，国际上有"无形杀手"之称。现代社会中日益增长的心理社会紧张刺激无疑是促使高血压上升的因素之一，与原发性高血压发病有关的心理社会因素主要有：

1. 情绪因素 20世纪以来，在对原发性高血压的相关研究中，发现焦虑紧张及压抑情绪常为高血压的诱发因素。人际关系紧张、社会地位和职业改变、家庭矛盾、经济收入和居住困难等各类生活事件导致的强烈的焦虑、恐惧、愤怒和敌意情绪均可引起血压升高。

【相关链接】 　　　　　　　　　**一只嘴馋嗜腥的猫**

　　把一只嘴馋嗜腥的猫放在一个它能看见又能抓得到的放有鲜鱼食品盒子的地方。猫想要吃到鲜美的鱼肉就必须踏登在食品盒前边的一个通电的电极上，这样猫就得忍受伤肤的电极痛，否则就不能吃到美味可口的鲜鱼肉。在这种取食忍痛，不取食难熬的情绪折磨下，猫的心理上形成严重的冲突，变得愤怒、恐惧与矛盾，结果导致高血压。

2. 社会环境因素 早期跨文化研究表明，原发性高血压多见于应激、冲突明显的社会。据 Valdman 等（1958）报道，第二次世界大战期间列宁格勒被围困达3年之久，其居民高血压的患病率从战前的4%上升到64%。战争过后，大多数人的血压仍难以恢复到正常，医学界称之为"围城高血压"。流行病学调查表明，高血压发病的总趋势是发达国家高于发展中国家，城市高于农村，知识阶层高于非知识阶层。精神紧张的、责任重大的职业群体倾向于较高的发病率。

3. 人格特征 虽然原发性高血压患者的人格特征尚未确定，但许多研究表明原发性高血压与病前性格有关。Wofls（1997）对一组114例原发性高血压患者的调查研究认为，原发性高血压虽然不具有某一种基本人格类型，但却有趋向好斗和过分谨慎的特征。中国医学科学院曾对160名高血压患者进行研究，发现其有急躁易怒、好奇任性、要求过高、好强、孤独敏感、易生闷气、多疑固执等特征。

【相关链接】 　　　　　　　　　**永远争第一**

　　某女，55岁，护士。自幼学习成绩优秀，运动成绩突出。工作中处处争强好胜，在技术比武中常常名列前茅，在运动会比赛中也多次拿冠军。如果在工作中稍比别人差，一定会加班加点地工作或学习，在下一次评比中肯定超过别人。一次在运动会比赛中名列第二，便宣称自己比赛时未尽全力，对方获胜没什么了不起，下次比赛一定要超过她，弄得对方挺尴尬。生活中也处处要强，找对象时模样、学历要不比周围人差，家庭布置、生活水准也要超过别人一截，家里收拾得干干净净，经常为打扫卫生而干到半夜。工作生活风风火火，天天忙忙碌碌，难得清闲。对女儿的要求也非常严格，从小就给女儿灌输要争第一的思想，给女儿报名参加了几个艺术培训班，要培养女儿的艺术素质和高贵气质，长大后全面超过自己。当得知自己患了高血压和冠心病后，认为自己是得了"文明病""富贵病"，也比别的病高一等。

4. 不良行为因素 研究证明，原发性高血压发病与高钠饮食、肥胖、缺少运动、大量吸烟、酗酒和生活不规律等因素有关。

5. 原发性高血压的心理干预 对原发性高血压的治疗，主张在使用各种降压药物治疗的同时，积极采用心理疗法、运动疗法及改变生活习惯等多种方法相结合的综合性干预措施。在心理干预方面，松弛训练和生物反馈治疗最为常用。运动疗法较常使用于轻症高血压患者，尤其是耐力性运动训练或有氧训练均有较好的降压作用，其中快走、慢跑、游泳等运动训练，已在我国广泛开展。

（二）冠心病

冠心病是冠状动脉粥样硬化性心脏病的简称，是当今世界上危害人类健康和生命最严重而且死亡率最高的疾病。经国内外近一个世纪的大量研究认为，冠心病除与高血压、高血脂、重度吸烟、遗传因素有关以外，心理社会因素也是重要的病因之一。

1. 心理社会因素　有关冠心病发病率和易感者的研究表明，冠心病的发病率在竞争激烈的工业发达国家和发展中国家的发达地区较高，在脑力劳动者中居多。

2. 人格特征　美国心脏病学家 Friedman 及 Rosenman 等，从 1960 年至 1975 年对 3154 名 39～59 岁的男性的研究表明：勤奋努力、争强好胜、苛求自己与他人、易激惹、人际关系紧张、常有过度敌意者发生冠心病的人数是 B 型行为者的 3 倍。1978 年美国国立心、肺及血液研究所组织有关专家讲座研究的结论是"A 型行为与美国中年雇员冠心病的发病危险有关，这种危险较年龄、收缩压升高、血清胆固醇升高或吸烟更大，相当于后面三者相加的强度级别"。我国的研究资料也表明，在冠心病中，A 型行为者占 75.73%。而 A 型行为与 B 型行为者患冠心病的比例为 3.64∶1。

3. 不良行为习惯　不健康的生活方式，如缺少运动、吸烟、高脂饮食等对冠心病发病有着明显的增效作用。

4. 冠心病的治疗　对于冠心病的治疗应采取综合措施，在给予躯体治疗的同时，辅助心理干预。冠心病的心理干预可采用：①心理咨询，针对患者不良的生活行为习惯，给予咨询和帮助，使其学会自我控制情绪和调整情绪。②生物反馈治疗，主要用松弛训练消除患者过度紧张和焦虑的情绪，降低患者骨骼肌紧张程度，利于血管扩张，降低血压，改善心肌缺血症状。③运动治疗，鼓励患者进行适度的运动（气功、书画），降低血液黏稠度，改善病情。

（三）胃和十二指肠溃疡

消化性溃疡是最常见的疾病之一，而胃肠道可能是我们身体里最"情绪化"的器官了。胃瘘管实验表明，心理因素可改变胃液分泌，如愤怒、紧张、惊慌和憎恨等心理因素往往使胃酸增加，而抑郁、苦闷或焦虑等使胃液减少。火灾、洪水、空袭和地震等造成的心理影响，常可引起应激性溃疡。在通常情况下，丧偶、离婚、恐惧、失败等因素与消化性溃疡的发生也有一定关系。这些心理因素都可导致迷走神经兴奋，从而使胃液酸度增高，引起溃疡疾病。个性方面，大量研究发现，消化性溃疡患者往往有以下特点：精神生活紧张，很少有完全放松的状态，心理冲突较强烈，情绪不稳定，常有压抑感。另外，各种生理心理应激使患者精神疲惫，睡眠不足，饮食无规律也易诱发应激性溃疡。

消化性溃疡的心理干预：对于消化性溃疡的治疗应采取综合措施，在进行药物治疗的同时，给予切实有效的心理干预非常重要。有效的心理干预能促进溃疡愈合、缩短病程，防止溃疡复发。

（四）支气管哮喘

目前普遍认为，支气管哮喘的病因主要有变态反应、感染和心理因素。近年来通过大量的研究证实，在哮喘发作中，精神因素有其重要作用，并已公认哮喘是呼吸系统中典型的心身疾病之一。

1. 哮喘的心理危险因素　许多精神因素，如焦虑、失望、困扰、愤怒、恐惧、沮丧等皆可诱发哮喘或形成哮喘持续状态。其人格特征多表现为依赖性强、焦虑、激动、情绪不稳、幼稚、性格内向等。情绪障碍和性格缺陷使机体免疫功能下降，对外界敏感性增强，易诱发和加重哮喘；而哮喘发作时则又可引起患者情绪紧张及焦虑等症状。如此心身交织，恶性循环，使哮喘反复发作，迁延不愈。

【相关链接】　　　　　　　　　　一名反复哮喘的同学

患者，男性，重点中学初三学生，哮喘反复发作 2 年。

初次患病时，经医生检查，患者当时神情惊恐，面色青灰，口唇青紫，大汗淋漓，呼吸困难，呼吸节律及心跳次数都超出正常值，听诊两肺有支气管痉挛的声音，体温正常，化验检查无明显的感染，胸部透视无肺炎的证据。从个人史及家族史看，患者本人以往没有呼吸道疾病，连感冒都很少得，父母、祖父母都没有呼吸道疾病，亦无过敏性或传染性疾病。此次哮喘发作于 1 周后渐渐恢复，无后遗症留下。出院之后即恢复学习，精神体力都很健壮。

从此之后，患者经常有这种病状发作，几乎每月发病1～2次。发作之前并没有一点感冒的迹象，而哮喘发作时并不发热，全身也没有更多的感染证据，每次的发病都用大量的抗生素输液，效果也不明显。病情来得突然，而好的也蹊跷，有时不治也能自然好转。医生考虑不是感染的原因，可能是对某种物质过敏。于是全家齐动手寻找过敏原，把全部衣服被褥能经水洗的全过水，不能洗的都晒3天。立体大扫除，连墙壁都用水冲了，全部家具换成原木材质，顶棚都拆下来换成用纸糊，家中花草都清除。金鱼、猫、狗全送人。吃饭时每天记录食谱，调查统计哮喘发作与食物的关系，就是这样细心，哮喘依然如故，丝毫没有减轻的迹象。

最初病情来势汹汹，但好的也利索，一来二去有两年多的时间，反复的哮喘，胸部有了器质性的变化，有支气管扩张和轻度的肺气肿。呼吸功能受到损伤，在不犯病的时候，运动量一大也会喘不过气来，孩子慢慢变得不喜欢运动了，同学的一些集体活动也不愿邀请他，学习成绩再差一些，在班里的威信大不如以前。患者变得沉默寡言，人前矮三分。学校的心理老师建议患者看看心理门诊。

心理学检测

性格特点：艾森克性格检查EPQ属于：内向、敏感（E分低N分高）。

行为模式（CBCL）测查：表现是有轻度的强迫倾向，过度追求完美，轻度偏执，轻度社会退缩。

情绪测查属于：紧张，焦虑，抑郁。

问题：

（1）患者所患疾病的类型是什么？

（2）引起此类疾病的可能原因有哪些？

（3）治疗原则是什么？

2. 支气管哮喘的治疗 在对支气管哮喘患者进行生物治疗的同时，应注重对患者的心理疏导和心理治疗。第一，通过调整人际关系、改变应对方式，以消除不良心理因素的影响，保持健康的心态；第二，采用支持性心理治疗、松弛治疗等方法改善患者焦虑和紧张的情绪，并学会自我调整和控制情绪；第三，进行哮喘病的健康教育，向患者讲解情绪控制的方法和意义、皮质激素的作用和安全性及用药方法，同时使患者学会良好的行为方式，不断完善人格，预防哮喘病发作。

（五）癌症

癌症是一种严重危害人们生命健康和生活质量的常见病和多发病。根据全国肿瘤登记中心发布的《2012中国肿瘤登记年报》显示，中国每年新增癌症病例约350万，约有250万人因此死亡，全国每分钟有6人被诊断为癌症，其中"肺癌"已取代肝癌成为我国首位肿瘤死因，且在城市居民癌症死亡居首位，在农村居民死亡排名中恶性肿瘤居第二位。

1. 癌症形成的影响因素 随着科学技术的发展，医学科学的进步使关于不良心理因素与肿瘤发病的关系有了进一步的认识，即心理社会因素是癌症形成的重要影响因素之一。

（1）生活事件与癌症：生活事件特别是负性生活事件与癌症的关系比较密切。姜乾金等（1987）通过临床对照调查显示，癌症患者较对照组患者报道更多的病前生活事件。姜乾金对86例癌症患者调查发现，患者病前有明显的生活事件打击，以家庭不幸（失去亲人、离婚等）与对照组比较有显著差异。

（2）情绪：随着对癌症心理学研究的进展，发现存在有克制自己、压抑愤怒、不安全感及不满情绪的人易患癌症。美国一位医生在研究白血病及霍奇金病患者心理时发现，当病情明显恶化时，10个患者中有9个与孤独、绝望的心境有关。美国癌症研究所对早期进行手术治疗的肿瘤患者观察发现，对治疗怀疑、丧失信心、焦虑者常常复发；有压抑及克制情绪者往往预后不良。目前认为，心理社会因素影响癌症，主要就是通过不良情绪对机体免疫功能的抑制，从而影响免疫系统识别和消灭癌细胞的"免疫监视"。

（3）个性临床研究发现个性心理特征与癌症发生发展有一定关系。行为上表现得过分屈从、过分自我克制、回避矛盾、姑息迁就、忍耐合作性强，因怕得罪人而放弃自己的需要，因无力应付生活的压力而感到绝望的人，其癌症的发生优选法可高出正常人的 3 倍以上。

2. 癌症的心理干预　在常规治疗的同事，给予癌症患者必要的心理干预和社会支持，减轻患者心理痛苦，以提高其生活质量，延缓疾病的恶化进程。

（1）纠正患者的错误认知：癌症患者通常的错误认知是"癌症是不治之症"、"癌症就意味着死亡"，导致消极心理反应。因此，应帮助患者了解自己所患疾病的正确认识，了解治疗过程中出现的各种副作用和并发症，消除患者对疾病治疗及预后的错误认知，使患者对疾病治疗寄予期望和信心，积极配合治疗。

（2）调整患者的不良情绪：尽量减少不良心理社会因素对患者的刺激，鼓励患者及时表达合理宣泄负性情绪。可采用认知疗法、心理支持、放松技术、音乐疗法等心理治疗方法缓解抑郁、焦虑和恐惧情绪，对于严重抑郁、焦虑或恐惧者，可适当给予抗抑郁、抗焦虑药物处理。

（3）减轻疼痛：癌症患者晚期常伴有疼痛，这会加重患者的不良心理反应，而不良心理反应又会加重患者的疼痛感受，形成恶性循环。所以应采取各种措施减轻疼痛，避免疼痛所致的不良影响。

思　考　题

一、选择题

1. 影响健康的社会因素不包括（　　）
   A. 政治动荡　　　　　　　B. 风俗习惯　　　　　　　C. 社会支持
   D. 经济变化　　　　　　　E. 生活事件

2. 影响健康的心理因素不包括（　　）
   A. 生活事件　　　　　　　B. 认知能力　　　　　　　C. 情绪状态
   D. 人格特征　　　　　　　E. 行为方式

3. 人类生活中最普遍的一类应激源是（　　）
   A. 心理性应激源　　　　　B. 社会性应激源　　　　　C. 不可控制性应激源
   D. 文化性应激源　　　　　E. 躯体性应激源

二、名词解释

1. 心理应激
2. 心身疾病

三、简答题

1. 简述心理应激的应对方法。
2. 什么样的人容易患心身疾病？

思考题答案

一、选择题

1. C　2. A　3. C

二、名词解释

1. 心理应激（mental stress）：指个体认识到需求与满足需求的能力不平衡时，倾向于通过整体心理和生理反应表现出来的多因素作用的适应过程。

2. 心身疾病（psychosomatic disease）：又称心身障碍（psychosomatic disorder）或心理生理疾病（psychophysiological disease），是心理社会因素在疾病的发生、发展过程中起重要作用的躯体器质性疾病和功能性障碍。

三、简答题

1. 简述心理应激的应对方法。

应对是个体在应激期间处理应激情境、保持心理平衡的一种手段，是个体减轻或消除应激状态及伴随的情绪痛苦的认知性和行为性措施。根据应对的指向性可把应对方式分为问题取向性应对和情绪取向性应对。问题取向性应对方式主要是着重于改变现存的人与环境关系，个体针对已察觉的问题（应激源）采取积极的努力，寻求解决问题或者回避问题。情绪取向性应对则着重于调节和控制应激时的情绪反应，从而降低烦恼维持一个适当的内部状态，以便更好地处理各种生活事件。由于人们可能通过解决问题来调节情绪，或通过调节情绪来促进问题的解决，所以，在现实中很难明确是问题取向性应对还是情绪取向性应对。

2. 什么样的人容易患心身疾病？

现代医学模式认为心身疾病是多种因素复合作用的结果，不同的心身疾病及不同阶段，各种因素所起的作用不同。目前普遍认为心身疾病的发病过程有生物学方面因素的作用。

大量研究证明，不同人格特征的人对某些心身疾病的易患性有明显的差异。医学现已证实，A型行为是冠心病的一种独立的危险因素，C型性格与自杀、癌症有关。除此之外，相当数量的心身疾病按病种的不同都有一些共同的人格特征见下表。

人格特征与心身疾病

疾病	人格特征
哮喘	过分依赖，希望被人照顾
冠心病	忙碌，争强好胜，急躁，善于把握环境
高血压	愤怒被压抑，听话，好强
偏头痛	追求尽善尽美，刻板，好斗
溃疡病	依赖，怨恨被压抑，感情受挫，有雄心

（赵小玉 林 琳）

第六章 心 理 评 估

【学习目标】

掌握 心理评估的概念、心理测验的概念及分类、临床常用评定量表的使用。

熟悉 心理评估的一般过程、临床常用心理评估的方法、明尼苏达多项人格问卷、艾森克人格问卷、卡特尔16项人格因素问卷及韦氏智力量表的适用范围。

了解 心理测验的实施步骤、受测者误差及其控制。

第一节 心理评估概述

患者在患病过程中，心理会根据病情的程度不同而发生不同的变化，随着医疗服务内涵的不断推进，为患者提供人性化、个性化医疗服务，提高患者就医舒适感受，促进患者生理、心理全方位的恢复。如何做好患者患病过程中心理变化问题的了解和把握对于做好心理护理工作至关重要。因此，心理评估这一理论系统有助于护理人员对这类心理变化及问题，运用心理学方法，了解患者在患病前的心理问题及与躯体疾病伴发的心理问题或心理障碍，为患者提供相应的心理护理措施。

一、心理评估的概念

（一）心理评估的概念

心理评估（psychological assessment）是应用心理学理论和方法对所获得的信息，对个体的某一心理现象做全面、系统和深入的客观描述。心理过程和人格这些心理现象，都可以用一些方法来做客观的描述，这些方法通常包括观察法（observation method）、访谈法（interview method）、问卷法（questionnaire method）和心理测验（psychological test），其中每一种都可单独也可综合用作描述心理现象的手段。心理评估技术可为研究了解心理现象的不同目的而使用，用于临床医学目的时则称为临床心理评估（clinical psychological assessment），指将心理评估的通用理论和方法运用于临床，以临床患者为主要评估对象，评定和甄别患者心理状态的一系列应用性评估手段和技术。与心理评估相比，临床心理评估所涉及的范畴和内容更具体，更侧重于个体身心健康及其影响因素的评估，以便为临床心理诊断和心理干预提供参考，为观察疾病的进展、治疗效果及其预后提供参考。

心理评估和心理干预是临床心理工作的两大主要部分。心理评估与心理测验相联系又相区别。心理评估是对心理品质水平做出全面的鉴定，常需要采用一套方法，包括非正式的评估方法如观察法；正式的方法如问卷法、心理测验等来进行，心理测验包括在心理评估之中。

（二）心理评估的特征

心理评估的对象是人，人在不同时间、不同情景下心理状态会有不同，心理评估具有以下特征。

1. 间接性 心理评估的对象是人的心理品质和状态，必须通过评估对象的既往行为记录、当前外在行为表现或语言反应等来间接反映。在某些情况下，被评估者会隐瞒或故意掩饰自己的既往行为和（或）外在行为，造成评估难度的增加。

2. 相对性 由于心理评估的影响因素诸多，评估者、评估对象、评估过程、评估环境都会对评估结果造成影响；同时，任何测量都有一定程度的误差和主观性，因此，评估人员只能力求精确，无法保证绝对正确，准确性与客观性都是相对的。

3. 互动性 心理评估可通过访谈、观察的方法收集资料，在访谈和观察中，评估者的言行举止,喜怒哀乐都有可能影响被评估者在评估过程中的表现,同样被评估者的表现也会影响到评估者,处理不当,评估过程中的互动性就会影响到结果的真实性。

对心理现象做出科学、准确的评估并不容易,良好的专业知识基础、评估经验、交往沟通技巧均能提高心理评估的效度。了解心理评估的间接性、相对性和互动性特征,有助于分析鉴定评估结果。

(三)心理评估在医疗领域中的作用

心理评估在临床诊疗、护理、疾病预防、科研等多个医疗领域起着重要的作用。

(1)心理评估是临床心理学的任务之一。临床心理学是医学心理学的分支,其任务是临床心理评估和心理咨询与治疗。评估是干预的基础,是干预效果的检查手段。心理评估为心理咨询与治疗提供前提和依据,并对心理咨询和治疗的结果进行评价。

(2)在临床诊疗活动中,心理评估可用于疾病的辅助诊断。如儿童保健科医师运用智力量表等心理测验方法评估儿童的智力发育状况。

(3)在护理领域中,护理人员从护理学专业角度,可以借助心理评估理论和方法,针对护理对象的心理健康状况,对患者在患病前的心理问题及与躯体疾病伴发的心理问题或心理障碍,进行综合评估,为患者提供相应的心理护理措施。

(4)在疾病预防中,研究者可以通过心理评估的方法,研究引起各种心理和身体疾病的影响因素,以及这些影响因素对心理和生理疾病造成的结果,对预防和治疗心理及身体疾病提供帮助。

(5)在促进人们健康行为中,运用心理评估方法,了解不同个体的心理特征,对不健康行为进行评估和研究,有利于健康教育与健康促进策略计划的制订与实施。

(6)在科研中,心理评估的方法可以对被评估者的心理和行为进行客观评定,且多采用数量化收集,便于统计分析。

【相关链接】 **心理评估人员的资格和责任**

1991年,中国心理卫生协会心理评估专业委员会成立;1994年该会出台了《心理评估质量控制规定》(试用本),2000年又发布了《心理评估质量控制规定》(修订本),文中指出,心理评估是临床心理学的重要组成部分,只有合格的专业人员实施这项技术才能发挥其应有的效能。心理评估人员包括专业技术人员和测验操作人员,均需接受严格的心理评估技能培训。

1.心理评估专业技术人员应同时具备下列条件:

(1)具有心理学、医学或相关学科的本科以上学历。

(2)在具体实践中还应具有相关学科的知识,尤其是脑科学的知识。

(3)接受过心理评估专业委员会或国家部委认可的心理评估技术培训班的专门培训,取得相应的资格证书,对某些复杂的测验(如智力成套测验、罗夏测验、神经心理成套测验等)尚需取得该项技术的单项证书。

(4)对心理测量理论具有较全面的了解,并有两年以上使用多种心理评估技术的经验。

(5)能够正确指导测验操作人员实施心理评估操作技术。

2.测验操作人员必须在专业技术人员指导下使用心理评估技术,同时须具备以下条件:

(1)具有医学、心理学或相关专业的中等专科以上学历。

(2)具有与人交往的技巧,对人类行为有基本的了解。

(3)接受过心理评估专业委员会或国家部委认可的心理评估培训班的培训,取得相应的资格证书。

(4)在专业技术人员指导下,具有两年以上从事多种心理评估技术操作的经验。

(5)能向心理评估专业技术人员提供准确的测验结果及有关资料。

(中国心理卫生协会心理评估专业委 2000年5月)

二、心理评估的一般过程

心理评估时根据评估的目的采取多种方法收集资料，对所得资料和信息进行分析、判断。根据心理评估的目的，其具体过程有所不同，采集的方法也不同。在进行心理评估之前，首要任务就是要确定评估的目的，心理评估过程包括评估准备、资料搜集、分析总结三个大的阶段，每个大的阶段可进一步分解为若干个小的步骤。

（一）评估准备

在评估准备阶段，要根据来访者或申请评估的人希望解决的首要问题，确定评估目的、评估内容和决策标准。首先要明确被评估者目前的主要需要心理方面帮助的问题，根据问题确定通过本次心理评估希望达到的目的，需要搜集的资料方向、使用何种方法、收集目标人群锁定等，详细了解患者就医的主诉、现病史、既往史、家族史、发生现在问题的起因及发展、可能的影响因素、早年生活经历、家庭背景、当前的人际交往。本过程主要应用调查法、会谈法和观察法。具体有以下步骤：

1. 阅读申请　接到申请后认真阅读，明确申请人关系的问题。如一位新手妈妈总是被家人抱怨带不好孩子，我们就该明确母亲的困难是什么，是育儿知识缺乏还是与孩子沟通发生了障碍等。

2. 确定评估的目的　心理评估常被用来诊断、筛查、预测和进程评价，申请者希望用心理评估达成其中某一个或几个目的。

（1）诊断（diagnosis）：在心理评估中，诊断就是通过某些检查程序和测验，对评估对象的心理问题进行分类，如果可能，还要对该心理问题原因进行解释和提出治疗方案建议。诊断常常是临床评估的最重要目标。

（2）筛查（screening）：筛查评估针对某一人群而不是个体，用来确认是否现在存在或将来可能会有这样的个体。根据筛查的结果判断是否达到某种特殊训练的条件；或者具有某种功能障碍和残疾，需要治疗或康复；或者需要进一步复杂的评估。

（3）预测（prediction）：人们常要求心理学家预测评估对象未来某个时期的行为。预测的时间跨度可能较短，如入学后几周内儿童可能遭遇的心理困扰；也可能时间跨度很长，如人事选拔的基本理念：能通过评估预测评估对象今后的工作表现，并录用有潜力的求职候选人。临床评估有时还要预测心理治疗疗法对评估对象是否有效及可能康复的程度。

（4）进程评价（progressive evaluation）：进程评价关注时间纬度上评估对象的心理状态随时间变化的情况。进程评估常用于评估儿童心理和知识技能的发展和干预程序的效果，后者又称为干预评价（evaluation of intervention）。

3. 决定评估的内容　根据希望解决的问题决定评估的具体内容。

4. 选择作决策的标准　明确测量的目标和内容以后，评估者就需要选择评估标准，常用的标准包括常模标准、自身参照标准和专业标准。

（1）常模标准（normative standards）：所谓常模参照就是拿评估对象去跟常模比较。在进行常模参照比较时，应预先评估所选常模样本的代表性；还必须意识到，大样本数据不可能与单个人的情况完全匹配。

（2）自身参照标准（self-referent standards）：当评估的重点是一个人在不同时间段或跨情景的变化时，采用自身参照比较合适。自身参照标准也可用于确定来访者对治疗效果的满意度。

（3）专业标准（criterion）：依据一定专业的标准和规范，标准不同，结论可能不同。如评估学生的学习能力需要用到教学大纲。

5. 拟定计划　明确要搜集资料的内容，制订资料搜集计划、对象、场所、时间安排等。

（二）收集资料

在掌握基础情况后，对被评估者的具体问题进行深入的了解和评估，采用恰当方法搜集必要的资料，这是心理评估的主体。资料收集的全面性和可靠性直接影响着评估的准确性。资料的来源主要来自评估对象、调查知情人和有关人、文字记录、在自然条件下对行为进行观察和在标准情境中进行观察，收集资料的方法主要包括观察、访谈、心理测验等。

（三）整理、分析、判断收集到的资料

将评估获得资料进行系统整理分析，写出评估报告，得出初步结论，并对患者或家属及有关人员进行解释，以确定进一步问题处理的方案。结果的解释是评估过程中最有挑战性的环节，解释过程需要整合各种来源的评估资料，判断资料内在含义，发现资料对诊断和干预的意义。

三、临床心理评估的主要功能

（一）筛选心理护理对象

在临床护理治疗过程中，就诊患者的躯体、环境及社会支持系统随着疾病发展转归发生着变化，面对就诊患者心理的不同程度变化，护士可综合运用观察、访谈、测验等方法评估他们的身心状况，了解心理失衡的程度，区分心理干预的等级，拟定心理干预的方案。

（二）提供干预依据

在临床心理评估中，护士必须清楚每一个被评估者都是一个独立的个体，知晓疾病本身就可引起被评估者的负性情绪；同时，被评估者的自身性格、对疾病的认知程度、对环境的适应能力，以及社会支持系统等均可对被评估者的心理产生影响，因此，护士应客观准确的评估被评估者负性情绪的主要原因和影响因素，为有针对性地选择心理干预提供依据。

（三）评估实施效果

在对患者实施心理干预后，护士可以通过心理评估来判断被评估者的心理失衡状态是否得到纠正，并根据评价结果调整护理措施，促进干预效果有效。评价通常分为三类：

1. 明显改善 被评估者负性情绪反应强度明显减低，心理状态稳定，说明干预措施有明显效果，可暂停干预。

2. 部分改善 被评估者负性情绪反应强度有所缓解，干预对策部分奏效，应针对未完善的部分做补充干预，巩固并加强干预效果。

3. 未见改善 被评估者负性情绪反应仍持续或加重，干预对策未奏效，应针对未完善的部分做补充干预，并调整干预对策。

四、心理评估的实施原则及注意事项

（一）实施原则

1. 动态实时原则 根据患者疾病进展、环境变化、家庭因素、经济因素的影响，患者的心理活动都会随之发生变化，因此，心理评估是个动态的过程，需根据患者的变化因素，对患者进行实时的心理评估，以准确了解患者的心理状态及其变化。

2. 综合灵活原则 评估前应充分了解各种心理评估方法的局限性，在对已获得的患者资料分析过程中，需与实际情况相结合，综合考虑、灵活分析，结合其他评估方法综合判断，不宜将评估结果绝对化。

3. 循序渐进原则 在综合运用多种评估方法的患者进行评估后，应根据患者评估结果，确定患者最主要的心理问题，即威胁其身心健康的负性情绪反应；然后进一步评估引发该问题的主要原因及影响因素。

4. 保护性原则 评估前，护士应与患者做好沟通，建立良好护患关系，取得患者知情同意。在进行心理评估时，护士应严格遵守职业道德，做好患者隐私保护，并应在患者同意的情况下进行

评估工作，如患者不同意，需向患者进一步说明进行评估的意义，取得患者的同意，方可进行。在心理评估过程中要始终尊重和维护患者的权益。

（二）对心理评估者的要求

对心理评估者的要求包括专业知识和心理素质两方面。

1. 专业知识 心理评估者首先要具备心理学知识、心理评估和心理测量等方面的专业知识，并要接受过相关专业技能培训，取得相关资格。同时还应具备相关精神病知识，能够及时鉴别正常和异常的心理现象。

2. 心理素质

（1）观察能力：评估者的观察是心理评估的基础。在评估过程中，评估者不仅要认真倾听患者的语言反应，在获得语言信息的同时，还要注意观察患者的非语言信息。非语言信息包括面部表情、肢体动作、目光接触、语音语调语速等，非语言信息所传达的信息量往往多于语言方式，在评估时，除了要能捕捉到患者面部表情的细微变化，还要能发现患者肢体动作、语音语调语速等的变化，因此，在心理评估中强调评估者的观察能力的重要性。

（2）自我认识能力：在进行心理评估的过程中，评估者常需要根据患者的外部行为表现推断其内部心理活动。这个过程中有很多评估者的主观推断成分，因此，为尽量减少评估者主观因素对评估结果的影响，保证心理评估结果的准确性和有效性，评估者应当对自身有明确的认识，才能在评估中做到客观、准确。

（3）人际沟通能力：心理评估的参与者是评估者和患者，与患者建立良好的协作关系是心理评估顺利进行的前提条件。评估者面对被评估患者的基本态度应当是平等、尊重、诚恳、热情的，能够站在被评估患者的角度去体会、理解其情感，能够获得其接纳和信任，患者才会敞开心扉、畅所欲言，因此，评估者需掌握语言和非语言沟通技巧，有助于与患者进行有效的沟通。

（三）注意事项

（1）心理测验能够帮助心理评估者客观准确的判断被评估者的心理特征和行为特点，但使用不当会造成严重后果，为保证心理测验的严肃性和有效性，各国对心理测验实施者的资格都有严格的规定。

（2）在心理评估过程中，评估者应耐心倾听患者的述说，给予适当的语言和非语言反馈，应用开放式问题引导患者陈述。

【相关链接】 **《心理评估人员道德准则》**

心理评估技术现在已经在我国的医学、教育、心理学、人事、体育和司法等领域广泛地应用，为保证心理评估技术使用正确，发挥心理评估技术的功能，维护心理评估的信誉，以及使此技术在我国得以健康发展，中国心理卫生协会心理评估专业委员会特制订以下道德准则，作为心理评估人员应共同遵循的专业行为标准。

（一）责任

（1）在心理评估方法研制或应用方面，心理评估人员应充分认识自己所承担的重大社会责任，必须采取严肃、认真的审慎态度。对自己的专业活动后果负全部责任。心理评估人员的专业活动对某些团体和当事人可能会产生一定的影响与压力，对此应有清醒的认识。

（2）心理评估人员应自觉遵守国家法令和法规，遵守本会颁布的心理评估质量控制规定。

（3）心理评估人员有责任保持其专业最高水准，尽最大努力维护其研究、教学水平或者保证当事人的正当权利和利益。不应以其个人或单位利益对评估报告加以歪曲、误用或隐瞒；不应以当事人的性别、年龄、民族、经济状况、社会地位、国籍、宗教信仰、价值观等理由而做出对当事人不利的评估报告；心理评估的收费标准应依各地物价水平由物价部门核准收费，不得以任何理由或利用自己的职权索取或接受额外报酬。

（4）心理评估人员报道其研究成果时应客观、公正，对不符合预期的结果绝不隐藏和弄虚作假。

（5）心理评估人员在研制或应用心理评估技术时，应考虑到可能带来的利益冲突，应通过正常的途径协商解决，有责任尽一切努力避免有损于心理评估工作的健康发展。

（二）能力

（1）心理评估人员必须具备中国心理卫生协会心理评估专业委员会所认定的资格，获得相应的资格证书，具备从事心理评估技术的必要知识和技能。

（2）心理评估人员应真实地向所在单位或管理部门报告其训练经历和所获资格允许从事专业活动的范围，所从事的专业活动应与其能力和资格相符。

（3）心理评估人员应知道其能力范围和技术上的限制，继续学习，不断更新心理评估知识，提高实践技能，从而始终保持专业活动的最高水准。

（4）心理评估人员及心理评估机构应经常进行业务交流，总结经验；应以诚相待，互相学习，团结协作，达到共同提高的目的。

（三）保密

（1）心理评估人员应当严格执行本会颁布的心理评估质量控制规定中有关心理评估工具的保护和管理条款。

（2）心理评估人员应尊重当事人的人格和个人隐私权，有义务为在工作中获得的个人资料进行保密，只有在当事人或其合法代理人同意下才可透露这些资料。因专业活动需要引用当事人个人资料时，应事先得到当事人的同意，或者以适当的方法隐匿可以辨认当事人身份的资料。

（3）心理评估人员在工作中发现当事人有危害自己或他人安全的情况时，应采取必要的措施，防止意外事件的发生（必要时应通知上级有关部门）。应尽可能地与其他专家磋商，使防御措施更为合理，应将当事人有关资料的暴露限制在合理的范围内。

（4）心理评估中的当事人个人资料，包括观察、访谈、测验、录音、录像等检查原始记录，应在严格保密下专门保管，一般不列入单位的公共资料中，如医院病历或单位档案等。

（5）当事人为未成年人或无自主能力者时，应特别注意有关法律规定，保护他们的正当权利。

（四）其他

（1）心理评估技术介绍一般只在专业人员范围内进行，如需在公共媒介上传播心理评估知识，则应对心理评估具体内容严加保密，以预防测验内容外泄。在介绍心理评估技术时，应客观、全面、真实，绝不任意夸大或贬低某些心理评估工具的效能，要避免感情用事、虚假的断言和曲解。

（2）本准则自中国心理卫生协会批准之日起生效，其解释权属中国心理卫生协会心理评估专业委员会。

（中国心理卫生协会心理评估专业委员会 2000 年 5 月）

第二节　心理评估常用方法

心理评估方法众多，多种方法的结合使用，可以收集到更多的资料，使评估结果更全面，更具科学性。临床心理评估的应用与心理和行为科学的研究方法类似，只是侧重点在研究人在患病状态下其行为活动所反应的特殊特征。

一、行为观察法

（一）行为观察法的概念

行为观察（behavior observation）是指通过直接的（视觉）或间接的（电子摄像设备等）方式对被评估者的行为进行有目的、有计划的观察，通常用于诊断或相关目的。它是心理研究中的基本方法之一，可作为独立心理评估手段使用，也可与心理测验同时实施。个体的行为表现除了受自身人格特质的影响外，还会受所在情境的影响，因此，在实施行为观察的过程中，专业人员还要综合考虑情境对个体行为的影响作用。

（二）行为观察的分类

1. 自然观察（naturalistic observation） 在自然情境中、不加以控制的情境下对个体的行为表现进行观察。例如，对幽闭恐惧症患者乘坐电梯时的行为表现进行观察等。该方法是在现实情境中进行观察，具有很强的真实性，观察到的是个体在未受干扰下的状态，可以比较真实地反映被观察者的实际情况。

2. 模拟观察（analog observation） 观察者设置一定的情境、控制被观察者的条件，在这样的情境中对被观察者的行为改变进行观察，又称控制观察或实验观察。模拟观察可用于对儿童及需要司法鉴定的犯罪嫌疑人进行观察，还常用于评估与焦虑有关的行为。

（三）行为观察的内容

行为观察因关注的目的不同内容有所不同，一般包括：

（1）仪表：姿态、衣着、举止行为、表情。

（2）身体外观：高矮胖瘦、有无畸形或其他特殊体形。

（3）人际沟通风格。

（4）语言表达能力或沟通过程中的动作表现。

（5）在沟通交往中的兴趣表现及对事物和人的态度。

（6）在困难情境中的应对方法。

（7）行为产生的情境条件：包括被评估者活动的自然环境和社会背景。

（四）行为观察的实施步骤

1. 确定目标行为及其操作性定义 观察者根据访谈目的确定目标行为，目标行为是指所要观察的行为。目标行为定义的准确性直接影响评估者最终观察到的结果，同时确定的目标还需具有可操作性。Hawkins 和 Dobes 认为在制订目标行为的操作性定义时应遵循以下三条原则。

（1）定义应该是客观的，即仅涉及行为及环境影响因素的可观察特征，不对被评估者的意图和心理活动进行推测，任何推断性的术语（如"他好像很愤怒"）应该转化为更加具体的、可观察的行为描述（如"他把同伴推倒在地"）。

（2）定义应该是清楚、容易理解、没有歧义的，有经验的观察者可以理解并容易地做清楚、准确的解释。也就是说，不同的评估者根据同一定义可以观察到相同的行为发生。

（3）定义应该是完整的，即可以清楚地描述行为的界限，什么行为属于目标行为，而什么行为不在观察范围之内。所记录的目标行为必须符合该定义，否则就不予记录。

2. 选择记录数据的方法 行为观察记录方法很多，有间隔记录、事件记录、频率记录、持续时间和潜伏期记录、评定量表记录方式。

（1）间隔性记录（interval recording）：指在统一规定的时间内，有规律地每隔同样长短时间便观察和记录一次预先确定的目标行为是否出现，这种记录方法能够准确反映目标行为随时间变化的特征，间隔时间根据研究需要和目标行为性质而定。间隔记录主要用于观察独立的、持续的、高频率的行为。

（2）事件记录（event recording）：是评估者记录目标行为出现的情形，尽可能详细地记录目标行为出现的全过程，观察前要确定所要观察的目标行为或事件，记录将作为以后做出推论的详实资料。

（3）频率记录（frequency recording）：是指在特定的观察时间段中，评估者对被评估者目标行为出现次数的记录。

（4）持续时间和潜伏期记录（duration and latency recording）：是对目标行为的时间维度敏感的

一种记录方法。

（5）评定量表记录：可评估特定行为出现的次数或等级。

3. 确认实施观察的方法，获得有效观察样本 明确目标行为和选择了合适的观察记录方法后，应确认评估人资格，实施观察的地点、时间，持续观察的时间等。

（五）行为观察法的信度与效度

行为观察信度指的是评估者的信度，即当两个或两个以上的评估者同时对一个被评估者的行为表现进行观察时，其结果的一致性程度和准确性程度。信度越高，观察结果越能准确反映被评估者的实际情况；反之，则导致观察结果不准确。

行为观察的效度指行为观察的有效性，即通过行为观察，是否获得确定目标时所需要的某些行为信息。

二、临床访谈法

（一）临床访谈的概念

临床访谈（clinical interview）也称临床晤谈或临床会谈，是访谈者（临床工作者）与来访者（病人或来访者）之间所进行的有目的的信息沟通的手段之一，是访谈者收集信息、诊断评估和治疗干预的重要方法手段。访谈不可随意，应有目标，同时需要按照一个有意义的访谈结构进行。

（二）临床访谈的分类

根据不同的分类方法，访谈可以分为不同的类别。

1. 根据访谈目的分类 可分为收集资料性访谈、心理诊断性访谈和心理治疗性访谈。

2. 根据访谈形式分类 可分为非结构式访谈、结构式访谈和半结构式访谈。

（三）临床访谈的内容

1. 收集来访者一般性资料 即来访者的基本病情资料等。主要围绕以下内容进行。

（1）来访者的基本情况：包括姓名、年龄、职业、民族、经济状况等。

（2）生活事件：近期是否发生有意义的生活事件，如经济状况、工作状况的突然变化等。

（3）人际关系和社会支持：与家人、同事、朋友之间的关系如何。

（4）健康情况：既往和现在的健康状况，有无遗传病史、外伤等。

（5）目前生活状况情况：如饮食、睡眠、疲劳及精神状况、工作状况、从事职业等。

（6）婚姻及家庭情况：如婚姻状况、家庭成员及家庭关系等。

（7）个人嗜好：有无特殊嗜好，如烟、酒、毒等。

2. 心理诊断性访谈时需围绕来访者诊断所需的资料 包括精神状况检查和病史采集。临床在进行心理护理前，我们也必须进行心理诊断，必须对来访者的精神状态进行初步检查、评价。

（四）临床访谈的实施步骤

临床访谈一般包括初级阶段、中期阶段、总结阶段。初级阶段主要是减轻来访者的不适感；并能对自我的不适感进行自我控制；中期阶段主要是收集资料为主；总结阶段主要是包括访谈者是否对来访者产生影响及来访者是否满意的总结。1988 年，Shea 将临床访谈划分为五个阶段，称为 Shea 五分法，包括介绍阶段、开始阶段、主体阶段、结束阶段、终止阶段；具有通用性和非理论流派性的特点，不涉及访谈者的背景，适用于所有的访谈。

1. 介绍阶段 访谈者和来访者的第一次接触标志着访谈的开始，进入介绍阶段。此时，访谈者应热情、平和，让来访者感觉到放松，消除戒备心理，同时向来访者说明关键事项，如保密性和访谈的目的。

2. 开始阶段 开始阶段以访谈者向来访者目前所关注的事情提出问题作为开始标志，此阶段大概持续 5～8 分钟，访谈者主要是倾听来访者的自由表达，关注来访者对问题的看法，开始访谈的问话多为开放式问题。

3. 主体阶段 该阶段是面谈的重点，主要是收集信息的过程，收集的资料由访谈的目的决定，主要针对心理问题或障碍的诊断与评估。此时，访谈者应运用各类问题来引导来访者，以获得足够的信息来分析事件并向来访者提出建议。

4. 结束阶段 访谈者需从信息收集过渡到终止阶段，需在访谈还剩 5～10 分钟时，停止提问和收集信息。此时，访谈者应对本次谈话进行总结，对来访者表示安慰和支持，给予来访者积极的希望，约定下一次的访谈。此阶段的重要任务是"坚定来访者进行第二次访谈或按照访谈者的意见去做的信心"。

5. 终止阶段 访谈者应以亲切、准时、专业的态度终止访谈，明确约定，友好告别。

（五）临床访谈法的基本技巧

1. 建立良好的信任与合作关系 访谈者的目的是创造一个可接受且温暖的氛围，使来访者感到安全、被人理解且不担心受到评判。访谈的成功主要取决于访谈者与被访谈者之间能否建立良好关系，这也是访谈的基础。主要技巧包括尊重、温暖、真诚及通情。

2. 参与技术 是心理咨询的第一步骤，可分为身体参与与心理参与。身体参与是指访谈者的姿态传递对来访者的关切及愿意聆听；心理参与则是用心去听，去设身处地地去感受，从来访者的角度看问题、理解问题，然后顺着来访者的思路，引导来访者，澄清问题，语言沟通是心理参与的重心，主要包括开放式提问（open questions）、封闭式提问（closed questions）、稍加鼓励（minimal encouragement）、重述（paraphrasing）、总结（summarization）及情感反映（emotional reflection）。

3. 影响技巧 常用于引导来访者，改变他们的思考、感受或行动的方式，通常包括暗示、建议、影响性概述、自我暴露、敦促、解释技术。

三、心理测验法

心理测验为心理测量的工具，现已广泛地运用在心理、教育、医学、司法、人力资源管理等领域。心理测验的特性是多方面的，其中定量性、间接性、客观性和相对性是最基本的特性。心理测验的对象是人的行为，测验的内容是一个行为的样本，测验的方法是一种系统程序。心理测验包括行为样本、标准化、客观性三个要素。

（一）心理测验的概念

心理测验（psychological test）是依据心理学的理论和技术，使用客观的标准化的程序，对个体行为样本进行客观分析和描述的标准化测量技术。它利用标准化的心理测验量表和工具将心理现象进行数量分析，从而得到心理变化的数据，用来研究和判断心理特质个体差异的性质和程度。

（二）心理测验的分类

心理测验作为心理测量的工具，种类较多，1989 年出版的《心理测验年鉴》第 10 版（MMY-10）收集了常用的各种心理测验有近 1800 种。

1. 按测验的功能分类 可分为智力测验、特殊能力测验、人格测验等。

（1）智力测验：临床上智力测验主要应用于儿童智力发育的鉴定或作为脑器质性损害及退行性病变的参考，有时也作为特殊职业选择人才的咨询参考。如比奈-西蒙（Binet-Simon）智力测验、斯坦福-比奈（Stanford-Binet）智力量表、韦克斯勒（Wechsler）儿童和成人智力量表等，都是现代常用的著名智力测量工具，用于评估人的一般智力水平。

（2）特殊能力测验：是为一些特殊工种人员的选拔做筛选使用的测验，如音乐、绘画、机械技巧及文书才能测验，偏重测量个人的特殊潜在能力，多为升学、职业指导及一些特殊工种人员的筛选所用。

（3）人格测验：主要评估被评估者的人格特征和病理人格特征，如明尼苏达多相人格测验（MMPI）、卡特尔16项人格因素问卷（16PF）、艾森克人格问卷（EPQ），罗夏测验（Rorschach test）、主题统觉测（TAT）。其测验方法有两种，一种是问卷法，一种是投射法。主要用于测量性格、气质、兴趣、态度、情绪、动机、信念等方面的个性心理特征。

（4）临床症状评定量表：主要用于临床各科对患者症状程度、疗效做定量评估。如护士常用住院患者观察量表（NOSIE）、医院焦虑抑郁量表（HAD）等。

2. 按测验材料的性质分类　可分为文字测验、操作测验等。

（1）文字测验：如明尼苏达多相人格测验（MMPI）、艾森克人格问卷（EPQ）、卡特尔16项人格因素问卷（16PF）及韦克斯勒（Wechsler）儿童和成人智力量表的言语量表部分属于文字测验。团体测验可采用此种方式，缺点是容易受测试者文化程度的影响。

（2）操作测验：如瑞文（Raven）测验及韦克斯勒儿童和成人智力量表中的操作量表部分均属于非文字测验。测验题目多属于对图形、实物、工具、模型的辨认和操作，无须使用言语作答，所以不受文化因素的限制，可用于学前儿童和不识字的成人。

有时两类测验常常结合使用。如比奈-西蒙智力量表开始主要是文字测验，但以后修订的比奈-西蒙智力量表，特别是最近的修订本则增加了操作测验成分。韦克斯勒的三套（即幼儿、儿童和成人）智力量表每套均分成文字的和操作的两类测验。

3. 按测验材料的严谨程度分类　可分为客观测验和投射测验。

（1）客观测验：是指在客观测验中，所呈现的刺激词句、图形等意义明确，只需受测者直接理解，无须发挥想象力来猜测和遐想。绝大多数心理测验都属这类测验。

（2）投射测验：如罗夏测验、主题统觉测验、自由联想测验和句子完成测验。在投射测验中，刺激没有明确意义，问题模糊，对受测者的反应也没有明确规定。受测者做出反应时，一定要凭自己的想象力加以填补，使之有意义。在这过程中，恰好投射出受测者的思想、情感和经验，所以称为投射测验。

4. 按测验的方式分类　可分为个别测验和团体测验。

（1）个别测验：每次测验过程中，都是以一对一形式来进行的，即一次一个受测者。这是临床上最常用的心理测验形式，如比奈-西蒙智力量表、韦克斯勒儿童和成人智力量表。优点在于主测者对受测者的言语和情绪状态有仔细的观察，并且有充分的机会与受测者合作，所以其结果可靠。缺点是不能在短时间内收集到大量的资料，而且测验手续复杂，主测者需要经过严格的训练。

（2）团体测验：指每次测验过程中，都由一个或几个主测者对较多的受测者同时实施测验。优点在于时间经济，主测者不必接受严格的专业训练即可担任。其缺点为主测者对受测者的行为不能做切实的控制，所得结果不及个别测验可靠，临床上使用较少。

5. 按测验的要求分类　可分为最高行为测验和典型行为测验。

（1）最高行为测验：如智力测验、成就测验。要求受测者尽可能做出最好的回答，有正确答案。

（2）典型行为测验：如各种人格测验。要求受测者按照通常的习惯作答，没有正确答案。

（三）心理测验的选择

心理测验的使用开始于心理测验的选择。测验的选择主要从是否适合测量的目的、测验的实际因素及符合心理测量学的技术要求这三个方面考虑。

1. 适合测量的目的　选择测验时，测验者首先明确测量的目的，因为每一个测验都有其自身的特殊用途和应用范围，测验的选择必须符合测验的目的，测验实施者就需要对各类测验的功能、优点、缺点有全面的了解。如韦克斯勒智力测验与斯坦福智力测验就有不同的功用，前者主要用于临床，后者则主要用于教育；因而应详细地了解所选测验真正的应用范围和功效，选择适合的测验工具。

2. 考察测验的实际因素 主要从测验成本、实施难易程度、评分与结果解释等方面进行。应从实际因素考察选择合适测验工具，而非成本越低越好，亦非越高越好。可从测验的成本、实施的难易、测验的时限考虑。

3. 符合心理测量学的技术要求 测验工具的选择除了要符合测量目的外，还要求符合测量学的要求。所谓测量学的要求就是测验工具是否经过了标准化，它的信度和效度如何，是否根据代表性样本建立了测验常模，常模资料是否过时等都需要逐一考察，以保证测验工具质量。因此，标准化测验必须经常修订，使测验内容、常模样本、分解解释更加适应时代的发展。

（1）常模（norm）：是指一种可供比较的某心理测验在某一人群中测查结果的标准量数。心理测验的目的，一是确定受试者某方面心理特征在其对应的正常人群中所处的相对位置或水平；二是比较受试本人相对于正常人群心理特征之间的差异。常模是心理测验必备条件之一，没有常模，心理评估就不能从测验的结果中获得有价值的信息，要解释测验结果的意义，则需要根据分数与参照点进行比较来解释。建立常模的方法是，在将要使用测验的全体对象中，选择有代表性的一部分人（称标准化样本），对此样本施测并将所得的分数加以统计和整理，得出一个具有代表性的分数公布，即为该测验的常模。

1）确定常模的关键步骤是取样，所取得样本应该达到测验所要求的代表性，取样要注意：①明确取样对象，根据评估的适用总体来确定取样对象；②确定样本容量；③根据总体结构分层取样。

确立常模的第二个关键点是常模的形式。如果有充分的理由相信总体为正态分布，则应以均数±标准差的形式来表示常模；如果强调被试在总体中的相对位置，则取百分位常模较为合适等。

2）常模有多种形式，从解释方法上可分为发展常模、百分位常模和标准分常模；以下是常用的几种：①发展常模（developmental norm），是指儿童的身心特质按照正常途径发展所处的发展水平。包括发展顺序常模、年龄常模和年纪常模。如儿童保健使用的儿童早期行为发展顺序量表属于发展顺序常模。②百分位常模（percentile norm），包括百分等级常模和百分位数常模。百分等级常模是指一群分数中低于某分数所占的百分比，即把群体分成 100 个等分，看每个考生处于第几个等份，通常用百分等级表示，记作 P_R。百分位数常模是把常模样本的分数从低到高排列起来，低于某一特定分数的人数的百分比就是百分位数。百分位数常模易于理解，便于计算，使用较广。③标准分常模，可以解决百分位数常模的应用受限制问题。标准分数是以标准差（SD）为单位所表示的观测分数（x）与其平均数（$\bar{x}$）的偏差，用符号 Z 表示，公式为

$$Z = \frac{x - \bar{x}}{\text{SD}}$$

Z 标准分数的实质是将没有明确参照点和测量单位不等距的分数转换成以平均数为参照点，以标准差为单位量表分数体系。标准分数分布的平均数为 0，标准差为 1。其绝对值表示某原始分数和该分布平均数之间的距离，即表示该分数是平均水平之上还是平均水平之下。

（2）信度（reliability）：是指同一受测者在不同时间内用一个测验工具的几次测量中所得结果的一致程度，它反映了工具的可靠性和稳定性。信度是衡量测验质量的最基本的指标。在同样条件下，同一受试者几次测量所得结果变化不大，说明该测验工具稳定、信度高。一个好的测验结果必须可靠、稳定，即测验结果的一致性或可信性程度高；反之，测量的分数结果不一致，则说明选择的测量工具是缺乏信度的。获得较高的信度，是使测验有效的必要条件。信度主要评估方法：重测信度（test-retest reliability）、复本信度（alternate-form reliability）、内部一致性信度（internal consistency reliability）、评分者信度（scorer reliability）。

（3）效度（validity）：指一个测量工具能够测量出其所要测查内容的准确程度，它反映工具的有效性、正确性。效度是科学测量工具中最重要的条件。一个测验无论其信度有多高，若效度很低

也是无用的。因此，在使用测量工具前，必须首先鉴定该测量工具的效度，没有效度资料的测验是不能用的。效度越高则表示该测验测量的结果所能代表要测量行为的真实度越高，能够达到所要测量的目的；反之则相反。效度评估的主要方法包括内容效度（content-related validity）、构想效度（construct-related validity）、效标效度（criterion-related validity）。

（四）心理测验的实施步骤

1. 测试前的准备　测试前的准备工作是保证测试顺利进行和测试实施标准化的必要环节。主要包括预告测验、准备测验材料、熟悉测验指导语、熟悉测验的具体程序。

（1）预告测验：事先通知受测者，不应临时通知，应保证受测者知道准确的测验时间、地点及内容范围、测验题的类型，让受测者有准备的时间，以便于调整自己的情绪和状态。

（2）准备测验材料：检查问卷、器材是否处于良好的工作状态。

（3）熟悉测验指导语：主测者在测验时指导用语的熟悉程度直接会影响测验的结果，特别是在个体测验中，主测者熟练记住指导语是最基本的要求。

（4）熟悉测验的具体程序：熟悉测验的具体程序以便做好分工，明确各自工作职责。

2. 测验实施的程序

（1）指导语：指导语包括受测者的指导语和主测者的指导语。对受测者的指导语一般印在测验的开头，由受测者自己阅读或主测者宣读。

（2）时限：时限也是测验标准化的一项内容，根据测量目标的要求进行时限的确定。

（3）测验的环境条件：心理测验进行时，应保证测验过程不被外界干扰。因此，测验的环境条件必须遵从测验手册的要求，还要记录任何意外的测验环境因素，同时在解释测验结果时也要考虑这一因素。

（五）心理测验的受测者误差及其控制

在心理测验过程中，虽然测验的选材、实施、评分等过程都是标准化的，但受试者身心的变化仍会对测验的结果产生影响而导致测量结果发生误差，常见的受测者误差主要有反应定势、应试技巧与练习技巧、动机与焦虑。

1. 反应定势（response set）　是受测者在测验中因某种心理定势所引起的反应倾向，它使受测者做出与测验欲测的特性无关的歪曲反应，其常见类型有默认、装好和装坏、推诿、极端性等。

2. 应试技巧与练习技巧　受试者的测验经验直接影响到测验成绩。

3. 动机与焦虑　受试者的应试动机与焦虑水平直接影响到测验成绩，对最高行为测验的影响更大。

第三节　临床常用的心理量表

心理评定量表（psychological assessment scale）是一种对自身的主观感受和对他人行为的客观观察做出分级或量化评定的测量工具，是心理评估中收集资料的重要手段，是临床心理评估的常用工具。

一、人　格　测　验

人格测验是心理测验中数量最多的一类测验，种类多达上百种，根据人格理论的不同，采用的方法也不同，是使用最广泛的测验。人格测量的手段包括会谈、观察、作品分析和测量。

（一）人格测验方式

人格测验总的来讲主要分为以下两大类。

1. 自陈量表（self-report inventory） 也称"客观化测验"，就是让被评估者自己提供关于个人人格特征的报告。多采用客观测验的形式，设计出一系列陈述句或问题，每个句子或问题描述一种行为特征，要求被评估者根据自己具体情况做出相符的回答。如明尼苏达多项人格问卷（MMPI）、艾森克人格问卷（EPQ）、卡特尔16项人格因素问卷（16-PF）、NEO人格问卷（NEO-PI）等。

2. 投射测验（projective test） 是指那些相对缺乏结构性任务的测验，包括测验材料没有明确结构和固定意义，以及对反应的限定较少。是运用投射技术，被评估者自由反应，评估者根据其反应分析其人格。因投射技术具有测验方法间接性，回答问题是自由的、开放的，对回答的解释按多个变量进行，被评估者不知晓测验目的，如此便可减少来自被评估者的掩饰和伪装。投射测验可以对人格的多个维度进行测量，可以对人格做出整体性分析，获得较全面完整的人格印象，特别对揭示人格中隐蔽、潜在的和无意识的方面更为有效，故投射技术的实施、记分和结果的解释非专业的心理测验人员很难掌握。

（二）常用人格量表

1. 明尼苏达多项人格问卷（Minnesota multiphasic personality inventory，MMPI） 该量表产生于1943年，由明尼苏达大学教授哈特卫（S. R. Hathaway）和麦金利（J. C. Mckinley）合作编制而成。MMPI是根据经验效标法建立起来的自陈量表，是人格量表发展史上的一个重要里程碑，也是目前世界上最常使用的人格自称量表。我国宋维真等于1980年初完成了MMPI修订工作，并已制订了全国常模。这里我们选用的是宋维真教授1989年修订的中文版本。

MMPI共有566个题目，实际上为550个题目，其中16个题目为重复题。所需时间一般为45分钟，如果作为精神病临床诊断使用，可做前399题，适用范围为年满16岁、具有小学毕业以上文化水平，没有可能会影响测验结果的生理缺陷者均可参加测试。

题目内容包括身体各方面的情况、精神状态、家庭、婚姻、宗教、政治、法律、社会等方面的态度和看法。测试形式为两种：一种是卡片式，即将测验题目分别印在小卡片上，让被评估者根据自己的情况，将卡片分别投入贴有"是"、"否"与"无法回答"标签的盒内；第二种是手册式，通常都是分题目手册和回答纸，让被评估者根据题目手册按自己的情况在答案纸上逐条回答。填写此测验是一个需要较长时间而又枯燥的任务。如果被评估者出现焦虑或情绪不稳定，表现出对完成这个任务不耐烦，这时可将测验分成几次完成。如果被评估者比较慌乱，不能按指导语要求去做，可以固定一个人将题目读给被评估者听，并由主测者记录反应，这样结果会更有效。卡片式适用于个别测验；手册式可用于个别测验，也可用于团队测验。

MMPI在编制时根据当时流行的精神疾病分类，每种疾病确定为一个异常组，通过重复测验、交叉测验，最后确定了8个临床量表。后来增加的"男子气-女子气"量表的题目，是根据男女被试的反应选择的；而"社会内向"量表的题目是根据大学生内向和外向两组的反应选择出来的（表6-1）。

表6-1 MMPI临床量表

序号	量表名称	缩写	项目数
1	疑病（hypochondriasis）	Hs	33
2	抑郁（depression）	D	60
3	癔症（hysteria）	Hy	60
4	精神病态（psychopathic deviate）	Pd	50
5	男子气-女子气（masculinity-femininity）	Mf	60
6	妄想狂（paranoia）	Pa	40

续表

序号	量表名称	缩写	项目数
7	精神衰弱（psychasthenia）	Pt	48
8	精神分裂症（schizophrenia）	Sc	78
9	轻躁狂（hypomania）	Ma	46
10	社会内向（social introversion）	Si	70

MMPI 临床量表常模采用 T 分。国内宋维真等认为 T_{60} 作为区分健康人与偏离者个性的标准较为恰当，也就是说 T 分在 70 分以上的量表结果具有意义，各临床量表的意义如下。

（1）疑病（Hs）：它表示被评估者对身体功能的过分关注。得分高者即使身体无病，也总是觉得身体欠佳，表现疑病倾向。量表 Hs 得分高的被评估者，往往临床诊断为疑病症、神经衰弱、抑郁等。

（2）抑郁（D）：它与忧郁、淡漠、悲观、思想与行动缓慢有关，高分者表现为易怒、胆小、依赖、悲观、苦恼、嗜睡、过分控制等，分数太高可能会有自杀倾向或行为。得分高者常被诊断为抑郁性神经症或抑郁症。

（3）癔症（Hy）：评估用转换反应来对待压力或解决矛盾的倾向。得分高者多表现为依赖、天真、外露、幼稚及自我陶醉，并缺乏自知力，往往被诊断为癔症。

（4）病态人格（Pd）：可反映被评估者性格的偏离。高分数者为脱离一般的社会道德规范，蔑视社会习俗，常有复仇攻击观念，并不能从惩罚中吸取教训。在精神科的患者中，多诊断为人格异常，包括反社会人格和攻击性人格。

（5）男子气-女子气（Mf）：主要反映性别色彩。高分数的男人表现敏感、爱美、被动、女性化，他们缺乏对异性的追求。高得分的妇女被看作男性化、粗鲁、好攻击、自信、缺乏情感、不敏感，在极端的高分情况下，则应考虑有同性恋倾向和同性恋行为。

（6）偏执（Pa）：高分提示具有多疑、孤独、烦恼及过分敏感等性格特征。如 T 分超过 70 分则可能存在偏执妄想，尤其是合并 F、Sc 量表分数升高者，极端的高分者极可能被诊断为精神分裂症偏执型和偏执型精神病。

（7）精神衰弱（Pt）：高分数者表现紧张、焦虑、反复思考、强迫思维、恐怖及内疚感，他们经常自责、自罪，感到不如人和不安。Pt 量表与 D 和 Hs 量表同时升高则是一个神经症剖图。

（8）精神分裂症（Sc）：高分者常表现出异乎寻常的或怪异的生活方式，如不恰当的情感反应、少语、特殊姿势、怪异行为、行为退缩与情感脆弱。极高的分数（T>80）者可表现为妄想、幻觉、人格解体等精神症状及行为异常。几乎所有的精神分裂症患者 T 分都为 80~90，如只有 Sc 量表高分，而无 F 量表 T 分升高，常提示为类分裂性人格。

（9）轻躁狂（Ma）：高得分者常为联想过多过快、活动过多、观念飘忽、夸大而情绪高昂、情感多变。极高的分数者，可能表现情绪紊乱、反复无常、行为冲动，也可能有妄想。量表 Ma 得分极高（T>90）可考虑为躁郁症的躁狂相。

（10）社会内向（Si）：高分数者表现内向、胆小、退缩、不善交际、屈服、过分自我控制、紧张、固执及自罪。低分数者表现外向、爱交际、富于表情、好攻击、健谈、冲动、不受拘束、任性、做作，在社会关系中不真诚。

在 MMPI 测验中，被评估者对各个问题做出直接而诚实的回答，结果的解释才有效，为克服被评估者的态度和反应倾向的影响，发现被评估者受检态度的偏离，还设定 4 个效度量表（表6-2）。

表 6-2 MMPI 效度量表

序号	量表名称	缩写	项目数
1	疑问（question）	Q	不能回答的问题，或用"？"代表
2	说谎（lie）	L	15
3	诈病（validity）	F	64
4	校正分（correction）	K	30

MMPI 效度量表的意义：

疑问（Q）：对问题无反应及对"是"和"否"都进行反应的项目总数，或称"无回答"的得分。高得分者表示逃避现实，若在 566 题中原始分超过 30 分或前 399 题中超过 22 分，则提示量表结果不可信。

说谎（L）：是追求过分的尽善尽美的回答。高分者总想让别人把他看得要比实际情况更好，他们连每个人都具有的细小短处也不承认。L 量表原始分超过 10 分时，就不能信任 MMPI 的结果。

诈病（F）：多为一些比较古怪或荒唐的内容。分数高表示被评估者不认真、理解错误，表现出一组互相无关的症状，或在伪装疾病。如果测验有效，F 量表是精神病程度的良好指标，其得分越高提示着精神病性程度越重。

校正（K）：是对测验态度的一种衡量，其目的有两个：一是为了判别被试接受测验的态度是不是隐瞒，或是防卫的；二是根据这个量表修正临床量表的得分，即在几个临床量表上分别加上一定比例的 K 分数。

各量表结果采用 T 分形式，将各量表 T 分数登记在剖析图上，各点相连即成为被评估者人格特征的剖析图。一般来说，分数越高，异常的可能性越大，必须由经过专门训练和具有经验的心理学家和精神科医生来进行。

2. 艾森克人格问卷（Eysenck personality questionnaire，EPQ） 是由英国伦敦大学心理系和精神病研究所艾森克（H.J.Eysenck）教授夫妇，根据艾森克所提出的人格三维度的理论为基础共同编制，这里我们选用的是龚耀先教授 1984 年修订的中文版本。与此同时，北京大学的陈仲庚也建立了 EPQ 的成人北京常模，其修订的 EPQ 有 85 个项目。

EPQ 分为儿童（7～15 岁）和成人（16 岁以上）两种类型，均为 88 个项目，每种问卷包括精神质（P）、内外向（E）、神经质（N）和掩饰（L）四个量表，前三者分别代表艾森克人格结构的三个维度，L 是后来加进的一个效度量表，与其他量表的功能有联系，提示被评估者的社会纯朴性和幼稚程度。此量表项目较少，易于测验，被认为是较好的人格测定方法之一。

EPQ 的构成与各量表得分意义简要解释：

（1）E 量表（内外向维度）：艾森克认为 E 维度与中枢神经系统的兴奋、抑制的强度密切相关。分数高表示心理活动倾向外向，可能好交际，渴望刺激和冒险，情感易于冲动。分数低表示人格内向，可能好静，富于内省，除了亲密的朋友之外，对一般人缄默冷淡，不喜欢刺激，喜欢有秩序的生活方式，情绪比较稳定，踏实可靠。

（2）N 量表（神经质或情绪稳定性维度）：N 维度与自主神经系统的稳定性有关，反映的是正常行为，并非指神经症。分数高者常常焦虑、担忧、郁郁寡欢、忧心忡忡，遇到刺激有强烈的情绪反应，以致出现不够理智的行为。分数低者情绪反应缓慢且轻微，很容易恢复平静，他们通常稳重、性情温和、善于自我控制。

（3）P 量表（精神质维度）：P 量表发展较晚，其中的项目是根据正常人和患者具有的特质筛选的。反映个体的社会适应性行为或特点，它在所有人身上都存在，只是程度不同。高分可能是孤独、不关心他人，难以适应外部环境，不近人情，感觉迟钝，与他人不友好，喜欢寻衅搅扰，喜欢做奇特的事情，并且不顾危险。低分者能较好地适应环境，态度温和、不粗暴、善从人意。

（4）L 量表（掩饰）：这是一个效度量表，测量被评估者的掩饰、自身隐蔽，以识别被评估者回答问题时的诚实程度。高分说明受试者过分地掩饰，这样将影响该问卷的"真实"性。

每项都规定了答题标准，如果标准答案为"是"，受测者选择也是"是"记 1 分，选择"否"不计分；反之，如果标准答案为"否"，受测者选择也是"否"记 1 分，选择"是"不计分。EPQ 的常模采用 T 分数。根据受测者在各量表上获得的总分，按年龄和性别常模换算出标准 T 分数，便可分析受测者的个性特点。

四种典型气质的主要特征如下（表 6-3）。

表 6-3　EPQ 典型气质的主要特征

序号	气质	类型	主要特征
1	多血质倾向	外向稳定型	善领导、无忧虑、活泼、悠闲、易共鸣、健谈、开朗、善交际
2	胆汁质倾向	外向易变型	主动、乐观、冲动、易变、易激动、好斗、不安定、易怒
3	黏液质倾向	内向稳定型	好静、性格平和、可信赖、有节制、沉思、谨慎、被动
4	抑郁质倾向	内向易变型	文静、不善交际、缄默、悲观、严肃、刻板、焦虑、忧郁

3. 卡特尔 16 项人格因素问卷（sixteen personality factor questionnaire，16-PF）　是美国心理学家卡特尔教授（R. B. Cattell）根据人格特质学说，采用因素分析法编制而成，可作为了解心理障碍的个性原因及心身疾病诊断的重要手段，也可用于人才选拔。适用于小学以上文化程度的 16 岁及以上人群。修订后的测验共有 187 个项目，都是关于个人的兴趣和态度等的问题。该量表属于团体实施量表，也适用于个别测验；没有时间限制，被评估者需以直觉性的反应，依次作答，不能迟疑不决，拖延时间，尽量表达自己的意见。

应当记住的是：

（1）每一测试题只能选择一个答案。

（2）不可漏掉任何测试题。

（3）尽量不选择中性答案。

（4）有些题目受测者可能从未思考过，或者感到不太容易回答。对于这样的题目，同样要求受测者做出一种倾向性的选择。

16-PF 结果采用标准分（Z 分），通常认为 1～3 分为低分，8～10 分为高分。根据被评估者在各因素上的得分，对照 16-PF 高低分特征，即可了解被评估者的人格特征。16 个因素的名称和高分、低分人格特征如下（表 6-4）。

表 6-4　16-PF 因素、名称、特征

因素	名称	高分特征	低分特征
A	乐群性	外向、热情、乐群	缄默、孤独、冷淡
B	聪慧性	聪明、富有才识、善于抽象思维	思想迟钝、学识浅薄、抽象思维能力弱
C	稳定性	热情稳定而成熟，能面对现实	情绪激动，易烦恼
E	恃强性	好强、固执、独立、积极	谦逊、顺从、通融、恭顺
F	兴奋性	轻松兴奋、随遇而安	严肃、审慎、冷静、寡言
G	有恒性	有恒负责，做事尽职	苟且敷衍，缺乏奉公守法精神
H	敢为性	冒险敢为、少有顾虑	畏怯退缩、缺乏自信心

续表

因素	名称	高分特征	低分特征
I	敏感性	敏感、感情用事	理智的、着重现实、自食其力
L	怀疑性	怀疑、刚愎、固执己见	信赖随和、易与人相处
M	幻想性	幻想、狂放任性	现实、合乎成规、力求完善合理
N	世故性	精明能干、世故	坦白、直率、天真
O	忧虑性	忧虑抑郁、烦恼自扰	安详、沉着、通常有自信心
Q1	实验性	自由的、批评激进，不拘泥于成规	保守，尊重传统观念与行为标准
Q2	独立性	自力自强、当机立断	依赖、随群、附和
Q3	自律性	知己知彼、自律严谨	矛盾冲突、不顾大体
Q4	紧张性	紧张困扰、激动挣扎	心平气和、闲散宁静

4. NEO 人格问卷（NEO personality inventory，NEO-PI） 该量表问世于 1985 年，由麦克雷和考斯塔（McCare&Costa）编制，最新版本于 1992 年修订，称为 NEO 人格问卷修订版（NEO personality inventory-revised，NEO PI-R）。

NEO PI-R 共有两个复本，总题数为 240，另有 3 题作为效度量表的题目。有自陈量表式，由被评估者进行自我评定；有他人评定式，由同伴、配偶或其他人进行评价。每题采用 5 点量表评分，分别是非常同意、同意、中性、不同意、非常不同意。NEO PI-R 还有 60 个题目的简化本，即 NEO 五因素问卷（NEO five-factor inventory，，NEO FFI）。

NEO PI-R 共有五个维度，分别为五大人格模型的神经质（N）、外倾性（E）、经验开放性（O）、宜人性（A）和认真性（C），用五种特质涵盖人格描述的所有方面。

神经质或情绪稳定性（neuroticism）：烦恼对平静，不安全感对安全感，情绪化对不情绪化，忧郁对自我陶醉，紧张对放松，不准确对果敢；维度包括焦虑、恼怒性敌意、抑郁、自我意识、冲动性、脆弱层面。

外倾性（extraversion）：好交际对谨慎，活跃对冷静，健谈对无精打采，合群对冷淡，乐观对厌于做事；维度包括热情、乐群、自我肯定、活跃、刺激寻求、正性情绪层面。

开放性（openness）：好奇对习惯，兴趣广泛对兴趣少，有创造力对讲实际等；维度包括幻想、审美、情感、行动、观念、价值层面。

宜人性（agreeableness）：信任人对多疑，助人对不合作，热心对无情，信赖对怀疑等，维度包括信任、坦诚、利他、顺从性、谦虚、温和维度。

认真性（conscientiousness）：有条理对无目标，可靠对不可靠，谨慎细心对粗心大意，自律对意志薄弱，维度包括胜任感、责任心、条理性、事业心、自律性、审慎性层面。

二、智 力 测 验

智力测验（intelligence test）是心理测验中重要的心理测验技术，它不仅能对人的智力水平的高低做出评估，而且可在某种程度上反映出与患者有关的其他精神病理状况。

19 世纪后期，达尔文（Charles Darwin）提出物种之间存在差异并且这种差异是通过自然选择产生的观点，该理论引起了诸多科学家对差异的注意。1884 年，高尔顿（Francis Galton）最早开始使用实验的方式对人与人之间在心理特征和行为上的差异进行研究。之后，又有一系列的心理学家参与进来。他们都主张人类生而具有一定程度的一般心理能力，并称之为智力（intelligence）。但至今没有统一的、确切的、大家都认可的关于智力的定义，具有代表性智力的定义观点有：

Binet 和 Simon（1905）将智力定义为：做出明确的决定，并使之最终能够实现和进行自我反省的能力。1918 年他们重新将智力定义为判断，或称之为正确的、切合实际的感知，主动地适应环境的能力，要做出准确的判断，就必须有很好地理解能力，善于推理，这些都是基本的智力活动。

Terman（1921）认为智力为：进行抽象思维的能力。

Freeman（1955）认为智力包括三个方面：

（1）适应和调整周围环境的能力。

（2）学习能力。

（3）抽象思维能力。

Humphreys（1979）将智力定义为：将活动过程中获得的结果储存于记忆中，提取并与新的信息和概念进行比较、结合的应用能力，它是一种抽象的东西。

Sternberg（1986）认为：智力是人们有目的地适应、塑造和选择其生活的现实环境的心理活动。

Gardner（1993）认为智力是：在某一特定文化情境或社群中，所展现出的解决问题或制作、生产的能力。

智力单位是在智力测验中衡量智力高低的尺度，用它来表示智力测验的结果，通常用智商（IQ）来表示。

（一）智力理论

1. 传统智力理论　以心理测量学定量测量为基础，认为智力由不同因素构成，通过统计定量分析可以探索这些因素。

传统智力理论经由比奈（Alfred Binet）、西蒙（Theodore Simon）等心理学家的一系列发展，形成了智力理论中最具影响力的流派。比奈、西蒙制订了一种等级量表，对儿童智力进行测量方面做出了开创性的工作，为之后的因素分析、特质论的智力理论的发展和测量制订出一个大致的理论框架。Binet 的智力理论，主张智力可以从多种任务的完成过程中显示出来，因此可以通过测量个体在这些任务上的反应进而测量智力。Spearman 在 1904 年创立因素分析方法，因素分析技术迅速与测验式测量技术相结合，并成为智力研究的基本方法。

2. 智力的认知理论　随着认知心理学的兴起，以认知过程研究为基础的智力理论认为传统的智力理论只注重智力的产物，仅关注分析智力的外部行为表现而忽视智力活动的内部过程。因此，智力的认知理论试图通过对智力的内部心理过程进行定量分析和定性描述来进一步了解智力的本质。有代表性的以认知过程分析为基础的智力理论有斯腾伯格（Sternberg R.J.）的三元结构理论、戴斯（Das P.P.）的 PASS 模型等。

3. 智力的认知神经科学理论　主要围绕着在具体的认知活动中个体动作电位、皮肤电反应、脑皮层电位、脑成像等生理学指标的变化来揭示个体的智力本质。

4. 智力的分类方法及分类标准　目前国际常用的智力分类方法是采用 IQ 分类法，最具有代表性的是韦克斯勒的智力分类，其将智力等级分为七个等级：130 分以上为及超常，120～129 为超常，110～119 为中上，90～109 为中等（平常），80～89 为中下，70～79 为边缘（临界），69 以下为智能缺损。

（二）常用的智力量表

1. 韦氏智力量表（Wechsler intelligence scales）　该量表是指美国心理学家大卫·韦克斯勒（David Wechsler）编制的适用于学龄前儿童、学龄期儿童和成年人的智力量表统称，包括韦氏成人智力量表（Wechsler adults intelligence scales，WAIS）、韦氏儿童智力量表（Wechsler intelligence scale for children，WISC）、韦氏幼儿智力量表（Wechsler preschool and primary scale of intelligence，WPPSI）。

韦氏成人智力量表（Wechsler adults intelligence scales，WAIS-RC）是我国龚耀先教授于1981 年根据韦氏成人智力量表修订的中文版本。本测验适用于 16 岁以上的受测者，分农村和城市两种，长期生活、学习或工作在县属集镇以上的人口，采用城市方式；长期生活、学习、工作在农村的采用农村方式。在进行成人测验时，一般按先言语测验后操作测验的顺序进行，如遇特殊情况可适当更改，一般测验需一次做完，对于容易疲劳或动作缓慢的受测者也可分次完成。

韦氏量表的优点在于韦氏智力量表具有复杂的结构，不但有言语分测验，还有操作分测验，可同时提供三个智商分数和多个分测验分数，能较好地反映一个人智力的全貌和测量各种智力因素，同时适用范围较全面，三套量表相互衔接，临床应用较多，已成为临床测验中的重要工具。

2. 比奈智力量表（Binet intelligence scale，BIS） 该量表是法国比奈（Binet，A）和西蒙（Simon，A）于 1905 年编制了"比奈-西蒙智力量表"，包括主要从智力的表现上对智力进行测量的 30 个由易到难排列的题目，如记忆、理解、言语等。1908 年比奈和西蒙对其量表进行了第一次修订，并引入了智龄的概念，根据年龄水平进行测验项目分组，完成了第一个标准的年龄量表，该版本中，测验题目增加到 59 个。

三、评 定 量 表

（一）评定量表

评定量表（rating scale）是从心理计量学中衍化出来，用来量化观察中所得印象的一种测量工具，为心理健康评估中收集资料的重要手段。它的应用范围已经从心理学扩展到精神病学乃至临床医学和社会学等领域。评定量表可分为自评量表和他评量表，前者评定者和被评定者为同一主体，评定者根据量表内容对自己进行评估；后者评定者和被评定对象为不同主体，由了解被评者情况的人根据他们的观察按量表内容对评定对象进行评估。

（二）常用评定量表

目前，国内外在临床诊疗护理过程中应用的评定量表有很多，其中常用的有以下几种：

1. 90 项症状自评量表（symptom check list 90，SCL-90） 该量表由德若伽提斯（L.R. Derogatis）于 1975 年编制，量表共有 90 个项目，包括 10 个因子，分为十大类，分别为躯体化、强迫症状、人际关系敏感、抑郁、焦虑、敌对、恐怖、偏执、精神质及其他。每个因子反映受测者某方面的情况，具体各因子名称、所含项目及解释如下。

躯体化（somatization）：包括 1、4、12、27、40、42、48、49、52、53、56、58，共 12 项，主要反映主观的身体不舒适感，包括心血管、胃肠道、呼吸系统等的主诉不适，以及头痛、背痛、肌肉酸痛和焦虑的其他躯体表现。

强迫症状（obsessive-Compulsive）：包括 3、9、10、28、38、45、46、51、55、65，共 10 项，主要反映强迫症状，主要指那种明知没有必要但又无法摆脱的无意义的思想、冲动、行为等表现。

人际关系敏感（interpersonal sensitivity）：包括 6、21、34、36、37、41、61、69、73，共 9 项，主要反映个人的不自在感和自卑感，尤其是在与他人相比较时更突出。

抑郁（depression）：包括 5、14、15、20、22、26、29、30、31、32、54、71、79，共 13 项，主要反映抑郁症状。该因子中有几项包括了死亡、自杀等概念。

焦虑（anxiety）：包括 2、17、23、33、39、57、72、78、80、86，共 10 项，主要反映焦虑症状，一般指那些无法静息、神经过敏、紧张及由此而产生的躯体征象，游离不定的焦虑及惊恐发作是本因子的主要内容。

敌对（hostility）：包括 11、24、63、67、74、81，共 6 项，主要反映敌对表现。主要从思维、情感及行为三方面反映，其项目包括从厌烦、争论、摔物，直至争斗和不可抑制的冲动爆发等方面。

恐怖（phobia anxiety）：包括 13、25、47、50、70、75、82 共 7 项，主要反映恐怖症状。

偏执（paranoid ideation）：包括 8、18、43、68、76、83，共 6 项，主要反映猜疑和关系妄想等精神症状。主要指思维方面，如投射性思维、敌对、猜疑等。

精神病性（psychoticism）：包括 7、16、35、62、77、84、85、87、88、90，共 10 项，主要反映幻听、被控制感等精神分裂症症状。

其他：包括 19、44、59、60、64、66、89，共 7 项，主要反映睡眠和饮食情况。

每个项目均采取 5 级评分制，按"没有、很轻、中度、偏重、严重"，具体说明如下：

没有：自觉无该项症状（问题）。

很轻：自觉有该项症状，但对受测者并无实际影响，或影响轻微。

中度：自觉有该症状，对受测者有一定影响。

偏重：自觉常有该项症状，对受测者有相当程度的影响。

严重：自觉该症状的频度和强度十分严重，对受测者的影响严重。

以 1～5 选择评分，由受试者根据自己最近的情况和体会对各项目选择恰当的评分。SCL-90 的统计指标主要为两项，即总分和因子分。

总分：将所有项目评分相加，即得到总分，能反映其病情严重程度。

总均分：总分/90，表示从总体情况看，该受测者的自我感觉位于 1～5 级间的哪一个分值程度上。

阳性项目数：单项分≥2 的项目数，表示受测者在多少项目上呈现有"症状"。

阴性项目数：单项分=1 的项目数，表示受测者"无症状"项目数。

阳性症状均分：（总分-阴性项目数）/阳性项目数，表示受测者在"有症状"项目中的平均得分。反映该受测者自我感觉不佳的项目，其严重程度介于什么范围。

因子分：每一个因子反映受测者某一方面的情况。

目前，按全国常模结果，总分超过 160 分，或阳性项目数超过 43 项，或任一因子分超过 2 分，可考虑筛选阳性，需做进一步检查。

2. 抑郁自评量表（self-rating depression scale，SDS） 该量表由 W.K.Zung 于 1965 年编制，为美国教育卫生福利部推荐的用于精神药理学研究的量表之一。量表各包含 20 个项目，分四级评分，特点是使用简便，不需要经专门的训练即可知道自评者进行相当有效的评定，在一定程度上能了解被调查者近期心境，能相当直观地反映患者抑郁的主观感受及严重程度。目前多用于门诊患者的粗筛、情绪状态评定及调查、科研等。

评分：每项问题后有 1～4 级评分选择，大多为正向评分。

1 分：很少有该项症状。

2 分：有时有该项症状。

3 分：大部分时间有该项症状。

4 分：绝大部分时间有该项症状。

但项目 2、5、6、11、12、14、16、17、18、20 为反向评分条目，按 4-1 计分。由受试者按照量表说明进行自我评定，依次回答每个条目。

总分：将所有项目得分相加，即得到总分。部分超过 41 分可考虑筛查阳性，即可能有抑郁存在，需进一步检查。

3. 焦虑自评量表（self-rating anxiety scale，SAS） 该量表由 W.K.Zung 于 1971 年编制，由 20 个反映焦虑症状有关的条目组成，其中 15 个为正向评分，5 个为反向评分，每个项目按症状出现的频率分为四级，主要用于反映有无焦虑症状及其严重程度，适用于有焦虑症状的成人，也可用于流行病学调查，不能用于诊断。

评分：每项问题后有 1～4 四级评分选择。

1 分：很少有该项症状。

2 分：有时有该项症状。

3 分：大部分时间有该项症状。

4 分：绝大部分时间有该项症状。

项目 5、9、13、17、19 为反向评分条目，按 4-1 计分。由受试者按量表说明进行自我评定，依次回答每个条目。

按照中国常模结果，SAS 标准分的分界值为 50 分，其中 50～59 分为轻度焦虑，60～69 分为中度焦虑，69 分以上为重度焦虑。

4. 生活事件量表（life event scale，LES）　国内外有多种生活事件量表。这里介绍由杨德森、张亚林编制的生活事件量表（LES）。由 48 条我国较常见的生活事件组成，包括三个方面的问题，即家庭生活方面（28 条）、工作学习方面（13 条）、社交及其他方面（7 条），另外有 2 条空白项目，供填写受试者已经经历而表中并未列出的某些事件。

（1）LES 适用于 16 岁以上的正常人、神经症、心身疾病、各种躯体疾病患者，以及自知力恢复的重性精神病患者，主要用于：

1）神经症、心身疾病、各种躯体疾病及重性精神疾病的病因学研究。

2）指导心理治疗、危机干预、使心理治疗和医疗干预更有针对性。

3）甄别高危人群，预防精神病和心身疾病，对 LES 高者加强预防工作。

4）指导正常人了解自己的精神负荷，维护身心健康，提高生活质量。

LES 是自评量表，由受试者自己填写。填写者仔细阅读和领会指导语，然后逐条一一过目。根据调查者的要求，将某一时间范围内（通常为 1 年内）的事件记录。对于表上已列出但并未经历的事件应一一注明"未经历"，不留空白，以防遗漏。然后，让填写者根据自身的实际感受而不是按常理或伦理观念去判断那些经历过的事件对本人来说是好事或是坏事？影响程度如何？影响持续的时间有多久？影响程度分为五级，从毫无影响到影响极重分别记 0、1、2、3、4分。影响持续时间分 3 个月内、半年内、1 年内、1 年以上共四个等级，分别记 1、2、3、4 分。

（2）统计指标为生活事件刺激量，计算方法如下：

1）单项事件刺激量=该事件影响程度分×该事件持续时间分×该事件发生次数

2）正性事件刺激量=全部好事刺激量之和

3）负性事件刺激量=全部坏事刺激量之和

4）生活事件总刺激量=正性事件刺激量+负性事件刺激量

生活事件刺激量越高，反映个体承受的精神压力越大。负性事件刺激量的分值越高对心身健康的影响越大；正性事件的意义尚待进一步的研究。

5. 特质应对方式问卷（trait coping style questionnaire，TCSQ）　应对（coping）是心理应激过程的重要中介因素，与应激事件性质及应激结果均有关系。近十年来应对方式受到广泛的重视，出现许多应对方式量表，特质应对方式问卷（TCSQ）是其中之一。

特质应对方式问卷是自评量表，由 20 条反映应对特点的项目组成，包括两个方面：积极应对与消极应对（各含 10 个条目），用于反映受试者面对困难挫折时的积极与消极的态度和行为特征。受试者根据自己大多数情况时的表现逐项填写。各项目答案从"肯定是"到"肯定不是"采用 5、4、3、2、1 五级评分。

积极应对分：将条目 1、3、5、8、9、11、14、15、18、20 的评分累加，即得积极应对分。一般人群的平均分为 30.22±8.72，分数高，反映积极应对特征明显。

消极应对分：将条目 2、4、6、7、10、12、13、16、17、19 的评分累加，即得消极应对分。一般人群的平均分为 23.58±8.41，分数高，反映消极应对特征明显。

实际应用中，消极应对特征的病因学意义大于积极应对。

6. 护士用住院患者观察量表（nurses' observation scale for inpatient evaluation, NOSIE）　此量表由 Honigfeld 等于 1965 年编制，是各科护士用精神科量表中使用最普通的一种，NOSIE 适用于住院的成年精神病患者，特别是慢性精神病患者，包括老年期痴呆患者。本量表有 30 项和 80 项两种版本，现介绍 30 项版本。

评定者应由经过专门培训并熟悉患者的护士进行。每一次评定都由两名护士同时分别进行。记分时，将两名评定者分数相加，如只有一名评定者，则将评分乘以 2。本量表为频度量表，按具体形象或症状的出现频度分为五级：0 表示无，1 表示有时是或有时有，2 表示较常有，3 表示经常有，4 表示几乎总是如此。

由评定者根据对患者的连续观察和交谈情况，判断患者是否存在量表所列情况及存在频度，按分级标准评分。评定时应在患者最近 3 天（或 1 周）的情况下评分。评分分 3 次，在治疗前、治疗后 3 周和治疗后 6 周各评一次。

NOSIE 有四项统计指标：

因子分计算：因子分 NOSIE 有 7 类因子，各因子的组成和计分方法不同

社会能力 = [20 −（第 13、14、21，24、25 项评分之和）]×2

社会兴趣 = [第 4、9、15、17、19 项评分之和]×2

个人整洁 = [8 +（第 8、30 项评分之和）−（第 1、16 项评分之和）]×2

激惹 = [第 2、6、10、11、12、29 项评分之和]×2

精神病 = [第 7、20、26、28 项评分之和]×2

退缩 = [第 5、22、27 项评分之和]×2

抑郁 = [第 3、18、23 项评分之和]×2

总分计算：

积极因素分 = 社会能力分 + 社会兴趣分 + 个人整洁分

消极因素分 = 激惹分 + 精神病分 + 退缩分 + 抑郁分

总分 = 128 + 总积极因素分 − 总消极因素分

【案例 6-1】

张某，女性，45 岁，某公司主管，近年来常于劳累后感到疲乏、焦躁、潮热，夜间不易入睡，容易惊醒，自诉有心悸、眩晕、头痛、耳鸣等症状。近半年月经不规律，出血时间延长，可持续 15 天左右，2 天前突然出血加重，入住妇科病房。入院以来，很不适应医院环境，不愿意穿病号服，加之医院不许随意外出等规定，导致公司日常工作无法处理而苦恼，希望尽快完成治疗出院。

问题：

1. 如何对张女士进行心理方面问题资料的收集？

2. 可以采取什么样的心理评估方法来收集需要的资料？

3. 对该患者适合使用哪些心理测量量表？有何意义？

分析：

1. 对该患者在心理方面问题资料的收集还可以询问患者既往有没有现在的情况发生，人际关系、个人爱好等情况；有没有消极情绪，如过度自责、无助感很强。

2. 可以采取临床访谈法来收集患者的资料。

3. 对该患者可选用艾森克人格问卷（EPQ）了解该患者情绪的稳定性和性格的内外向特点；明尼苏达多项人格调查表（MMPI）、卡特尔 16 项人格因素问卷（16-PF）可对该患者的人格特点进行全面的评估；90 项症状自评量表（SCL-90）、抑郁自评量表（SDS）、焦虑自评量表（SAS）了解患者的焦虑和抑郁程度，由患者自己评定，结果较可靠，有益于对疾病全面分析、诊断。

思 考 题

一、选择题

1. 韦氏成人智力量表（WAIS-RC）的适用对象为（　　）

A. 16 岁以上　　　　　　　B. 17 岁以上　　　　　　　C. 15 岁以上

D. 18 岁以上　　　　　　　E. 19 岁以上

2. MMPI10 个临床量表中"D"代表哪个临床量表（　　）

A. 疑病量表　　　　　　　B. 抑郁量表　　　　　　　C. 精神病态量表

D. 癔症量表　　　　　　　E. 精神分裂症量表

3. EPQ 的构成中不属于其构成量表的是（　　）

A. P 量表　　　　　　　　B. K 量表　　　　　　　　C. L 量表

D. E 量表　　　　　　　　E. N 量表

4. 心理评估的一般过程中，在评估准备阶段，不属于评估目的的是（　　）

A. 诊断　　　　　　　　　B. 筛查　　　　　　　　　C. 阅读申请

D. 预测　　　　　　　　　E. 进程评价

5. 下列内容中，不属于行为观察内容的是（　　）

A. 姿态、衣着、举止行为、表情　　　　　　B. 人际沟通风格

C. 语言表达能力　　　　　　　　　　　　　D. 个人有无特殊嗜好

E. 在困难中的应对方法

二、名词解释

1. 心理评估

2. 自然观察法

3. 心理测验

三、简答题

1. 简述心理评估的在临床医疗领域的作用。

2. 简述临床访谈的实施步骤。

思考题答案

一、选择题

1. A　2. B　3. B　4. C　5. D

二、名词解释

1. 心理评估：是应用心理学理论和方法对所获得的信息，对个体的某一心理现象做全面、系统和深入的客观描述。

2. 自然观察法：是在自然情境中、不加以控制的情境下对个体的行为表现进行观察。

3. 心理测验：是依据心理学的理论和技术，使用客观的标准化的程序，对个体行为样本进行客观分析和描述的标准化测量技术。

三、简答题

1. 简述心理评估的在临床医疗领域的作用。

心理评估在临床诊疗、护理、疾病预防、科研等多个医疗领域起着重要的作用。

（1）心理评估是临床心理学的任务之一，其任务是临床心理评估和心理咨询与治疗，心理评估为心理咨询与治疗提供前提和依据，并对心理咨询和治疗的结果进行评价。

（2）在临床诊疗活动中，心理评估可用于疾病的辅助诊断。

（3）在护理领域中，可以借助心理评估理论和方法，针对护理对象的心理健康状况，对患者在

患病前的心理问题及与躯体疾病伴发的心理问题或心理障碍,进行综合评估,为患者提供相应的心理护理措施。

(4)在疾病预防中,研究者可以通过心理评估的方法,研究引起各种心理及身体疾病的影响因素,以及这些影响因素对心理和生理疾病造成的结果,对预防和治疗心理及身体疾病提供帮助。

(5)在促进人们健康行为中,运用心理评估方法,了解不同个体的心理特征,对不健康行为进行评估和研究,有利于健康教育与健康促进策略计划的制订与实施。

(6)在科研中,心理评估的方法可以对被评估者的心理和行为进行客观评定,且多采用数量化收集,便于统计分析。

2.简述临床访谈的实施步骤。

临床访谈实施步骤分为:介绍阶段、开始阶段、主体阶段、结束阶段、终止阶段。

(臧 玲)

第七章 心 理 干 预

【学习目标】

掌握 心理干预的概念、行为疗法、支持疗法、认知疗法的基本内容。

熟悉 临床护理心理干预的种类、集体心理干预的临床护理应用。

了解 替代疗法的基本内容。

【案例7-1】 　　　　　　　　**一个初中女生的考试焦虑**

　　小雅，初三女生，文静，个性好强，在初一初二时成绩好，但在初三开学不久即生病住院1周，返校后即认为生病耽误了课程，担心学习跟不上，成绩肯定不行了，就利用一切休息时间补起来，有时躲在被窝里看书，课堂上经常提不起精神，脑袋昏沉沉的、一片空白，果然成绩急剧下滑。从此沉默寡言，不与同学来往，悲观、情绪低、苦闷，认为自己变笨了，见到老师和同学，连头也不敢抬，感觉都在笑话自己，对父母说想退学。

问题：小雅出现了哪些问题，应该如何帮助其改变错误认知观念？

分析：小雅因为生病耽误了课程，出现了错误的认知，认为自己会因为耽误的课程而导致后面的学习跟不上，因为极想补好所学课程导致精神压力太大，休息不良，反而影响了正常的学习。恶性循环下出现了严重的心理负担和焦虑情绪。这些都是缘于小雅错误的认知方式导致的。可以对小雅的错误信念进行开导、解释，提供小雅可以接受的正确的认知，同时要同小雅建立良好的关系，取得小雅的信任，让小雅能够更好地接受正确认知观念。还可以加强放松训练让小雅在焦虑的时候得到很好的缓解，从而再次建立自信。

第一节　心理干预概述

　　生活中个体突然遭受严重灾难、重大生活事件或精神压力，使生活状况发生明显的变化，尤其是出现了在现有的生活条件和经验下难以克服的困难，以致使当事人陷于痛苦、不安状态，常伴有绝望、麻木不仁、焦虑，以及自主神经症状和行为障碍。而及时地应用心理危机干预技术对处于心理危机状态的个人及时给予适当的心理援助，使之尽快摆脱困难是十分必要的。

一、概　念

　　心理干预（psychological intervention）是指在心理学理论指导下有计划、按步骤地对一定对象的心理活动、个性特征或心理问题施加影响，使之发生指向预期目标变化的一种方法。其主要目的是帮助人们消除心理烦恼和增进健康。心理干预实际上是一种特殊的心理治疗，它针对的问题通常比较紧急。心理干预的对象不是主动来求助的，甚至这些人都失去了主动求助的能力。心理干预者要察觉干预对象的心理情况而主动的进行介入，帮助其调整失衡的情感、认知和行为，阻止其自杀和杀人的行为。极端的应激事件经常导致人们的认知、情绪和行为失去平衡，而心理干预正是通过心理学的原则和方法来处理危机，使人们失衡的认知和情绪反应趋于稳定。

　　心理危机简称危机，是指人的一种心理状态，即当人们遭遇突然或重大的生活目标挫折，运用个人常规处理问题的方法无法解决，而出现的解体和混乱的暂时心理失衡状态。

　　心理危机干预即心理救助、心理援助。危机干预（crisis intervention）是指对处于困境或遭受挫折即处于危机状态下的个体给予关怀、支持及使用一定的心理咨询与治疗方法予以援助，使之恢复心理平衡。使其情绪、认知、行为重新回到危机前水平或高于危机前的水平。危机干预是一种从简短心理治疗（brief psychotherapy）基础上发展起来的帮助处于危机状态下个体度过危险的方法。危机干预需要救助者倾听个体的陈述，所以也有人称其为倾听治疗（listening therapy）。

二、临床心理干预的种类与方法

（一）临床心理干预的种类

临床心理干预通常是对各种心理危机的干预，包含自杀危机干预、创伤后应激障碍危机干预、灾难危机干预、学校心理危机干预等。根据不同的干预对象可以分为三个级别，即心理干预三级系统，其中一级心理干预称为健康促进，二级心理干预称为预防性干预，三级心理干预称为心理治疗。

心理危机干预的关键点在于"人格塑造"，帮助受助者恢复自信，改善心理缺陷，挖掘个人潜能，以恢复心理平衡。

危机干预的目的可以分为三个层次。

1. 最低目标 处于危机中的人重新获得心理控制，避免自伤或伤人。

2. 中级目标 让受助者恢复心理平衡，恢复到危机前的功能水平。

3. 最高目标 使受助者达到高于危机前的功能水平，促进人格成长。

（二）临床心理干预的方法

常见的临床心理干预的方法包括精神分析疗法、行为疗法、支持疗法、认知疗法、替代疗法等，其具体操作步骤如下。

1. 心理干预的时间 心理干预是有时间限制的，通常最多持续6～8周。因此，心理干预的时间一般在危机发生后的数小时、数日或是数周。

2. 对危机各要素的评估 无论面对什么样的危机，心理干预必不可少的、贯穿干预过程始终的工作就是对危机各要素的评估，主要包括以下几方面。

（1）危机的严重程度。

（2）求助者目前的情绪状态。

（3）替代性的解决方法、应对机制、支持系统和其他资源。

（4）求助者自杀的可能性和危险性。

3. 对求助者的干预 在对危机进行全面评估后，心理干预工作者可按以下六个步骤对求助者进行干预。

（1）确定求助者的问题。

（2）保证求助者的安全。

（3）给予帮助者支持。

（4）向求助者提出并验证可变通的应对方式。

（5）和求助者一起制订解决问题的计划。

（6）得到求助者的承诺。

第二节　行 为 疗 法

【案例 7-2】

林玲，3岁，聪明伶俐，惹人喜爱，性格胆小。前不久在院子里玩耍时，右小腿被邻家的小狗咬了一口。妈妈急忙带她到诊所打针包扎，打针时旁边有人议论：被小狗咬了的人会得狂犬病，一旦发病肯定会死。这些话被聪明的小林玲听到了，吓得她连连做噩梦，夜晚被噩梦惊醒。从此，小林玲每天一出门就要妈妈抱在怀里。在路上碰到小狗马上会吓得脸色煞白，全身哆嗦，哭闹着要回家，再也不肯去外面玩。后来，她已发展到只要一听到狗叫声，或听到别人提到狗字，甚至看到画上的狗就会惊恐不安。妈妈十分着急，带着小林玲到儿童心理门诊请求医生的帮助。

问题：小林玲出现了什么问题？应该如何帮助她？

分析：小林玲的这些表现是患了"儿童恐怖症"。一般来说儿童怕狗、怕猫、怕老鼠、怕黑暗、怕孤独等表现，是一种正常的心理生理反应。这种恐怖的心理程度较轻，持续时间较短。但像小林玲的这些表现，如只要提到"狗"字、听到狗叫声，甚至见到画上的狗都会表现出惊惶不安，反应剧烈，以致影响日常生活，这不是正常的心理表现，而是典型的"儿童恐怖症"。如果孩子已经出现恐怖症的表现，父母要了解发病原因，积极消除不良因素。如果父母能在心理医生指导下采用"系统脱敏疗法"进行矫治，疗效甚佳。具体方法为：父母可以先对孩子所怕之物，采取轻微较弱的刺激，然后逐渐增加刺激强度，使孩子在没有焦虑不安的反应情况下逐渐适应，最后达到矫正异常行为的目的。比如，小林玲非常害怕小狗，连看都不敢看一眼。这时，父母可以先陪孩子玩一只带毛的玩具狗，待孩子对玩具狗没有恐惧感后，再让孩子从远处观望真实的小狗。最后，让孩子逐渐靠近小狗并尝试抚摸小狗。不久，孩子就会高高兴兴或多少有些兴奋地把小狗抱在怀里。这就是小林玲对小狗的"过敏"行为，经过一个系统的行为治疗后，怕狗的异常行为得到矫正的过程。

一、系统脱敏疗法

系统脱敏疗法又称交互抑制法，通过诱导求治者缓慢暴露于导致焦虑的情境，并用心理的放松状态来对抗这种焦虑情绪，从而达到消除焦虑的目的。

（一）系统脱敏疗法的基本原理

系统脱敏疗法的理论基础是学习理论，即经典条件反射与操作条件反射。根据这一原理，在心理治疗时便应从能引起个体较低程度的焦虑或恐怖反应的刺激物开始进行治疗。一旦某个刺激不会再引起求治者焦虑和恐怖反应时，施治者便可向处于放松状态的求治者呈现另一个比前一刺激略强一点的刺激。如果一个刺激所引起的焦虑或恐怖状态在求治者所能忍受的范围之内，经过多次反复的呈现，他便不再会对该刺激感到焦虑和恐怖，治疗目标也就达到了。

该法由沃尔普创立和发展，他认为焦虑是原来不引起焦虑的中性刺激与焦虑反应多次结合而成为较为牢固联结，现在将焦虑刺激与焦虑反应不相容的另一种反应多次结合，就逐渐削弱了原来的焦虑刺激与反应的联系。而人的肌肉放松状态与焦虑情绪状态就是一种对抗过程，一种状态的出现必然会对另一种状态起抑制作用。在全身肌肉放松状态下的机体，各种生理生化反应指标，如呼吸、心率、血压、肌电、皮电等生理反应指标，都会表现出同焦虑状态下完全相反的变化。

（二）系统脱敏疗法的基本步骤

1. 将引起患者焦虑反应的具体情景按焦虑层次顺序排列　例如，某一大公司的推销员经常乘飞机来往于国内外各大城市，由于近来飞机失事较多而对乘坐飞机产生了恐怖，患了乘机恐惧症，每逢要乘机外出就表现严重的焦虑。现将可以引起患者最轻的焦虑到最强烈的恐惧情景按层次顺序排列：①乘汽车去机场，看到一前往机场方向的大指路牌；②来到民航候机场大门口；③进入候机大厅；④办理去某地航班的登机手续；⑤进入安全检查口；⑥排队进入机场检票大门口；⑦登上飞机的楼梯；⑧进入飞机舱内；⑨坐上靠窗口的座位从窗口望见机翼与机场；⑩飞机开始启动进入跑道；⑪飞机升空，望见地面房屋逐渐变小远离自己；⑫飞机进入天空白云之中。

2. 学习放松训练方法 一般应用肌肉放松训练方法来对抗恐惧症中的焦虑情绪。训练时要求患者首先学会体验肌肉紧张与肌肉松弛间感觉上的差别，以便能主动掌握松弛过程，然后根据指导语进行全身各部分肌肉先紧张后松弛的训练，直至能主动自如地放松全身的肌肉。一般需要 6～10 次练习，每次历时半小时，每天 1～2 次，以达到全身肌肉能够迅速进入松弛状态为合格。

【相关链接】　　　　　　　　　　　放松训练的方法

放松法指导语：靠在椅背上，并尽量坐得舒服些，闭上眼睛，请用力弯曲你的前臂，再用力收回，并体验肌肉紧张的感觉（约 10 秒），请不要用力，尽力放松，体验紧张和松弛感受的差异（停顿约 5 秒）。

1. 深深吸一口气（约 10 秒），再慢慢地把气呼出去（停一会儿）。再深深地吸口气（约 10 秒），再慢慢地把气呼出去（停一会儿）。

2. 伸出前臂，攥紧拳头，用力攥，注意手上的紧张感受（约 10 秒）。然后放松双手，体验放松后的感受（停一会儿）。重复该过程一次。

3. 用力弯曲你的手臂，并注意双臂肌肉紧张的体验（约 10 秒）。再彻底放松双臂的肌肉，体验放松后的感受（停一会儿）。重复该过程一次。

4. 紧张双脚，脚趾绷直（约 10 秒），放松双脚（停一会儿）。重复该过程一次。

5. 放松小腿的肌肉（约 5 秒），把脚尖用劲向上翘，绷紧小腿上的肌肉（约 10 秒），彻底放松（停一会儿）。重复该过程一次。

6. 放松头部肌肉（约 5 秒）。绷紧额头的肌肉。紧皱额头的肌肉（约 10 秒），放松（停一会儿），用力闭双眼（约 10 秒）。转动眼球，从上至左，从下至右，加快速度，再反方向进行，加快速度，再放松（停一会儿），用力咬紧牙齿（约十秒），用舌头顶住上腭，用劲上顶（约十秒），彻底放松（停一会儿）。将头用力向后靠沙发（约十秒），彻底放松（停一会儿）。重复该过程一次。

7. 放松躯干上的肌肉群（约 5 十秒），用力向后扩展双肩（约 10 秒），彻底放松（停一会儿）。重复该过程一次。

8. 用力提双肩，使其接近耳垂（约 10 秒），彻底放松（停一会儿）。重复该过程一次。

9. 用力绷紧臀部肌肉，用力上提会阴（约 10 秒），彻底放松（停一会儿）。重复该过程一次。

休息 2 分钟，再从头至尾练习一遍。

3. 分级脱敏练习 在完成以上两项工作之后，即进入系统脱敏练习。系统脱敏在求治者完全放松的状态下进行，这一过程分为两个步骤进行：

（1）想象脱敏训练：由施治者做口头描述，并要求对方在能清楚地想象此事时，便伸出一个手指头来表示。然后，让求治者保持这一想象中的场景 30 秒左右。想象要求生动逼真，像演员一样进入角色，不允许有回避停止行为产生，一般忍耐 1 小时左右视为有效。实在无法忍耐而出现严重恐惧时，采用放松疗法对抗，直到达到最高级的恐怖事件的情景也不出现惊恐反应或反应轻微而能忍耐为止。一次想象训练不超过 4 个等级，如果在某一级训练中仍出现较强的情绪反应，则应降级重新训练，直至完全适度。

（2）实地适应训练：这是治疗的关键步骤，也是从最低级到最高级，逐级训练，以达到心理适应。一般均重复多次，直到情绪反应完全消除，方进入下一等级。每周治疗 1～2 次，每次 30 分钟左右。如对一个过分害怕猫的人，在治疗中，便先让她看猫的照片，谈猫的事情；等到看惯了，不害怕了，再让她接触形象逼真的玩具猫，再让她靠近笼子里的猫，接着慢慢伸手去摸，最后去抱猫，逐渐去除怕猫的情感反应。

【相关链接】   **一个考试焦虑学生的系统脱敏案例**

一个中学生，他能够很好地完成家庭作业和自学任务。然而，只要一参加测验，他的大脑就僵住了。有时在考试前一天，他会因为紧张而想逃学。考试时过分的焦虑导致许多知识都回忆不起来，结果他的考试成绩总是很低。

系统脱敏治疗步骤：

1. 告知原理：有一个称为系统脱敏法的治疗程序可以帮助你化紧张为轻松，当我们不断进行系统脱敏时，轻松将取代焦虑，考试将不再令你紧张害怕。

2. 构建刺激等级。

焦虑等级	
5	教授宣布 1 个月后将进行第一次考试。你知道这 1 个月会很快过去的
10	考试前一星期，你意识到你还有许多东西要在这一个星期里学习
15	考试将在两天以后进行。你意识到还有许多书没读
20	考试前一天，你不知道自己掌握的知识是否像班上其他同学那样多
30	考试的前一天晚上，你想到这次考试成绩占期末总成绩的 1/3
40	考前的深夜，你复习完了功课，上床睡觉。你躺在床上在头脑中回忆所学的内容
45	考试这天清晨，你想知道昨天晚上和以前记住的东西在考试时还能回忆起多少来
50	考试前 1 小时，你最后翻笔记。你有一点头晕，你想要是自己还有更多的时间复习该有多好
55	课前 15 分钟，你走向教室。此时你意识到这次考试是多么重要，你希望自己不要交白卷
60	你走进教室，向周围看一看，发现大家都在笑。你认为他们很自信，而且他们比你准备得好
65	你坐在那儿等老师来发卷，你猜想考试的内容会是什么
70	教授已经发下了考卷，你的第一个念头是题量太大，你怀疑自己能否将考卷做完
80	你开始做第一部分，有一些问题你没有把握，发现周围的人都在写，你跳过那些题目向下答题
85	你看了看表，时间过去一半，只剩下 25 分钟了，你想到如果答不完卷子你会得多少分
95	你尽量快的继续答考卷，你瞟一下手表，只剩下 5 分钟了，你还有许多题没做
100	考试时间到了，你还有些题目空着。你再次因为这次的成绩占总成绩的 1/3 而担心

3. 做放松训练。

4. 进行脱敏想象。

放松训练，使你的肌肉处于放松状态后，开始想象 0 度的考试焦虑情景。想象要尽可能生动、逼真，有身临其境的感觉。例如，可以想象，在一个暖暖的春天，自己走在一片空旷的草地上，阳光暖暖地洒在你的身上，你尽可能地享受着蓝天、白云、绿草、春风、新鲜的空气，舒服极了。当想象结束后，比较一下想象前后肌肉放松的状况。如果觉得身体有些部位的肌肉还没有完全放松的话，那就需要对这些部位的肌肉再次放松，直到同时感到全身所有的肌肉放松为止。

反复体验 0 度时轻松愉快的感受，然后再缓慢进入更高的 10 度等级。一边想象焦虑中的情景，一边进行放松，直到自己能够在这种焦虑情景中保持放松为止，接着向下一级焦虑等级过渡。当在某一级焦虑情景刺激下，无论如何也达不到放松标准时，就应停止训练，经过休整后，再从第一级的情景刺激开始训练。一般来说，每天进行一次脱敏，每次脱敏的焦虑等级不应超过三级。在每次进行新的脱敏训练之前，一定要先做放松训练，以保证效果。随着不断地放松，提高等级直至最终适应。

二、厌恶疗法

厌恶疗法是一种较常用的行为治疗技术，其做法为将欲戒除的目标行为（或症状）与某种不愉快的或惩罚性的刺激结合起来，通过厌恶性条件作用，达到使患者最终因感到厌恶而戒除或减少目标行为的目的。它是应用惩罚的厌恶性刺激，即通过直接或间接想象，以消除或减少某种适应不良行为的方法。厌恶疗法具有治疗期限短，效果好的特点。

（一）厌恶疗法的基本原理

厌恶疗法的原理是操作性条件反射。利用回避学习的原理，把令人厌恶的刺激，如电击、催吐、语言责备、想象等，与求治者的不良行为相结合，形成一种新的条件反射，以对抗原有的不良行为，进而消除这种不良行为，即所谓的"以毒攻毒"法。

（二）厌恶疗法的适用范围

厌恶疗法多用引起躯体痛苦反应的非条件刺激与形成不良行为的条件刺激结合，使患者发生不良行为的同时感到躯体的痛苦反应，从而对不良行为产生厌恶而使其逐渐消退。

厌恶疗法在临床上多用于治疗成瘾行为和物质滥用或依赖（如烟瘾、酒瘾、毒瘾、网络成瘾），各种性行为异常（异装癖、恋童癖、露阴癖、窥阴癖、摩擦癖、恋物癖），某些适应不良性行为及一些强迫观念、强迫行为。厌恶疗法对于酒瘾、戒烟、贪食、吸毒和性变态者效果较好。通过对患者的条件训练，使其形成一种新的条件行为，以此消除患者的不良行为。

（三）厌恶疗法的类型

1. 橡皮圈厌恶性条件法 该法是最为简便易行的方法。主要利用拉弹预先套在患者手腕上的一根橡皮圈，作为非条件性的厌恶刺激，用以抑制患者已发生的各种行为问题。当儿童出现自身难以控制的咬指甲、拔毛发等习惯时，可用此法。

2. 电击厌恶疗法 该法将求治者习惯性的不良行为反应与电击连在一起，一旦这一行为反应在想象中出现就予以电击。电击一次后休息几分钟，然后进行第二次。每次治疗时间为20～30分钟，反复电击多次。治疗次数可从每日6次到每2周1次，电击强度的选择应征得求治者的同意。

3. 药物厌恶疗法 该法在求治者出现贪恋的刺激时，让其服用呕吐药，产生呕吐反应，从而使该行为反应逐渐消失。药物厌恶疗法多用于矫治与饮食有关的行为障碍，如酗酒、饮食过度等，其缺点是耗时太长，且易弄脏环境。

4. 社会不赞成厌恶条件法 该法主要运用图片、影视、舆论和想象等手段使患者在做出不良行为的同时产生一种社会制约感，从而在心理上造成威慑作用。有关研究发现，这种方法对具有强迫性偷窃行为的儿童很有效果。

（四）厌恶疗法的应用

对酒精成瘾的患者，一般用药物的方法，起初在酒瘾者饮酒的同时注射阿扑吗啡，使其饮酒后发生恶心呕吐而厌恶饮酒，后来改用酒中放入戒酒硫（antabuse）的方法，此药阻止体内乙醇氧化成乙醛后不再继续氧化成乙酸，导致体内乙醛积聚而引起恶心呕吐、呼吸急促、出汗、胸痛等痛苦症状，使酒瘾者厌恶饮酒。也可采用电击的方法，在酒瘾者手腕或脚腕部安置电极，只要一饮酒就遭电击，产生剧烈疼痛不适的感觉，而使其不敢再饮酒。

对戒烟的患者，可以采用"戒烟糖"、"戒烟漱口水"等，都可以直接或间接使吸烟者在吸烟时感觉到一种难受的气味，而对吸烟产生厌恶感，以至最终放弃吸烟的不良行为。当情况比较严重时，也可采用电击疗法，身边口袋里放一个袖珍电刺激盒，将电极置于手腕或手指上。每当他做出从口袋里掏烟的动作时，电极装置就自动启动，约半分钟后发出了警告信号（声音），而在他将香烟含在口中准备点火抽烟的瞬间，突然电击，电击持续约0.8秒，使患者产生剧烈疼痛。电子电击装置从启动到电击有一段时间不固定的空隙，在此时间内抽烟者期待着即将来临的皮肉疼痛，造成心理上一定的焦虑紧张，从而失去了对抽烟的兴趣。

三、正强化技术

所谓正强化（positive reinforcement，也可译作积极强化），是指行为在某种情境或刺激下出现后立即得到一种刺激物，如果这一刺激物能够满足行为者的需要，则以后在类似的情境或刺激下，该行为的出现概率会升高。

这是根据斯金纳的操作条件反射原理设计出来的，目的在于通过强化（即奖励）而造成某种期望出现的良好行为的一项行为治疗技术。一般采用逐步进级的作业，并在完成作业时按情况给予奖励（即强化），以促使增加出现期望获得的良好行为的次数。有人认为最有效的强化因子（即奖励方法）之一是行为记录表，即要求患者把自己每小时所取得的进展正确记录下来，并画成图表。这样做本身就是对行为改善的一种强大推动力。根据图表所示的进展，治疗者还可应用其他强化因子，当作业成绩超过一定的指标时即给予表扬或奖励。此外，还可采用让患者得到喜爱的食物或娱乐等办法，通过这种方式来塑造新的行为，以取代旧的、异常的行为。为了使治疗效果得以保持和巩固，在应用这一治疗方法时，需要特别注意如何帮助患者把在特定治疗情境中学会的行为转换到家庭或工作的日常生活现实环境中来。

此法的适用范围包括孤独症儿童说话，改善或消除恐怖症、神经性厌食症、肥胖症及其他神经症的行为；也可以用来改善或促进精神分裂症患者的社交和工作的行为；正强化在现实生活中使用非常广泛，被教育者广泛使用来激励学生学习的一种方式，教师常常采用微笑、点头赞许、口头表扬、让孩子参加喜欢的活动等方式对学生所表现出的良好行为给予奖励。

四、生物反馈与松弛治疗

（一）生物反馈治疗

生物反馈是一种借助于电子仪器，让人们能够知道自己身体内部正在发生变化的行为矫治技术。通过生物反馈治疗有助于患者调整和控制自己的心率、血压、胃肠蠕动、肌紧张程度、汗腺活动和脑电波等，几乎包括所有的身体功能的活动情况，从而改善机体内部各个器官系统的功能状态，矫正对应激的不适宜反应，达到防治疾病的目的。

生物反馈是在20世纪60年代开始由美国心理学家米勒根据操作性条件反射学习理论，首先在动物身上进行内脏反应训练的实验研究，于1967年首次获得成功，从而创立的一项崭新的治疗技术。按照传统的观念认为，骨骼肌（随意肌）是人能够随意控制的，而内脏和腺体等平滑肌（不随意肌）则受自主神经支配，是不能随意控制的，米勒所创立的生物反馈技术第一次打破了这一传统观念，用科学事实证明，通过特殊的学习和训练，人也可以学会和随意地控制自己的心脏、血管、胃肠、肾脏和各种腺体等内脏器官的活动，就像随意控制骨骼肌群那样。

临床实践证明，生物反馈确实是一种行之有效的行为治疗技术。生物反馈和松弛反应训练相结合，可以使人更快、更有效地通过训练学会使用松弛反应来对抗并消除一般的心理、情绪应激症状；同时在临床上，已被广泛地应用于治疗各科心身疾病、神经症和某些精神病。

（二）松弛治疗

这是一种通过自我调整训练，由身体放松进而导致整个身心放松，以对抗由于心理应激而引起交感神经兴奋的紧张反应，从而达到消除紧张和强身祛病目的的行为训练技术。一般的松弛反应训练方法，使用较多的是雅可布松所首创的渐进性松弛法。此法可使被试者学会交替收缩或放松自己的骨骼肌群，同时能体验到自身肌肉紧张和松弛的程度，以及有意识地去感受四肢和躯体的松紧、轻重和冷暖的程度，从而取得松弛的效果。我国的气功、印度的瑜伽和日本的坐禅等都能起到类似的作用。一般认为，不论何种松弛反应训练技术，只要产生松弛反应都必须包含四种成分：①安静的环境；②被动、舒适的姿势；③心情平静，肌肉放松；④精神内守（一般通过重复默念一种声音，一个词或一个短句来实现）。

据国内外的实验研究证实，松弛反应训练能产生如下的生理效应：交感神经系统活动降低，耗氧量降低，心率、呼吸率减慢，收缩压下降，脑电波多呈 α 波等。因此，一般说来，能产生松弛反应的疗法，都能对抗紧张和焦虑。松弛反应疗法由于简便易行，还可以自我训练，故它不仅是系统脱敏法的一个重要环节，而且与生物反馈仪并用可收到生物反馈治疗单独进行时所得不到的效果。对于高血压、失眠、头痛、心律失常，以及各种由于心理应激（紧张）所造成的疾患都有良好的疗效。今天，各种松弛反应训练技术在世界各国已广泛地成为人们用以增强体质，预防和治疗疾病，特别是慢性病。而且还广泛地运用于体育竞赛、文艺表演以及一切可能产生紧张、焦虑的情境，以对抗紧张和焦虑，从而保持和发挥良好的竞赛和表演效果。

第三节　支持疗法

一、倾听技术

（一）倾听的内容

倾听的内容包含四个方面：一是观察和觉察来访者的非言语行为。在交流中 65%的信息是通过非言语行为传递的，而且是不易隐藏的无意识的显露。我们的言语是可以过滤，按照社会所接纳的模式表达。言语可以撒谎，非言语可以揭露你的谎言。二是倾听和理解来访者的言语信息。三是注意倾听来访者歪曲现实的局部经验。在倾听中，还需要辨别来访者是不是使用了防御机制，如明明很在乎的事情，却说的云淡风轻，这时候我们就需要挖掘背后甚至连求助者都没有意识到的信息。四是联系其所生活的社会环境，对整个人进行倾听。

（二）倾听的技术

倾听包含澄清、释义、情感反应和总结四个技术。澄清是求助者发出模棱两可的信息后，向求助者提出问题的反应；释义（内容反映）是将求助者信息中与情境、事件、人物和想法有关的内容重新加以编排；情感反应是对求助者信息情感部分的再解释；总结则是释义和情感反应两种反应的进一步延伸，它将信息的不同内容或多个信息加以连接，并重新编排。

【相关链接】　　　　　　　　一位 35 岁的寡妇求助

一位 35 岁的寡妇，两个小孩的母亲诉说：我丈夫去世时，我整个生活都崩溃了。我一直不敢相信我有能力自己生活并抚养孩子们。以前我丈夫总是替我做所有决定，他每个星期都带钱回家。现在我已经很长时间没有睡过好觉了，而且酗酒导致有时简直不能直接思考。我的亲戚尽可能地帮助我，但是我仍然感到恐惧。

"释义"：你是说你现在面临最艰难的事情之一是要建立自信心，是吗？

"情感反应"：你担心自己肩负起整个家庭责任的能力。

"总结"：你丈夫已经去世，你正面临一个十分困难的事情……要承担家庭责任，自己做出决定，自己照顾自己，并且要处理随之而来的恐惧。

二、共情技术

（一）共情的含义

关于共情（empathy），指的是一种能深入他人主观世界，了解其感受的能力。共情又分为广义的共情和狭义的共情，广义的共情是指所有人际场合中产生的设身处地为他人着想的能力。狭义的共情是指在人与人交流中表现出的对他人设身处地理解的能力。罗杰斯认为良好的咨询与治疗关系本身就具有治疗的功能，而共情是建立良好咨询关系的三个充分必要条件之一。在与他人交流时，能进入到对方的精神境界，感受到对方的内心世界，能将心比心体验对方的感受，并对对方的感情做出恰当的反应。

共情技术是指咨询员一边倾听来访者的叙述，一边进入来访者的精神世界，并能设身处地、感同身受地体验这个精神世界，然后跳出来以言语准确地表达对来访者内心体验的理解，传递给来访者知道。

（二）共情技术的种类

共情技术可分为初层次共情技术与高层次共情技术。咨询师运用共情技术时，必须根据咨询的阶段、跟来访者的关系，来决定使用初层次共情技术或高层次共情技术。

咨询师使用初层次共情技术时，回应的内容是来访者的直接感觉与想法。初层次共情技术适用于咨询初期，或咨询师与来访者良好关系未建立之时。咨询师使用高层次共情技术时，回应的内容是来访者叙述中"隐含"的感觉与想法。高层次共情技术不但传递咨询师对来访者的了解，同时也协助来访者了解自己未知或逃避的部分。高层次共情技术适用于咨询的中后期，以及咨询师与来访者已有良好关系之时。

（三）表达共情需要理解和掌握的几点

第一，咨询师视角需要转变，务必要从求助者的角度而不是自己的角度看待求助者及其存在的问题。

第二，共情的基础不是有与求助者相似的经历和感受，而是要设身处地地理解求助者及其问题。

第三，表达共情不能一视同仁，而是因人、因事而异，视情而定。

第四，表达共情应把握时机，共情应该适度，才能恰到好处。

第五，表达共情要善于实现咨询师—求助者之间的角色转换。

第六，表达共情还应善于使用躯体语言，注重姿势、目光、声音、语调等表达。

第七，表达共情应考虑求助者性别、年龄、文化习俗等特征。

第八，咨询师应不断验证是否共情，得到反馈后要及时修正。

三、积极的语言技术

认知心理学认为，语言理解就是借助语言材料建构意义的过程。在教师与学生之间，学生接收教师的语言，再用自己已有的知识，对教师的语言信息做出解释，领悟教师语言的内在含义。在对教师语言的理解过程中，学生不是被动地接受语言刺激，而应主动加工。学生常常会对教师说话的愿望和意图进行"猜测"，也就是说，会将教师的愿望及意图编码为一定的主题结构，在听的过程中去构造意义。这么看来，对待同一个情境、同一个事件、同一个问题，教师的语言是积极还是消极，是鼓励还是打击，是引导还是制止，是赞赏还是批评，是肯定还是否定，是理解还是误解，将会在学生心里产生完全不同的意义，产生截然不同的影响。

四、解释、建议和指导技术

（一）解释

解释是指在对患者心理行为问题的实质，以及患者所具备的潜能和解决问题的能力有了充分了解后，可以根据患者自身的特点，向其提出切合实际的、真诚的解释和劝告，以协助患者端正对困难的看法，调节和改善其心理行为问题。

（二）建议和指导

指导就是直接的劝导，而建议与指导的含义相似，只是患者在做决定时有选择的余地。指导与建议的范围和内容可包括：①日常生活方面，如个人生活料理、营养及睡眠调整等；②工作方面，如与同事关系问题、变换工作问题；③学习方面，如作息时间的安排，学校中的人际关系问题，考试成绩及升学问题等；④家庭方面，如怎样与长辈相处，如何协调与子女的关系，怎样协调夫妻关系及活跃家庭气氛等；⑤社会交往方面，如何掌握社交礼仪，怎样丰富自己的业余生活等。指导和建议是心理支持中的重要手段，是跟患者一起分析、寻求应付困难或处理问题的恰当方法。

五、暗　示

暗示（suggestion）是一种利用间接的、含蓄的方式，对他人的心理与行为产生影响的过程。暗示作为一种心理干预方法主要是指利用暗示对病情施加影响使症状消除的过程。暗示的种类有以下五种。

（一）言语暗示

言语暗示（verbal suggestion）是通过言语的形式，将暗示的信息传达给受暗示者，从而产生影响作用。如临床工作中护理人员对患者讲："针灸的治疗效果特别好"、"这种药物对你的疼痛缓解效果很好"等，均可将暗示的信息传递给患者。

（二）操作暗示

操作暗示（operant suggestion）是通过对患者的躯体检查或使用某些仪器，使患者处于某些特定的环境中，引起其心理、行为的改变。此时若再结合言语暗示，效果将更好。

（三）药物暗示

药物暗示（drug suggestion）是通过给患者使用某些药物，利用药物的作用而进行的暗示。

（四）环境暗示

环境暗示（environment suggestion）使患者置身于某些设置的特殊环境中，对其心理和行为产生积极有效的影响，消除不良的心理状态。

（五）自我暗示

自我暗示（autosuggestion）即患者自己把某一观念暗示给自己。例如，因过分激动、紧张而失眠者，选择一些能使人放松、安静的语词进行自我暗示，可以产生一定的效果。

第四节　认知疗法

认知疗法于20世纪60～70年代在美国产生，是通过认知和行为技术来改变求治者的不良认知，从而矫正不良行为的心理治疗方法。

一、认知疗法的原理、方法与过程

（一）认知疗法的原理与方法

认知疗法是用认知重建、心理应付、问题解决等技术进行心理辅导和治疗，其中认知重建最为关键在于如何重建人的认知结构，从而达到治疗的目的，认知疗法的大师们各自提出了自己的看法。艾利斯（Ellis）认为，经历某一事件的个体对此事件的解释与评价、认知与信念，是其产生情绪和行为的根源。因此，不合理的认知和信念引起不良的情绪和行为反应，只有通过疏导、辩论来改变和重建不合理的认知与信念，才能达到治疗目的。梅钦伯姆认为，人的行为和情绪由自我指令性语言控制，而自我指令性语言在儿童时代就已经内化，虽在成人期意识不到，但仍在控制人类的行为和情绪。如果自我指令性语言在形成过程中有误，则会产生情绪障碍和适应不良行为。因此，治疗包括学习新的自我指令、使用想象技术来解决问题等。还有专家指出：心理困难和障碍的根源来自于异常或歪曲的思维方式，通过发现、挖掘这些思维方式，加以分析、批判，再代之以合理的、现实的思维方式，就可以解除患者的痛苦，使之更好地适应环境。认知疗法强调，常见的心理障碍的中心问题是某些歪曲的思维。认知疗法在于向患者提供有效的方法以克服盲目、错误的认知。

从另一角度言，认知疗法乃是针对心理分析疗法的缺陷而发展起来的。因为在心理分析治疗时，常着重于心理与行为的潜意识和情感症结，而这种潜意识的欲望或情感，往往只是施治者的分析推测，不容易向患者解释，也不容易被患者接受，更不易作为治疗的着眼点来操作。治疗把着眼点放在认知上，它不必管看不到、也抓不到的潜意识，只要更正这些可用语言描述的观念、想法、信念，处理好非功能的"认知"即可。既明显，又具体，易取得患者的理解与协作。

（二）认知疗法的过程

认知疗法一般分为四个治疗过程。

1. 建立求助的动机　于此过程中，要认识适应不良的认知-情感-行为类型。患者和治疗医师对其问题达成认知解释上意见的统一；对不良表现给予解释并且估计矫正所能达到的预期结果。比如，可让患者自我监测思维、情感和行为，治疗医师给予指导、说明和认知示范等。

2. 适应不良性认知的矫正　于此过程中，要使患者发展新的认知和行为来替代适应不良的认知和行为。比如，治疗医师指导患者广泛应用新的认知和行为。

3. 在处理日常生活问题的过程中培养观念的竞争，用新的认知对抗原有的认知　于此过程中，要让患者练习将新的认知模式用到社会情境之中，取代原有的认知模式。比如，可使患者先用想象方式来练习处理问题或模拟一定的情境或在一定条件下让患者以实际经历进行训练。

4. 改变有关自我的认知　于此过程中，作为新认知和训练的结果，要求患者重新评价自我效能，以及自我在处理认识和情境中的作用。比如，在练习过程中，让患者自我监察行为和认知。

二、认知疗法在临床护理中的应用

认知疗法可以用于治疗许多疾病和心理障碍。其中最主要的是治疗情绪抑郁患者，尤其对于单相抑郁症的成年患者来说是一种有效的短期治疗方法。根据美国宾夕法尼亚大学的研究报道，认知疗法主要适用于治疗单相抑郁症门诊患者，抑郁病一般经过 12 周的认知治疗，80%的患者有显著改善，疗效优于用丙咪嗪药物治疗的对照组，随访 1 年，疗效稳定。另外，爱丁堡大学、哥伦比亚大学和匹兹堡大学的研究组也分别报道了认知治疗可以取得像抗抑郁药物一样的疗效；其中爱丁堡大学的布莱克伯恩（1981）等报道，将原发性抑郁症患者随机分成药物治疗组、认知疗法组和药物-认知疗法合并治疗组。经过 20 周的积极治疗，结果发现合并治疗的门诊患者疗效优于其他两组。但对于精神病性抑郁患者，认知疗法可能效果较差。

认知疗法还可作为神经性厌食、性功能障碍和乙醇中毒等患者的治疗方法之一。例如，乙醇中毒患者常存在一定程度上的认知缺陷，尤其是刚开始戒酒的最初几周里，他们往往表现为记忆困难和解决问题困难。因此，在治疗开始阶段应重复进行几次分别会谈，要求患者做会谈笔记，并且记录每天家庭认知、行为作业完成的情况。言语交谈、行为操作、想象技术，以及声像图片教育等多种渠道给患者输入信息，对于乙醇中毒患者的治疗亦大有帮助。当然，并不是所有患者对这些技术的应用都有效，有些患者往往在开始治疗的时候便不合作，甚至中断治疗，对此，医生可能会认为这些患者"没有求治动机"或"不准备治疗"。实质上，可能是治疗方法不完全适合于这些患者。因此，在对这些患者的治疗中，治疗医师应该了解和识别患者存在的认知错误，并进行适当的诘难和矫正，使得患者配合治疗医师进行戒酒。在对神经性厌食患者的治疗中，除了药物治疗、饮食治疗和家庭治疗外，还要注意这些患者的认知歪曲，因为这些患者往往存在着对自身外形、面庞等方面的认知异常，因此必须矫正他们的错误认知。性功能障碍患者，尤其是性欲减退患者的治疗，除了行为治疗以外，可以适当辅以认知矫正。认知疗法的策略在于改变抑制患者性欲的那些不合理信念，为其后采用性感集中技术创造必要条件。例如，有些患者认为"性欲旺盛是邪恶的，这种人是坏人"，在治疗中应该针对患者的这种抑制性欲的错误信念进行开导、解释，提供必要的性知识。

另外，认知疗法还适用于治疗焦虑障碍、社交恐怖、偏头痛、考试前紧张焦虑、情绪的激怒，以及慢性疼痛患者。对于海洛因成瘾患者，认知疗法可以作为辅助治疗手段，加强治疗作用。近年来有些报道认为，认知疗法与药物治疗合用，可治疗某些精神分裂症患者的妄想。

第五节 替代疗法

一、音乐疗法

（一）音乐疗法的含义与特点

音乐疗法是通过生理和心理两个方面的途径来治疗疾病。一方面，音乐声波的频率和声压会引起生理上的反应。音乐的频率、节奏和有规律的声波振动，是一种物理能量，而适度的物理能量会引起人体组织细胞发生和谐共振现象，能使颅腔、胸腔或某一个组织产生共振，这种声波引起的共振现象，会直接影响人的脑电波、心率、呼吸节奏等。

音乐疗法就是运用音乐的艺术手段所进行的心理的、生理的和社会活动治疗，也是一种康复、保健、教育的活动，不是通过人的理性而发挥作用的。音乐崇尚的是一种感性情绪的作用，而不是理性的智力、判断和推理活动。音乐通过人的感情中枢的变化来引起人的生理、心理的变化，达到治疗的目的。

音乐疗法可以改善神经系统、心血管系统、内分泌系统和消化系统的功能，可以调节体内血管的流量和神经传导。此外，音乐具有主动性的、积极的功能，是提升创造、思考、使右脑灵活的方法。

（二）音乐疗法的作用

1. 音乐疗法的心理情绪作用 良性的音乐能提高大脑皮质的兴奋性，可以改善人的情绪，激发人们的感情，振奋人的精神。

2. 音乐疗法的人际社会作用 音乐是一种社会性的非语言交流的艺术形式，为患者提供一个安全娱乐的人际交往环境，音乐治疗师通过组织表达各种音乐活动，为患者提供了一个通过音乐和语言交流来表达、宣泄内心情感的机会。

3. 音乐疗法的适应证 神经症、严重精神疾病、心身疾病、综合医院有关心理疾病、各类行为问题、社会适应不良、某些老年病、各种心理障碍、人格障碍和性变态、亚健康状态等一般心理问题。还包括智力障碍、心智障碍、生理残疾（试听和言语障碍、外形缺陷及脑瘫和肢体瘫痪）、怯场、临终关怀、孤独自闭症等。

二、芳香疗法

芳香"aroma"意谓芬芳、香味，渗透在空气中的一种看不见但闻得到的细致物质。疗法"therapy"指对疾病的医疗。芳香疗法（aromatherapy）是一种辅助性的疗法，意即与正统医疗相似，但并非取代正统医疗的疗法。

芳香疗法即利用纯天然植物精油的芳香的气味和植物本身所具有的治愈能力，以特殊的按摩方法，经由嗅觉器官和皮肤的吸收，到达神经系统和血液循环，以帮助人身心获得舒解，并达到皮肤保养的目的和改善身体健康的功效，使人的身、心、灵三者达到平衡和统一。芳香疗法按摩时，透过中国经络穴道指压和淋巴排毒的特殊按摩技巧，使精油渗透进入皮肤表层，由于精油的分子比皮肤的分子要小得多，因此极易渗透入人体，在大约 20 分钟至 6 小时即可经由血液循环流至全身，而其残留物则透过排泄系统排出体外。当精油在体内循环时，有一部分会被人体的器官、肌肉、细胞或神经纤维所吸收，从而引发精油的治疗功效。因嗅觉与情绪是有关联的，所以不同的芳香气味会影响我们的情绪，根据各人的情绪、性格和体质，选择不同的芳香精油以达到调解身心的作用。

芳香疗法的基本原理是运用植物的治疗力量来进行养生、美容、理疗身体和稳定情绪。有效的芳香疗法可以营造氛围、增强创造力和提升工作效率。香熏除了能美体护肤之外，还具有多种好处，已成为日常生活中不可缺少的一部分。芳香疗法属于自然医疗的一种，是世界盛行的另类疗法。植物治疗的中心物质是植物的精华油，它可以通过视觉、触觉和嗅觉来刺激大脑皮质，启发思维，解除心理和精神上的压力，令人身心舒畅。芳香疗法不仅能使人建立积极的人生态度，还增强人与人之间的沟通能力。

三、园 艺 疗 法

园艺疗法是指通过植物及与植物相关的活动（园艺、花园等）达到促进体力、身心、精神恢复的疗法。园艺疗法作为一种技术手段有很长的历史，但是作为一种科学或者说是学科专业却是近些年的事。在欧美及日本，大学教育中设置的相关专业均是比较新的。但是这一学科的基本原理，中国、古埃及均有通过让患者在户外庭院散步，进行辅助治疗的记载。花园对于精神不安、神经系统及自身生活工作压力而产生超过正常行为的患者来说，是一种极好的疗法，特别是对精神压力较敏感的患者更显著。

在生活质量不断提高的当今社会，特别是进入 21 世纪以来，园艺疗法已超越了疗养、治病的范畴，成为让健康人更健康的标志。园艺疗法中所指的园艺及花园对人体的精神、体力的积极效果，并作为治疗、理疗、职业训练的方法之一，被医学界广泛接受。随着养老院的普及化，社会交流的重视，地区福利的扩充，医疗、教育、福利的一体化等背景下，出现了为"每个人提供公共庭院和花园"的口号，在这情况的影响下，园艺疗法也将显现更广泛的应用价值。

四、舞 蹈 疗 法

（一）舞蹈疗法的发展

1942 年，当舞蹈老师玛丽安接受一些心理专家的邀请，走进美国华盛顿的圣伊丽莎白医院，带领患者进行即兴式的创造性舞蹈，历史上第一位"舞蹈疗法"治疗师就诞生了。到了 1966 年，"美国舞蹈治疗协会"成立，让"舞蹈-情绪"这个媒介成为整合个人心理和生理的窗口。这个疗法能帮助那些压力大的、失去自信、处于人生低谷的人们，也适合老人和小孩的精神调节。随后该疗法传入欧洲国家，20 世纪 70 年代中期拉丁美洲家开始将舞蹈列入治疗心理疾病的有效手段。目前，欧洲的舞蹈疗法已十分完善，设立了舞蹈疗法基金，培训舞蹈医疗人员，对精神病院、学校、养老院等的心理或生理障碍患者进行舞蹈医疗指导。

（二）舞蹈疗法的基本原理

舞蹈治疗的理论依据于弗洛伊德的精神分析，但舞蹈治疗采取的是以一种非文字的交流方式，即患者用动作诉说，医生用动作回答，这也是舞蹈治疗的最初级也是最直接的方式。通过舞蹈这种运动形式，不仅可矫正人们的适应不良性运动、姿势和呼吸，而且使人们感受到自己对个人存在的控制能力。在舞蹈疗法中最重要的是"指导"和"感悟"，在台湾从事舞蹈治疗已有 20 多年的李宗芹教授说，"身体是永远不会说谎的，舞蹈治疗帮助人们找到适合自己的身体表达方式，不只是宣泄情绪，而且还能帮人认清自身的困境，并在现实生活中带来改善"。

一位舞蹈治疗师说："即便是专业舞者，如果你有情感问题或是压力大无法释放，也可以选择舞蹈疗法，因为它和纯粹的舞蹈不同，更注重用音乐带动心理情绪，更注重发现你自己本身。"

第六节 集体心理干预

一、集体心理干预的原理与方法

集体心理危机干预是在团体的心理环境下为成员提供心理帮助与指导的一种心理辅导形式,团体心理治疗,是一种为了某些共同的目的将成员集中起来进行心理治疗的方法。它运用适当的辅导策略或方法，通过团体内人际交互作用，促使个人在人际交往中观察、学习、体验、认识自我、分析自我、接纳自我，调整和改善人际关系，学习新的态度与行为方式，从而减轻或消除心理疾患，增加适应能力，以预防或解决问题，并激发个体潜能的干预过程。

团体心理治疗最早可追溯到美国医生普拉特于 1905 年在美国波士顿首次采用的集体教育和鼓励。他以集体讨论的方法，帮助久治不愈而又心情沮丧的结核患者克服抑郁情绪，树立战胜疾病的信心。团体心理治疗的迅速发展是在第二次世界大战期间及战后。当时，团体心理治疗作为一种经济、简捷、高效的手段，用于治疗士兵中的精神病患者和心理障碍者。

（一）严重事件晤谈

1. 关键事件应激报告法（CISD） 关键事件应激报告法首先由 Mitchell 提出，最初是为维护应激事件救护工作者身心健康的干预措施，后被多次修改完善并推广使用，现已经开始用来干预遭受各种创伤的个人，分为正式援助和非正式援助两种类型。非正式援助型由受过训练的专业人员在现场进行急性应激干预，整个过程大概需要 1 小时。而正式援助型的干预则分为七个阶段进行，通常在伤害事件发生的 24 小时内进行，一般需要 2～3 小时。

2. 具体步骤 参与人数以 8～12 人为宜。

专业技术操作：

（1）介绍期：实施者进行自我介绍，介绍 CISD 的规则，仔细解释保密原则。

（2）事实期：请参加描述危机事件发生时或者发生后他们自己及事件本身的一些实际情况，询问参加者在这些事件过程中的所在、所闻、所见、所嗅和所为，每个参加者都要发言，最后参加者会感到整个事件由此真相大白。

（3）感受期：询问有关危机事件发生时或发生后的感觉。

（4）症状描述期：请参加者描述自己的应激反应综合症状，询问危机事件发生时或发生后参加者有何不寻常的体验，目前有何不寻常的体验，事件发生后生活有何改变，前参加者讨论其体验对家庭，工作和生活造成的什么影响和改变。

（5）辅导期：介绍正常的反应，介绍正常的应激反应表现，提供准确的信息，讲解事件、应激反应模式，应激反应的常态化，动员自身和团队资源相互支持，强调适应能力，讨论积极的适应与应对方式，提供有关进一步服务的信息，提醒可能的并存在的问题，根据各自情况给出减轻应激的策略，自我识别症状。

（6）恢复期：澄清，总结晤谈过程，回答问题，提供保障，讨论行动计划，重申共同反应，强调小组成员的相互支持，可利用的资源，心理危机干预者总结，需要 2～3 小时。严重事件后数星期或者数月进行随访。

（二）危机事件压力管理

美国"危机事件压力管理"（critical incident stress management，CISM）模式是一项具体可行

的方法，借由团体讨论的方式，可引导学生在灾后对自己的心理，情绪等方面进行重建。

CISM 的实施步骤基本上可分为七个阶段，一般可简化成四个步骤。

1. 熟悉阶段 在这个阶段中，教师将要求学生叙述他们的名字（可围成小团体进行，若在灾区实施有些学生彼此之间可能还并不熟识），说明他们在这次地震中发生什么事情。这样将提供他们对地震经验的再造，并针对此事件表达出适切的事实。团体的领导者通常可以询问：他们在事件发生过程中经验了些什么？看见什么？听到什么？闻到什么？做些什么？假如学生无法具体表达，在了解他们的感受后可换到下一个人。

2. 思考阶段 教师将要求这些学生共享当他们意识到这是一个不寻常事件时，他们的第一个想法是什么？在这个阶段中，这些学生将从一般陈述中提供事实阶段的补充信息，促进相互间表达出更多的念头。教师或团体领导者逐一体会，并且邀请下一位参与者表达。

3. 反应与症状阶段 反应阶段涉及分享当场、现在与事后的感受，这包括事件后所经验的任何生理的、情绪的、认知的或行为的征兆或症状。教师可以请这些学生叙述对这次事件的反应。可询问学生："这次地震中最糟的部分是什么""假如有一件事情你可以将其从这次地震所产生的意外中删除，那将会是哪一件事"或"当时你最强烈的感觉是什么"，"灾后至今，一直持续困扰你的感受或行为有哪些"等。

4. 教学与再保证阶段 在征兆和症状被表达出来，学生将得到再保证，意思是说，教师将以肯定与支持的口吻说明，学生所出现的这些都是正常反应，并再补充一些或许尚未表达出来的额外征兆与症状。在这阶段中也将提供正向的回应方式，特别是一些已经浮现出来的。而且也提供压力管理的一般信息。

二、集体心理干预在临床护理中的应用

在一些巨大的灾难发生后，需要心理危机干预的人群是大量的。遇难者家属和幸存者、各类救援人员都有可能需要心理危机干预。这时进行集体心理干预就显得尤为重要。人们在应激状态下不少人还能坚持维持着积极的活动，丧失活力的人只是一部分。但当大局基本上定下来了的时候，疲劳感开始释放，一些人就会开始出现创伤后应激障碍的症状，或者抑郁、恐惧症，也可能并发这些病症，此时也是需要进行大规模的集体心理干预。

【相关链接】 一名反复哮喘的同学

患者，男性，重点中学初三学生，哮喘反复发作两年。

初次患病时，经医生检查，患者当时神情惊恐，面色青灰，口唇青紫，大汗淋漓，呼吸困难，呼吸节律及心跳次数都超出正常值，听诊两肺有支气管痉挛的声音，体温正常，化验检查无明显的感染，胸部透视无肺炎的证据。从个人史及家族史看，患者本人以往没有呼吸道疾病，连感冒都很少得，父母、祖父母都没有呼吸道疾病，亦无过敏性或传染性疾病。此次哮喘发作于 1 周后渐渐恢复，无后遗症留下。出院之后即恢复学习，精神体力都很健壮。

从此之后，患者经常有这种病状发作，几乎每月发病 1～2 次。发作之前并没有一点感冒的迹象，而哮喘发作时并不发热，全身也没有更多的感染证据，每次的发病都用大量的抗生素输液，效果也不明显。病情来得突然，而好的也蹊跷，有时不治也能自然好转。医生考虑不是感染的原因，可能是对某种物质过敏。于是全家齐动手寻找过敏源，把全部衣服被褥能经水洗的全过水，不能洗的都晒 3 天。立体大扫除，连墙壁都用水冲了，全部家具换成原木材质，顶棚都拆下来换成用纸糊，家中花草都清除。金鱼、猫、狗全送人。吃饭时每天记录食谱，调查统计哮喘发作与食物的关系，就是这样细心，哮喘依然如故，丝毫没有减轻的迹象。

最初病情来势汹汹，但好的也利索。一来二去有 2 年多的时间，反复地哮喘，胸部有了器质性的变化，有支气管扩张和轻度的肺气肿。呼吸功能受到损伤，在不犯病的时候，运动量一大也会喘不过气来，孩子慢慢变得不喜欢运动了，同学的一些集体活动也不愿邀请他，学习成绩下降很多，

在班里的威信大不如以前。患者变得沉默寡言，人前矮三分。学校的心理老师建议患者看看心理门诊。

心理学检测

性格特点：艾森克性格检查 EPQ 属于：内向、敏感（E 分低 N 分高）。

行为模式（CBCL）测查：表现是有轻度的强迫倾向，过度追求完美，轻度偏执，轻度社会退缩。

情绪测查：属于紧张、焦虑、抑郁。

问题：

（1）患者所患疾病的类型是什么？

（2）引起此类疾病的可能原因有哪些？

（3）治疗原则是什么？

思　考　题

一、选择题

1. 心理危机干预的最佳时间是遭遇创伤性事件后的（　　）

A. 24 小时之内　　　　B. 24～72 小时　　　　C. 72 小时以后　　　　D. 任何时间

2. 系统脱敏疗法的理论基础是（　　）

A. 学习理论　　　　B. 精神分析理论　　　　C. 人本主义理论　　　　D. 情绪理论

二、名词解释

1. 系统脱敏疗法

2. 厌恶疗法

3. 共情

4. 暗示

三、简答题

简述系统脱敏疗法的原理和方法。

思考题答案

一、选择题

1. B　　2. A

二、名词解释

1. 系统脱敏疗法：又称交互抑制法，是指通过诱导求治者缓慢地暴露出导致神经症焦虑、恐惧的情境，并通过心理的放松状态来对抗这种焦虑情绪，从而达到消除焦虑或恐惧的心理疗法。

2. 厌恶疗法：是指把需要戒除的目标行为与不愉快的或者惩罚性的刺激结合起来，通过厌恶性条件反射，以消退目标行为对患者的吸引力，使症状消退的心理疗法。

3. 共情：是指个体由于理解了真实的或想象中的他人的情绪而引发的与之一致或相似的情绪体验。

4. 暗示：是一种利用间接的、含蓄的方式，对他人的心理与行为产生影响的过程。

三、简答题

简述系统脱敏疗法的原理和方法。

系统脱敏疗法的理论基础是学习理论，即经典的条件反射与操作条件反射。根据这一原理，在心理治疗时便应从能引起个体较低程度的焦虑或恐怖反应的刺激物开始进行治疗。一旦某个刺激不会再引起求治者焦虑和恐怖反应时,施治者便可向处于放松状态的求治者呈现另一个比前一刺激略强一点的刺激。如果一个刺激所引起的焦虑或恐怖状态在求治者所能忍受的范围之内,经过多次反复的呈现,他便不再会对该刺激感到焦虑和恐怖,治疗目标也就达到了。系统脱敏疗法的基本方法是首先将引起患者焦虑反应的具体情景按焦虑层次顺序排列。其次学习放松训练方法,最后进行脱敏训练。

(杜夏华)

第八章　病人的心理

【学习目标】

掌握　病人的心理需要及心理反应。

熟悉　病人及病人角色的概念、病人的角色转换问题。

了解　病人的求医行为及其影响因素、病人的遵医行为及其影响因素。

【案例 8-1】

　　病人，男性，65 岁，退休教师。体检发现胃癌，入院治疗。入院后，病人情绪低落、总是叹气，经常去找医生问，"真的是癌症么？我怎么可能会得癌症？必须要手术么？"当病人得知一定要手术治疗后，病人睡眠受到严重影响，急于知道手术怎么做，反复研究手术的风险，手术后可能出现的并发症及预后情况等。术前一天，病人每隔一两个小时就去找一次医生护士，反复询问"手术的成功率是多少？会不会有意外发生？"

问题：该病人的心理需要有哪些？心理反应有哪些？如何帮助病人进行心理调适？

分析：病人的心理需求：主要为安全需要，在最初得知自己身患癌症后经常询问医生，反复确认，在得知必须要手术后，表现出了对手术的强烈担忧，担心癌症及手术威胁生命安全。心理反应：焦虑，主要表现为严重影响睡眠，反复确认手术风险。护士应及时发现病人的焦虑情绪或焦虑表现，安慰病人，给病人以鼓励和支持，向病人仔细讲解手术的内容及注意事项，缓解病人的不安。当病人难以入睡时，先用物理方式使患者入睡，例如，保持病室环境安静，给病人听舒缓的音乐。若物理方式无效，应及时通知医生，遵医嘱给予患者促进睡眠的药物，防止影响第二天的手术。

第一节　病人心理概述

　　病人是护士的服务对象，在护理活动过程中应始终处于中心和主体地位。作为一种相对弱势的、特定的阶段性社会角色，病人的心理现象与个体在正常状态下，与其他社会角色的心理活动相比，另有其角色的共性、个体特征和发展规律。病人心理（patient's mental state）指病人在患病或发生主观不适后伴随着诊断、治疗和护理过程所发生的一系列心理反应。作为一名合格的护士，应该理解病人的概念和病人角色，尊重病人的权利和义务，并且要掌握病人的求医和遵医行为的特点，更应该了解病人的心理需要，理解病人的心理反应。正如古希腊医学家希波克拉底所说："了解什么样的人得了病，比了解一个人得了什么病更重要"。护士只有深入了解病人的心理状态，理解了病人的心理反应，才能真正做到"以病人为中心"，做好临床护理工作。

一、病人与病人角色

（一）病人

1. 病人的概念　病人（patient）也称患者，顾名思义即患有疾病的人，但这种解释仅局限于生物层面，忽视了社会、心理层面，只着眼于"病"，而未放眼于整体的"人"。"人"是一个具有自然属性和社会属性的完整统一体，只有当其与外界环境保持动态的平衡，才能维持身心健康，人的心理和行为还受诸多社会因素的制约，因此，这种解释不确切。

许多人虽然患有疾病，如近视、龋齿、脚癣或皮肤的轻度外伤等，但他（她）们照常生活、工作，正常负担原有的社会责任，可能并没有求医行为，其本人及社会均没有将他（她）们归入"病人"范畴；有些人虽未患躯体疾病，但可能因为心理社会因素而产生"病感"从而产生求医行为，寻求医生帮助；有些人可能仅仅因为不良动机(如法律纠纷中获得赔偿、取得伤残证明获取补助等)，寻求医生的诊断甚至治疗，成为"病人"；到医院体检的人和到产科分娩的正常产妇，也常常被统称为病人，一并进行就诊数量的统计，但他（她）们并非真正患有疾病。所以单纯从生物医学的角度很难界定病人的定义，研究病人的概念是一个医学社会学的问题，还需要从社会学的角度考量。医学社会学认为"病人"是指那些寻求医疗护理的或正处在医疗护理中的人。病人被看作是社会群体中与医疗卫生系统发生关系的、有疾病行为和求医行为的社会人群。

总而言之，对"病人"概念的全面理解应该是：患有各种躯体疾病、心身疾病或心理障碍、神经精神性疾病的人，不论其求医与否，均可以统称为病人。一旦成为病人，便具有了病人的权利；但同时也必须履行病人的义务及相应的行为规范。

2. 与病人有关的概念

（1）疾病（disease）：是一个生物学概念的医学术语。疾病是一种影响人体组织、器官功能及心理状态的生物学过程，它以结构、机制和理化的病理改变为特征，以症状为特征的形式表现出来。医务人员可以通过问诊、体格检查、借助于实验室手段及医学仪器检测等科学方法，经综合分析确定诊断，使疾病成为客观的、有目共睹的事实。可见疾病是指生物学、生理学上的判断。

（2）病感（illness）：又译为"疾患""不适"，属于心理学范畴的概念。这是一种无法客观验证的、以症状形式表现出来的主观体验。它通常影响人的整个心理活动乃至精神状态，使人感觉不舒服或某种痛苦，自认为得了某种疾病，从而精神不振、心神不宁，影响正常的工作和生活，并成为人们求医的主要原因。病感既可由躯体疾病引起，也可由社会心理因素所致。虽然病感是促使个体去求医的直接原因，但病感并不等同于患有疾病。例如，当病人因病而截去某一肢体后，仍感到被截去肢体疼痛的"幻肢痛"现象就是病感，而不是疾病。

（3）患病（sickness）：是一种社会学的概念，往往代表着一种社会状态，即一个被社会认可的人处于一种非健康状态。例如，人们所说的某人"患病"了，系指该人在社会上已处于"病人"的地位，可以享受作为病人的各方面待遇，如休息、营养、治疗等，同时在某些方面也停止了他的部分或全部社会义务。

（二）病人角色

"角色"一词本是戏剧术语，后来被社会心理学家们引入社会心理学，从而产生了"社会角色"的概念。一个人在生活中要承担多种社会角色。每一种社会角色因其社会要求不同，而有其各自的特征及相应的义务和权利。

病人角色（patient role），又称为病人身份，是一种处于患病状态中同时兼有求医要求和医疗行为的特殊社会角色。1951年美国社会学家帕森斯（Parsons T）提出病人角色这一概念，他指出当一个人被宣布患有某种疾病之后，他就获得了病人角色。每个人都有承担病人角色的可能，而且一旦进入病人角色，便会被期望有与其病人角色相称的心理和行为，承担其相应的义务，同时也拥有其特殊的权利。

病人角色应该包括以下三点内容：第一，有生理或心理的异常或出现有医学意义的阳性体征；第二，应得到社会的承认，主要是医生以有关医学标准确认其为处于疾病状态的个体；第三，处于病人角色的个体有其特殊的权利义务和行为特征。如享有医疗服务、需要得到尊重、免除或部分免除社会责任、保护个人隐私等权利；同时，病人又需承担寻求诊治、配合诊治和减缓疾病传播的义务。

作为一种社会角色，病人角色有其相应的权利和义务。

1. 病人角色的权利

（1）享受医疗护理服务的权利。

（2）对疾病诊治的知情同意权。

（3）隐私保密的权利。

（4）监督自己医护权益实现的权利等。

2. 病人角色的义务

（1）及时求医。

（2）遵守医嘱。

（3）积极配合医护工作。

（4）遵守医疗服务部门的规章制度。

（5）尊重医护人员。

（6）减缓疾病传播等。

【相关链接】 **病人的权利与义务**

1. 病人的权利　权利是"法律认可的或伦理学上可辩护的要求或利益"，与"权益"同义。权利也可解释为"公民或法人依法行使的权力或享受的利益"，它与义务相对。病人权利问题是在广泛的民权、立权和消费者权益运动中提出的，医院和有关医疗机构则是病人权利运动的中心。在西方，病人权利运动不是由"消费者"、主要供应者或政府推动，而是由医院行政人员及其协会起主导作用。

（1）1972 年美国医院协会的"病人权利法案"规定了以下 12 项权利为病人的基本权利：

1）病人有权得到考虑周到的、尊重人的医疗护理服务。

2）病人有权从他的医生处得到有关他的诊断、治疗和预后的完全而且最新的信息。

3）病人有权从他的医生处接受在任何措施或治疗开始前提供的知情同意所需信息。

4）病人有权在法律的限度内拒绝治疗，并拥有被告知他的拒绝行动对他健康后果的权利。

5）病人有权不受任何人的干扰考虑有关他自己的医疗计划。

6）病人有权期望有关他对医务人员的谈话和记录严加保密。

7）病人有权期望医院在它能力的范围内必须对病人有关提供服务的要求做出合理的反应。

8）病人有权获得他就诊的医院与同他的医护有关的医学教育机构关系的信息。

9）病人有权拒绝参与影响他医疗护理的人体实验研究计划。

10）病人有权期望医疗护理的合理连续性。

11）病人有权检查他的住院费用，并且得到解释。

12）病人有权知道医院哪些规章制度适用于他作为病人的行动。

但这项法案的推行并不顺利，至 1975 年底，只有 30% 的美国医院采纳，而将此法案的文本分发给病人的医院不到 10%。多数医院认为，这样做会使原来已缓和的矛盾和问题重新被挑起，医院的法律责任将成倍增加，因为许多权利本来病人是不知道的。

（2）此后，美国著名学者安纳斯以已有的病人权利条文不够理想为由，提出一个病人权利的样板法案（草案），在更宽泛的范围内规定了权利的内容。

1）病人（尤其是急诊病人）有得到及时照料的法律权利。

2）病人拥有就有关支付费用的来源保守隐私的权利。

3）病人有权应他的要求，并由他付费用与他（她）指定的会诊专家讨论他（她）的病情。

4）病人有法律权利出院，不管病人的身体状况或经济状况如何，可要求病人签署一份出院书面说明，说明病人出院与医生或医院的判断是相背离的。

5）病人有权对医院提供的医疗服务费用账单进行检查，并要求逐项做出详细的解释，而不管病人支付的来源如何。

6）病人有权从医院工作人员那里得到咨询，帮助他从公共或私人的来源获得经济补助，以支付住院费用。

7）病人有权及时得到通知，告诉他由第三方支付医疗费用的补助已经中止。

病人权利运动目前仍处于初期阶段，国外无论在伦理学界还是在法学界争论都很激烈，我国尚未颁布此类法规，但实际上一些做法与上述的精神相吻合。

2. 病人的义务 权利与义务是一对矛盾的统一体，每一个公民在享受社会给予的权利的同时，也承担对他人、社会应尽的义务。作为病人这一特定社会角色在享有权利的同时，也必须承担相应的义务，这三这项义务可归结为：

（1）保持和恢复健康的义务：一个人一旦患病，社会和他人将耗费人力、物力、财力为他提供帮助。这对他人和社会来说是一种负担；同时，一个人患病后，最大限度的承担社会责任和义务的能力就会降低，这对社会来说又是一种损失。每一个人，当然也包括病人，都有义务为社会减轻负担，减少损失。作为病人来说，争取早日痊愈，恢复健康就是减轻社会负担义务的具体表现。

（2）积极配合诊疗的义务：病人患病后积极主动求医，配合医务人员治疗，不仅是使自己尽快康复以减轻社会负担和个人损失，同时，也是对医务人员劳动付出的一种尊重和回报。另外，对一些特殊疾病如传染性疾病、遗传性疾病，如病人不配合治疗，就会增加危害社会的危险性，这也是对自己、对他人、对社会不负责任的表现。

（3）遵守医院规章制度的义务：医院的规章制度是保证医院工作正常进行的基本措施。病人在就诊求治过程中，应自觉遵守医院的有关规章制度，与医务人员共同维护医院正常的工作秩序，以利于医院正常发挥其医疗功能。如自觉交纳治疗、住院费用，遵守探视制度、卫生制度、隔离制度等，这是每个病人应尽的义务。

（4）支持医学科学研究的义务：医学科学事业是造福于全人类的事业，每个人都有责任为发展这个事业贡献自己的力量。为了提高医学科学水平，寻找战胜疾病的方法，医务人员有时需要对一些未知病例进行研究；为了让医学事业后继有人，就要培养医学新人，除了让医学生学习书本上的医学知识外，还需要让其在临床实践中，在病人身上体验和实践所学习的医学知识和培养诊疗技能。这就需要病人的理解和配合。

目前，病人义务的认定在国内外不是很统一。很多相关内容并非是病人的法定义务，而仅仅是道德层面上的社会要求，并且不具有强制性。因此，如让病人履行这种义务与病人的权利发生冲突时，应先尊重病人权利，而不能强迫病人接受这种义务。许多专家认为对病人义务的宣传是当务之急，因为在国内，许多群众并不了解这一概念。如医学生在临床实习时，其诊疗学习与实践常常被病人拒绝；还有些病人认为，医院的规章制度是可以并应该为其个人而改变的等。

病人的权利与义务是相互依存的整体，其功能是为了保护生命、驱除疾病、恢复健康、提高个体的生活质量与社会适应。随着社会的发展，在医患双方共同努力下，相关法规将更加完善。

二、病人角色的特征及行为特点

（一）病人角色的特征

1951年美国社会学家帕森斯（Parsons T）提出了病人角色的四个特征。

1. 免除或部分免除社会责任 病人可以从常规的社会角色中解脱出来，免除或部分免除其原有的社会责任，免除的程度取决于疾病的性质和严重程度。

2. 病人对陷入疾病状态没有责任 患病是超出个人控制能力的一种状态，通常不是病人所愿意的，病人无需对患病负责。

3. 病人有恢复健康的责任 患病不符合社会对个人的期望，社会需要其社会成员健康，能承担其相应的社会角色和义务。病人需要有尽快恢复健康的动机和行动。

4. 病人有寻求适当帮助的责任 很大程度上病人需要依赖他人的帮助才能恢复健康，包括医护人员的专业帮助及家庭和社会的支持等。

（二）病人角色的行为特点

1. 求助意愿增强　当个体处于疾病状态时，很少能独自解除病痛，无论个体在健康时多么自尊、好强、独立，进入病人角色后，其求助他人的愿望显著增强，以达到减少病痛的折磨、尽快恢复健康的目的。在求助意愿强烈的冲击下，有的病人会表现为主观夸大困难或困境、怀疑自己解决问题的能力，以及过度企盼他人相助等。

2. 康复动机强烈　面对疾病所致身心危害和损伤，强烈的康复动机易致病人"急病乱投医"，道听途说地选择康复捷径，例如，选择路边上的小广告、听信保健品的推销等，结果往往"适得其反"。

3. 合作意愿加强　进入病人角色，归属于新的人际群体，希望取得他人理解与支持，渴望重新获得健康，病人的这些需求强化了病人的人际合作意愿；多数病人视良好的人际合作为其身心康复的适宜氛围，愿积极配合医护人员诊治其病症。

4. 原社会角色退位　指个体原有角色退至次要、服从的地位，个体"病人角色"占据主导地位。即病人为诊治疾病不得不迫使原有社会角色暂时退居其次，甚至完全以病人角色取代原有角色。

5. 自控能力减弱　一般患病后的个体会出现软弱依赖、情绪多变、意志力降低、自我调控能力下降等状况。病人被视为遭遇不幸、需要同情与呵护的弱势人群，这种观念易使病人产生对医护人员、亲友的依赖。个体一旦获得病人身份，便可获得更多关注、体谅、包容，这时病人往往不善于控制自身的情绪及心理状态，表现为烦躁易怒、承受能力下降等。

三、病人角色适应与适应不良

因为患有疾病，需要及时的治疗和护理，个体从其他社会角色转化为病人角色。由于病人是一种特殊的社会角色，患病时他们会面临角色转换，即由健康人转化为病人的角色。角色的转换需要病人的行为发生相应的变化，同时，角色的转换也使社会对其行为的期待发生了变化，人们期望病人按其病人角色确立行为模式。病人在角色转换过程中，会出现病人角色适应和适应不良两种类型。

（一）病人角色适应的过程

因为病痛的折磨，需要及时的治疗及护理，个体应该从其他社会角色转换到病人角色，关于病人角色适应的过程分为以下三个阶段。

1. 否认阶段　开始怀疑，不想或者不愿意承认患病的现实。

2. 不安阶段　在事实面前被迫承认患病的事实，同时对疾病后果担心、恐惧，从而产生焦虑、烦恼。

3. 接受阶段　逐步接受和适应病人角色，积极寻求和配合诊治。

（二）常见的角色适应不良类型

角色适应（role adaption）是指病人的心理与行为和病人角色的要求基本符合。例如，客观面对现实，承认自己患病，积极寻求医护帮助，遵守医嘱，采取积极的措施恢复健康等。如果病人不能顺利地完成病人角色转换则为角色适应不良。如果角色适应不良，会对其康复进程产生不利的影响。常见的角色适应不良有以下几类。

1. 角色行为缺如（role scarcity）　角色行为缺如指的是病人不能进入病人角色。个体患病后，意识不到或不愿承认自己患有某种疾病，否认自己的焦虑，不愿认同病人角色。虽然有医生的明确诊断，但病人不承认自己患病，认为医生诊断有误，或者否认病情的严重程度。例如，某些癌症病人否认疾病的存在而拒绝接受治疗或采取等待、观望的态度等。这可能由于病人使用了"否认"的心理防御机制，以减轻心理压力；也可能因为患病状态会影响入学、就业、婚姻等问题，涉及个人权益，导致病人不愿接受病人角色。

常见的原因有：①缺乏医疗常识，不识别疾病而不能认同自己的病人角色；②经济状况不良，无法承受高额医疗费用妨碍了个体进入病人角色的过程；③对自身疾病严重程度缺乏正确认识。这些病人由于病人角色缺如，很容易凭主观感觉行事，即使医护人员提醒也不以为然。

2. 角色行为减退（role reduction） 角色行为减退是指病人适应病人角色后，由于某些原因，又重新承担本应免除的社会角色的责任。个体接受诊疗措施后，已进入病人角色，却因为家庭、环境、工作等发生变化，对其提出更高的角色要求，病人角色出现减退甚至退出。例如，某些需要继续治疗的慢性病病人因为家庭经济拮据，中断治疗去工作，赚钱补贴家用。有些病人甚至大病未愈便急于脱离病人角色，参与超出身体状态所能承受的活动，这都不利于病人的身体康复。

3. 角色行为冲突（role conflict） 角色行为冲突指的是在适应病人角色过程中，病人不能从平常的社会角色进入到病人角色，其行为表现不符合社会期望，引起病人心理冲突，使病人焦虑不安、愤怒、悲伤，甚至恐惧，发生行为矛盾。这类病人大都自知有病需要求医，却因为其他社会角色责任或利益影响其行使病人角色的权利和义务。如正在事业上升期青年人，因为工作繁忙而无法安心治疗，造成工作角色与病人角色冲突；患病的年轻母亲因为年幼的孩子而不愿住院接受治疗，造成母亲角色与病人角色的冲突。原有社会角色的重要性和紧迫性，以及病人的个性特征影响心理冲突的激烈程度。病人角色行为冲突常见于承担较多社会和家庭责任，而且责任心和事业心较强的人。

4. 角色行为强化（role intensification） 角色行为强化是个体在进入病人角色后，接受一定的治疗与护理措施，过度认同疾病状态而致其出现"角色行为固着"状态。多见于病人角色向正常社会角色转换时，虽然病情已渐好转，但病人"安于"病人角色，对自己承担正常社会角色的能力缺乏信心，有退缩和依赖心理。有的病人角色行为强化是因为继发性利益，如患病后可以从原来的生活、工作压力中解脱出来，并可以获得各种补贴、赔偿或来自亲友和医护人员的关心、照顾等。

5. 角色行为异常（role of abnormal behavior） 角色行为异常多见于患不治之症或慢性病长期住院治疗的病人。有的病人希望马上从疾病中解脱因而四处求医，甚至乱用药物。有的病人无法承受患病的压力和挫折，感到悲观、绝望导致行为异常，表现为拒绝治疗，甚至有自杀行为，或者对医护人员表现出攻击性。

（三）影响病人角色适应的因素

病人角色的适应情况影响病人的康复，但是很多因素会影响病人角色适应。个体角色转化，适应角色是很不容易的，开始时许多病人往往不安心扮演病人角色，需要在病情演变和治疗护理过程中逐渐适应。护士应正确评估病人角色转换过程，评估角色转化中存在的问题，分析其影响因素，适时给予指导和帮助，帮助病人适应病人角色，使病人尽快完成角色转换。

病人角色的适应受许多因素的影响，主要有以下四个方面。

1. 疾病情况 疾病的性质和严重程度、病程发展、疗效等会影响病人角色的适应。明显的疾病症状能够促进病人及时求医，使其容易适应病人角色。

2. 医疗卫生机构的情况 医疗保健机构的情况，如医护人员的服务水平、态度、医疗环境等影响病人的角色适应。一般来说，良好的医疗环境，优质的服务水平能帮助病人适应病人角色。

3. 医院的规章制度 医院的规章制度对病人也是一种约束，对病人的角色适应也有一定影响。

4. 病人的社会心理特征 病人的个体特征如年龄、性别、个性特征、文化程度、职业、家庭经济状况、医学常识水平等也是影响病人角色适应的重要因素。一般来讲，个性比较顺从、依赖，对其他人信赖的病人比较容易适应病人角色。

作为护理人员，要对上述病人的角色变化和适应过程中出现的各种状况予以足够的重视。病程早期，要促进病人早日进入病人角色，与家属和社会共同帮助病人解决病人角色转换问题；对角色缺如的病人，护士要给予正确的疾病信息和医疗知识，使其了解疾病的严重程度，尽快适应角色行为需求；避免病人出现角色强化的现象，采取办法提高病人在疾病恢复过程中的主观能动性，提升自我护理的能力；病程后期，促使病人从心理上逐渐摆脱病人角色，恢复其原有的或其他的社会角色。

【案例8-2】　　　　　　　　　　一位企业家病人

赵某，45岁，是一位成功的企业家，但他也是一位腹膜透析的病人。可是为了事业，在外应酬不可避免，摄入的水盐远远超过对病人的规定要求；作为公司老板，许多业务需要亲力亲为，工作节奏仍然保持同前状态，工作忙时经常在外吃快餐了事。医护人员曾多次建议病人尽量减少在外就餐次数或外出就餐后的几天要严格控制水盐摄入量，目的在于使病人1周水盐摄入总量不超标，但赵某在生活中始终不能很好地执行。由于工作需要，病人经常自驾车去外地出差，每次出差时间为3~5天，病人为保证工作时间自行减少了透析次数，虽然出差结束后病人会在家增加透析次数作为补偿，但毒素和水分的清除并不稳定。当病人容量负荷过重、服4种降压药仍不能控制血压时，医护人员建议病人增加透析次数或临时血液透析过渡，但遭到病人断然拒绝，因为治疗使他的生活更不自由、出行更不方便。

问题：该病人目前发生哪类角色适应不良？

分析：该病人由于病人角色和社会角色发生了冲突，淡化了病人角色，降低了治疗依从性，造成病人饮食不合理、透析不规律、不能很好休息，导致预后不良。

四、病人的求医行为和遵医行为

（一）求医行为

病人的求医行为指的是个体感到某种躯体或心理等的不舒适时，主动寻求医护人员帮助的行为，对人类的健康维护具有重要意义。此外，孕妇正常分娩、常规检查、心理咨询等与医疗系统的无病性接触，也可被视为广义的求医行为。求医行为是病人角色行为的主要表现形式，受到很多因素的影响，在不同病人身上有不同的表现，对疾病的诊疗产生不同的效应。

1. 求医行为的原因

（1）生理需要：器质性或功能性的疾病导致病人感觉不适，常常是促成病人求医行为的重要原因，如高热、疼痛、外伤等。

（2）心理需要：心理疾患、心身疾病、精神障碍等导致病人紧张、焦虑、恐惧，为缓解负性心理反应和精神痛苦等，病人也会产生求医行为。

（3）社会需要：患传染病、社会公害病的病人会对社会人群产生现实的或潜在的危害，从而被社会或政府卫生行政部门强制采取求医的行为。

2. 求医行为的基本类型　由于各种各样的因素的影响，求医行为不尽相同。做出求医决定的可能是病人，也可能是他人或社会，根据求医行为的发出者可将求医行为分为主动求医行为、被动求医行为和强制求医行为三种类型。

（1）主动求医行为：主动求医行为指的是个体自觉不适、有某种症状或经他人提示并认同自己有病时，为治疗疾病主动寻求医护帮助的行为。大多数的求医行为属于这种类型。

（2）被动求医行为：被动求医行为是指病人自身无能力寻求医护帮助，而由第三者代为求医的行为，如昏迷病人、婴幼儿等，由其亲友、家长帮助去求医。

（3）强制性求医行为：强制性求医行为是指个体虽然自知患有某种对本人生命构成威胁或对公众构成危害的严重疾病，却没有求医的行为或拒绝求医，甚至讳疾忌医而被公共卫生机构或病人的监护人为了维护人群或病人的健康和安全而强制给予治疗的行为，实施对象是严重危害公众安全的传染病（如SARS）、精神病病人和对毒品严重依赖的人。他们本身根本没有求医动机，但是其疾病又会给家庭和社会带来极大的危害，所以，必须采取强制求医的行为。

求医行为实际上是一种具有社会意义的行为。病人的求医动机和行为，事关其能否与医护人员密切合作、积极参与疾病诊治。一般认为，被动求医或被强制求医者的疾病诊治主观能动性及对医护人员的合作程度，均不如主动求医者。了解并区分病人的求医行为，可指导医护人员对病人实施针对性指导，确保病人获得及时、恰当的疾病诊治。

3. 影响求医行为的因素 病人求医行为是一种复杂的社会行为，受诸多因素的影响，例如，病人的年龄、性别、社会经济状况、宗教信仰、病人对疾病和症状的认识、获得医护帮助的便捷程度、以往的求医经历等，大致可分为以下几个方面。

（1）求医动机：包括疾病诊治、健康检查的目的及非医疗目的，如法律纠纷等。

（2）病人对疾病的认知：病人对疾病的认知是影响求医行为最主要的因素。病人对其疾病的严重程度、预后及康复进程等信息的掌握，是其疾病认知的主要内涵。在求医行为之前，人们往往先有一个"自我诊断"的过程。人们多根据症状和自我感觉等来判断自己是否有病，是否应该去医院就诊。通常情况下如果病人认为疾病严重，对生命安全威胁大，其求医的可能性就大。

（3）病人对所患疾病的性质及其严重程度的认识主要取决于以下几方面。

1）症状的特点：包括症状的严重程度、强度、持续时间、症状是否常见、发生的部位、对人的正常社会活动的影响程度等，严重的、不常见的、不明预后的症状往往让病人感到害怕，从而促成求医行为。

2）心理社会特征：病人对疾病和症状的认识，还受病人的受教育程度、社会文化背景、个性特征等社会心理因素的影响。一般来讲，受教育程度较高的人对疾病的性质和严重程度会有充分的认识，能够意识到防病治病的重要性，其求医率会较文化程度较低的病人高；敏感、依赖性强的病人较之独立性强、孤僻的病人，对自身更加关注，疾病容易引起其重视，求医率会高。

3）经济因素：求医经费会对病人求医行为产生影响，主要取决于医疗费用的高低、求医个体所承担的经费支付比例、人们对医疗经费的价值认同等。通常情况下病人的社会经济地位高，对健康会更关心，对求医行为有促进作用；有公费医疗、医疗保险或家庭经济状况良好的人，有积极的求医行为，但是在自费医疗或某些集资医疗情况下，收入微薄者只是在迫不得已时才求医。

4）医疗保健服务方面的因素：求医条件与病人愿望是否吻合，也是引发求医动机行为的一个条件。主要包括病人求医场所的行医理念、医疗水平、医疗设施、交通状况、居住地是否偏远、医疗卫生体制及医疗保险业务的开展与否、医疗手续是否繁杂等。一般来讲，行医理念贴近病人、医疗设施先进、医疗水平较高、交通便利的医疗场所，能促发病人的求医行为。医疗资源缺乏会影响病人求医，例如，偏远山区的病人想求医可能也会因条件所限而不能实现；另外即使在有丰富医疗资源的城市，病人可能也会因为医疗费用太高、交通拥堵、排队挂号、候诊时间长、检查痛苦等原因不愿到医院就诊。

5）以往的求医经历：个体的求医经历对其求医行为多产生继发性影响，尤其在危急或重症情形下的求医经历，往往会使其对医疗机构的信赖程度产生变化，对病人日后的求医行为影响重大。一般既往的求医满意度高者，对医疗机构有好的印象，日后大多有积极的求医动机和行为，会很乐意再次求医。如果医院的医护人员技术水平不高、服务态度差或者以往的求医经历不愉快，使得求医经历有较强的挫折感，都会影响病人的求医行为，病人非万不得已不愿去医院就诊；日后易导致消极求医行为。

6）心理因素：个体乐观与否、病痛体验是否敏感、生存动机是否强烈等；病人是否过于恐惧害怕疾病或某些治疗手段；病人求医经验形成的对医疗场所的心理定式等，都会影响病人的求医行为。

7）社会支持因素：如单位和亲属对个体求医行为的态度、关注与支持程度；个体的工作待遇及职业发展目标等。一般情况下，亲友、同事的关注和支持，有利于促成病人主动求医行为，但个体较高的职业发展目标及繁忙的工作安排等，则会阻碍求医行为。一般来讲，儿童和老人的求医次数会相对较多，女性比男性求医次数多；工作繁忙、工作压力大也会影响人们的求医行为。

8）社会文化因素：个体的文化背景、宗教信仰及社会习俗等也是影响病人求医行为的因素。调查研究结果显示，急性病病人有75%求医，而慢性病病人只有20%求医，另一项调查结果显示，我国农村地区人口中患病不求医者占8.4%，不完全求医者占28.4%。

病人求医行为的影响因素，通常不是孤立或单一作用，而是各种因素交织或叠加，共同影响病人的求医行为，且对千差万别个体的求医行为所产生影响的性质和程度也不尽相同。医护人员应努力做好卫生宣教，增强人们的健康意识，激发正确的求医动机，促使病人实施恰当的求医行为。

（二）遵医行为

遵医行为是指病人遵从医护人员开具的医嘱或护理处方等进行检查、治疗及预防疾病复发的行为。疾病的治愈不能单纯依靠医护人员选择有效的治疗手段，同时还需要病人积极参与、主动配合治疗方案的实施。病人只有跟医生护士密切合作，严格遵守医嘱，才能尽早康复，良好的遵医行为是实现预期的治疗护理效果的重要前提。

1. 遵医行为的类型 病人的遵医行为一般分为以下两种类型。

（1）完全遵医行为：如果病人开始求医行为以后，完全服从医护人员的指导和安排，配合做好治疗诊断，称为完全遵医行为。

（2）不完全遵医行为或不遵医行为：病人不能全面的遵从医护人员指导安排，甚至拒绝配合诊断治疗，称为不完全遵医行为或不遵医行为。

2. 影响遵医行为的因素 在诊疗护理过程中，病人的不遵医行为相当普遍，影响病人遵医行为的因素很多，其中最主要因素如下。

（1）疾病因素：疾病的种类、严重程度及病人的求医方式影响病人的遵医行为。有研究认为病人对疾病相关信息的掌握程度影响其遵医行为，如果能让病人接受其疾病的危害性，获取通过遵守医嘱能为其带来健康利益的信息，有利于病人的遵医行为。一般情况下，急症、重症、住院病人遵医率较高，而慢性病、轻症、门诊病人不遵从医嘱的情况相对较多。

（2）医护与病人关系因素：有研究认为病人对相关医护人员不满意、不信任与病人的不遵医行为有关，病人与医护人员接触的时间、频率、交流方式及医患（护患）模式对病人遵医行为的影响强于病人自身因素对遵医行为的影响。医护人员的服务态度欠佳、不能跟病人形成良好的医患（护患）关系或者医护人员专业技术水平不高、在操作过程给病人造成难以承受的痛苦、得不到病人的信任，都会影响遵医行为；医护人员由于工作繁忙而不能跟病人进行深入的有针对性的交流，或者用专业术语对病人进行指导，都会影响病人对医嘱的理解，甚至对医嘱存在疑虑和恐惧，影响遵医行为。

（3）治疗方案因素：如果治疗和护理方案形成的医嘱过于复杂，病人难以记住，就会影响病人的遵医行为；治疗和护理方案前期的治疗效果也会影响病人的遵医行为，如果前期的治疗效果不明显，病人容易失去继续遵从医嘱的耐心，尤其是慢性病病人，长期治疗，容易丧失耐心；病人对治疗和护理方案缺乏了解，对其有疑虑或恐惧，担心会带来痛苦或引起其他不良影响，如担心药物的毒副作用，从而影响其遵医行为；如果治疗措施与病人的心理期望差别较大，也会影响遵医行为，如希望采用中医治疗的病人对西医的治疗方式不愿遵从。有研究认为，应重视医（护）患间的互动，让病人及其家属参与治疗护理方案的制订，使其真正理解和接受医嘱，这样有利于病人实施遵医行为。

（4）心理社会因素：病人的年龄、性别因素、职业因素、受教育程度、信念、社会经济地位、病人的心理特征等均为影响病人的遵医行为。例如，老年人可能因为不理解医嘱中的专业术语或者记忆力下降记不住或记不全医嘱，导致其遵医行为也发生偏差；受教育程度低的病人对疾病缺乏正确的认识，接受治疗时存在一定的盲目性，不遵医行为的发生率较高；经济状况也不好的病人可能想通过减少药物用量等来减轻经济负担，不遵医行为的发生率也较高。

（5）其他因素：享受公费医疗、劳保医疗待遇的病人，不遵医嘱服药而浪费的现象比较严重。医护人员的知名度会影响病人对医护人员的信任和满意程度，从而影响病人对医嘱的接受程度和执行情况。

3. 提高病人遵医行为的措施 提高病人的遵医行为对于尽快有效的治疗疾病，维护人们的躯体健康有着重要的作用。因为遵医行为与医院及病人之间密切相关，提高病人的遵医行为就需要各方面的有效配合。具体措施如下。

（1）讲究医疗护理工作艺术性，耐心解释，反复说明，提高病人对医嘱的理解和记忆水平。医务人员在下达医嘱时要简明扼要，通俗易懂，尽量提高病人遵守医嘱的可能。

（2）尽量动员病人共同参与治疗。

（3）同病人达成协议，规定有关治疗的总目标和小目标，经双方许诺后，让病人自我监测，有利于提高其遵医行为。

（4）医院方面要加强医院的管理质量，提高医护人员的业务素质和医德修养，增加病人对他们的满意程度，融洽医患关系、护患关系，赢得信任。

（5）加强医疗体制改革，建立良好的医疗秩序，创造一个适合病人诊治的客观环境。

（6）病人方面要正确认识遵医的必要性和重要性，提高健康知识素养，增加对医护人员的依赖程度，及时交流以消除对检查和治疗的顾虑和偏见。

【相关链接】 自我效能对病人依从性的影响

研究表明，自我效能与血压的控制呈正相关。影响用药依从性的诸多因素，包括药物的不良反应、服用药物的费用超出其经济负担能力、老年人记忆力减退等，都取决于慢性病病人坚持服药自我效能的高低。自我效能对于慢性病病人能否坚持服药有重要预警作用，已经被用来预测慢性病病人的用药依从性等许多健康行为。

自我效能由美国斯坦福大学（Stanford University）著名的心理学家、社会学习理论的创始人阿尔伯特·杜拉（Albert Bandura）在 20 世纪 70 年代首次提出，目前正在被广泛应用于医疗保健、管理、运动等领域。自我效能是指个体对自己能否成功地进行某种行为的主观判断，是指个体对自己实现特定领域行为目标所需能力的信心或信念，简单来讲，就是个体对自己能够取得成功的信念，即"我能行"。班杜拉认为，人们对自身能力的判断在其自我调节系统中起主要作用，并由此提出"自我效能指一个人认为他的行为在多大程度上会导致某种结果，即个体对自己能成功地表现某种行为的期望"。自我效能感指个人对自己完成某方面工作能力的主观评估。评估的结果如何，将直接影响到一个人的行为动机。

1. 自我效能维度 班杜拉认为自我效能有三个维度：①量，指个体所拥有自我效能的多少；②强度，指个体对其行使某一特定行为能力的肯定程度；③预测度，指个体对某一行为的自我效能与实施该行为的正性相关程度。通常，个体所拥有自我效能的量越大、强度越强、预测度越高，对行为所采取坚持和努力程度的正性影响作用也越大。

2. 自我效能的影响因素 班杜拉认为，影响自我效能的因素有四个。

（1）自身经验，指个体过去成败的自身经验。过去失败的经验会降低自我效能，过去成功的经验能提升自我效能。

（2）替代经验，指他人成败的经验。尽管其不如自身成功经验的影响强烈，但当人们看到他人顺利完成某事时，便愿意相信自己也会顺利。

（3）语言说服，指他人的语言可改变个体的期望，当人听到他人说"你能行"时，易产生高的自我效能，会认为自己能在较大程度上影响事件发生的结果，继而主动采取积极行为。

（4）情绪唤醒，指情绪变化可影响个体的期望，积极情绪提升自我效能，消极情绪降低自我效能。

第二节 病人的心理需要和心理反应

一、病人的心理需要

病人在患病期间会产生一些特殊的心理需要，护士在工作中若能及时识别病人的心理需要，将更好地理解病人的行为，并提供针对性的护理，协助病人满足其心理需要，促进病人康复。

（一）病人心理需要的基本特点

1. 复杂性 人们的心理需求是复杂的多维结构，常由多个层次、内容并存交错，且随境而迁。病人在疾病的特殊状态下，病人的心理需要更加错综复杂，受疾病行为、病人角色引发的多种心理活动等影响。病痛困扰、与亲人分离、置身于陌生群体、面对特殊氛围、担忧疾病预后等，病人在短时期内可同时迸发多种较高强度心理需要。即使常人同时面对多个较高强度心理需要，都不可避免地产生激烈内心冲突；身心失衡的病人，同时面对错综复杂的心理需要，极易导致其内在动机的多重趋避式冲突，继而致其身心健康遭遇较大挫折。

2. 疾病相关性 个体进入病人角色后，日常需要的内容可发生较大改变，一些平时并未意识到的需要，突然上升至其需要的中心地位。如健康个体通常较少关注其衣食住行等循环往复的日常需要；患病后部分或全部丧失日常自理能力的病人，才会深刻体验平日习以为常、易如反掌的生活小事，突然间竟成无法独自解决的难题等苦涩滋味。再如，平日体魄强健的成年病人，突然因严重病残整日卧于病榻，很难适应凡事必须求助他人照顾的窘境，如进食需他人协助，排泄并处置排泄物需他人帮助，全部生活内容都被局限于病床，想自理却力不从心……无法预料的心理需要易致病人的内心激烈冲突、行为不知所措等。

3. 起伏性、多变性病人心理 需要随其疾病情况而不断变化，其主导地位也随之时常变更等。当医护人员优先满足病人解除病痛的生理需要时，而该病人却担心医护措施有误影响生命，使安全需要变成病人心理需要的主导；再如，某病人因病情明显好转而将归属和爱的需要上升为其心理需要的主导，当其病情反复，其健康需求又成其心理需要的主宰。

（二）病人心理需要的主要内容

病人的心理需要具有因人而异的独特性，表现形式各不相同，但也有共性可循，按照马斯洛的人类需要层次理论，病人在患病期间的心理需要包括以下几方面。

1. 生理的需要

（1）恢复健康：当疾病使病人的饮食、排泄、呼吸等基本的生理需要在患病后会受到威胁，需要医护人员协助满足其基本的生存需要，保持身体舒适。病痛的折磨使病人急切地希望得到医生和护士的专业帮助，尽快康复成为病人的第一需要。

（2）接受刺激：良性刺激对康复期病人身心的积极影响不言而喻，病人一旦从病痛磨难中解脱，其需要的主导地位，即从"健康、安全"等转至寻求新鲜刺激等方面。由于病情的需要，病人往往需要卧床休息，其兴趣爱好不同程度地受到限制，尤其是住院病人，医院的生活环境，相对于精彩纷呈的社会环境显得寂静而单调。病人的日常生活，始终围绕饮食、睡眠、治疗"三步曲"循环往复，活动范围与空间也相对局限，生活枯燥乏味，病人会感到孤寂、无聊、度日如年，长此以往，不利于病人的身心康复，甚至降低病人的健康潜能。感觉剥夺试验表明：丰富的、多变的环境刺激是人类维持正常生理和心理状态的必要条件。适度的良性环境的刺激可以改善病人的精神状态，对机体健康有积极的影响，所以医院环境在色彩应用上尽量避免单调沉闷，走廊、病房、诊室等适当装饰艺术作品，给病人以良好的视觉刺激。有条件的医院可在门诊或病房增设电视、电脑等设备，以备病人娱乐。此外，病人曾因病重而减退的追求新异、探索未知等兴趣，会随着病人从重病中脱险而恢复，逐渐表现出对新异刺激的较强需求。如有的病人耐不住寂寞而彼此打闹，从制造恶作剧中寻求刺激和乐趣等。了解病人的此类需要，医护人员可根据人的具体病情组织安排适当的活动，如读书、下棋等，丰富病人的文化娱乐生活，可将其引至有助于病人身心健康的方向。

2. 安全的需要 安全需要常与个体的自我保护能力成负相关，即个体的自我保护能力越差，其安全需要越强烈。疾病使病人感到生命安全受到威胁，生命的安全保障是病人最迫切的心理需要。病情越严重，个体的自我保护能力越低，安全的心理需要越强烈。

（1）保障安全的需要：病人会非常关注自己的病情变化，急切需要了解自身疾病的相关信息，如疾病的性质和严重程度、可行的治疗和护理方案、药物治疗的毒副作用、疾病的预后。病人如果不能获得这些信息，容易引起焦虑、恐惧等负性情绪，影响病人康复。例如，某病人因食管黏膜损伤需插胃管，插管前病人曾反复询问"是否疼痛？"护士因忽略其食管黏膜损伤的特殊情况，想当然地答复"不痛!"但实际插管时病人却因"疼痛难忍"，便将痛觉视为威胁安全的信号，拒绝配合护士插管。直到经验丰富的护士长给予令他信服的解释，满足其保障安全的需要，才使之化解疑虑，平静地面对治疗。有些病人凭借其医疗知识的一知半解，常会在其接受诊治时顾及"肌内注射会否伤及坐骨神经""静脉输液时空气会否进入血管""手术有否生命危险"等问题。如果他感到医生护士在用最好的、最适合的方法全力进行救治，病人就会有较强的安全感和更多康复的信心；反之，如果医护人员的治疗护理行为不能让病人信服，病人也会处于不安的焦虑状态，对其身心康复极为不利，因此，医护人员应避免可能影响病人安全感的行为。因此，护士在实施护理操作前都应先跟病人沟通，进行耐心的解释，以消除或减少病人的疑虑与恐惧。工作中护士态度应认真、负责、亲切，言行举止沉着稳重，时时刻刻给病人以安全感。

（2）信息需要：主要指与病人疾病相关的信息范围。如病人需了解医院各项制度、所患疾病的治疗方案和处置程序，需掌握自身所患疾病的康复知识，同时病人也希望了解医院的医疗技术水平，尤其是自己的主治医生的专业特长，希望得到安全可靠的治疗，也有病人关注医护人员的个人兴趣、爱好等信息，并尝试以此作为其密切医护患关系的渠道，以确保其切身利益。若不能从医护人员处获得及时、确定的承诺，病人可能持续处于焦躁难安的警觉状态，对其身心康复极为不利。所以，护士应该为病人建立通畅的信息渠道，有针对性地开展健康教育，帮助病人获取必要的正确的相关信息。

3. 爱与归属的需要

（1）角色适应的需要：住院病人离开熟悉的家和工作环境，进入完全陌生的医院环境，可能出现多种不适应。处于疾病状态的病人，需适应从未体验的新角色，更容易因适应不良而影响心理健康。病人住进医院，不只是单一地面对陌生环境，还需与素昧平生、同样处于疾病状态的其他病人朝夕相处。医院作息制度与众多个体的日常起居习惯完全不符，与病人原有角色行为模式大相径庭，均需个体逐一适应。此外，随着我国家庭结构日渐由大到小、家居条件日趋优越，有的病人对多人一屋的住宿环境、统一要求的作息时间等难以适应。若不能予以及时干预和引导，任由其持续处于不适应状态，病人可能发生严重的身心失衡。

（2）群体归属的需要：取得病人身份前，个体的社会角色均具多重性，其归属和爱的需要，可从多方面获得满足。病人角色的特殊性，可使个体的原有社会角色陡然丧失，离开朝夕相处的至亲，告别彼此默契的伙伴等，疾病状态下病人可强烈地感到孤立无援，比任何时候更需要他人的情感支持。在新的环境中住院病人有着强烈的归属动机，希望与医护人员和病友建立良好的关系，被新的人际群体接纳和认可，尽快融入新的环境，需要得到新人际群体的接纳、认可，需与病友"同病相怜"、"患难与共"。

因此，病人需要与病友沟通，被病友所接纳，需要寻求病友的精神支持。病人之间有相似的病痛和求医经历，容易"同病相怜"，消除病人的孤独感，同时病友间可以沟通信息，互相鼓励，有利于增强病人康复的信心。护士需要组织好病人之间的正常交往，协调病友之间的关系，帮助病友之间建立温馨和谐、互相关心的人际氛围，满足病人爱与归属的需要。

（3）寻求安抚：由于疾病的痛苦折磨，患病后病人深切期盼亲人的理解、关爱与呵护，家人的体贴陪伴和精神支持，会带给病人强烈的精神满足感。病痛常可使人展示脆弱的一面，即使平时看似意志坚强的个体，也会在病痛的特定状态下难以自控地展露其脆弱，特别渴望他人的同情、安慰。例如，许多病痛缠身的病人，突出地表现为情绪易激惹、任性、爱哭、行为幼稚、心理承受能力下降等。疾病所导致不适感、病人对疾病预后的担忧，均可令病人的情绪发生巨大的变化，尤其在乎他人对自己的态度，要求医护人员和亲友都能抱以和颜悦色、体贴入微的态度，及时为其分忧解难；此期间亲友、医护人员的任何不经意言行都可能引起病人的较大内心冲突。

病人希望自己被医护人员认识、重视和关爱，得到更多的照顾和更好的治疗。护士经常可以发现有的病人会有意无意地显露自己较高的社会地位或社会关系，有的病人会积极主动地跟医护人员进行情感交流，期望取得医护人员的特别关爱。如果护士在工作中只是给病人提供定时的打针、发药等护理措施，少于病人沟通交流，病人容易感觉被冷落，极易产生孤独感和无助感。所以，护士在巡视病房时可以多跟病人打招呼问候病情，随手帮病人盖一盖被子、倒杯水，治疗操作时多与病人沟通交流，让病人时刻都体会到护士的关爱。处于恢复期的病人希望了解家人的生活、工作情况，工作单位的情况变化等，期待病愈后尽快融入家庭和工作团体。护士在护理病人的同时也应注意与家属沟通，鼓励病人亲属为病人提供精神上的支持和关爱，帮助病人建立战胜疾病的信心。

4. 尊重的需要 此为人类特有的高层次需要。疾病可能导致病人自理能力部分或全部丧失，生活起居需要依靠别人，病人常感到成为别人的累赘，自尊受损、缺乏自信，可能对尊重的需要增强。病人希望医护人员在制订和执行医疗护理方案时尊重其个人的自主权，保护其隐私，尊重其人格。如果尊重的需要不能被满足，会使病人产生自卑感，甚至导致不满和愤怒。医护人员要时时处处注意尊重病人，主动热情的对待每一位病人，态度亲切、称呼礼貌，切忌直呼床号。在进行治疗和护理操作时，做好沟通解释工作，尊重病人的知情同意权，注意保护病人隐私，充分尊重病人。

5. 自我实现的需要 由于病人角色的特殊性，自我实现的需要是患病期间最难以满足的，因为实现自我成就，既需要精力又需要体力。疾病往往使病人感到力不从心，需要他人的照料，易导致病人产生挫败感，所以，患病期间的自我实现主要体现在战胜疾病的过程中。疾病初期，护士可以用恢复良好的病人的事例激励患病期间的病人，增强病人战胜疾病的信心。在治疗过程中，护士应及时将病情好转的信息告知病人，鼓励病人战胜疾病。在恢复期，护士应鼓励病人生活自理、增加活动，增强信心，实现自我。

【相关链接】 信息支持

有学者认为，心理护理的核心功能，是监测病人的心理状态。包括评估病人的信息水平及其对信息的反应，然后酌情向其提供信息。获得良好信息支持的病人及其亲属，因获得适宜身心状态对医护人员充满感激；但也常见未获得重要事件信息支持的病人群体及其亲属成日焦灼不安地期待医护人员与其做较充分信息沟通。

雷诺兹等曾采访 67 位癌症晚期病人，发现 91% 的病人希望得到有关诊断的详细信息，92% 的病人想得到症状的有关信息，88% 的病人想了解其预后信息，97% 的病人希望得到治疗和副作用的相关信息。因此，重视病人和伤者的生活质量，需将信息沟通的心理护理作为核心责任。

其实，病人或其家属的信息匮乏还是耗费医护人员时间的潜在因素，特别是信息缺乏所致病人对其疾病、身体不适或疼痛的错误认识，可致病人反复地向医护人员问询其病情变化。而有效的信息支持及心理护理，则可节省医护人员的时间和医疗资源。

1. 提供"专业化"信息的关键 主要包括：①适当的地点、时间；②病人已做好接收信息的准备，且处于适当的情绪状态；③病人有获得相关信息的意愿。

2. 提供信息支持的要点

（1）保证信息完整无缺：传递方的信息与接受方的信息常常不对等，即使护士已向病人或家属传递某些信息和建议，但并不意味其已领会、并准确地记住护士的信息和建议。因此，为保证信息的完整无缺，医护人员必须接受信息交互过程的考验，如寻求保证、摒弃存在危险暗示的信息等。

（2）保证信息正确可靠：信息传递不是一劳永逸的，有人把提供信息类比为"创伤护理中医护人员常需回到病人身边为其更换敷料"。提供信息支持，也需医护人员常回到病人身边，检查传递给他的信息是否发生变化，为避免所提供"信息"已偏离原始版本，需要检查并重新加强。

3. 提供信息支持的核心描述 为病人提供信息支持，是实施心理护理的重要手段。因为个体的心理状态和心理反应受其知识、信仰及其信息需求的强烈影响。

借助信息支持的心理护理真正目标，是向病人提供信息，并使其保持在一定水平：①促使病人产生符合现实的期望值；②减少病人因不了解信息产生的恐惧、压力和疑惑；③引导病人有效地参与治疗和自护。

4. 提供信息需贯穿情感支持 高效率的心理干预者简介核心信息后，会鼓励病人表达其对刚接受信息的反应。病人的反应包括其对信息的即时想法和感知，但其情感反应更重要，因病人的情感反应等因素可能决定其如何应对信息及其记忆信息的准确程度。

5. 提供信息的实践技术 遵循以下核心原则，提供信息即能顺利地进行。

（1）营造氛围：指提供信息很注重营造"干预者与病人之间的沟通及信息提供，互相支持"的氛围。

（2）监督运作：指提供信息需确定承担组织信息支持任务的人员，并督导其运作过程中是否根据病人的需要和能力给予其足够信息，并保持其良好状态。

（3）保持水平：指保证病人熟悉信息的水平在其基本理解和现实的期望水平。选取目标旨在保持病人的信息水平为允许范围：①基本理解；②现实的期望；③可促进高依从性病人的理解。

（4）专业操作：指利用专业技巧为病人提供信息支持的干预。制订信息支持的任务，应像静脉穿刺等技术一样专业；但作为支持性活动，一定要人性化，即告知病人提供的信息会有正确、错误。提供信息者应接受信息支持等干预方法的训练，以便专业地使用相关技巧。

（5）相互合作：指医护成员间及医护与病人之间对信息提供的合作性，需保证小组中各成员都明确每个病人的信息支持计划并及时更新。

【相关链接】   人本主义理论

人本主义理论是20世纪中期美国兴起的一个心理学派，其代表人物是马斯洛和罗杰斯。该理论是西方影响较大的心理学理论，它强烈冲击着传统的精神分析学派和行为主义学派，代表着当代心理学新的发展方向，被称为心理学的第三势力。人本主义反对将人的心理低俗化、动物化倾向，反对基于精神病人和老鼠的研究建立人格理论，主张挖掘人类理智与情感诸方面的整体潜力，从健康、创造性人群的研究中提出人格理论。人本主义强调人的成长与发展，而非仅注意缺陷。它重视人的独特性、寻找价值的重要性及人有选择的自由。马斯洛通过对自我实现倾向者的研究，建立以"自我实现"为核心的人格发展动机理论；罗杰斯则通过不同研究方向出发，形成具有相同内涵的人格发展观，共同领导了以人发展为中心的人本主义心理学运动。

1. 马斯洛的人格自我实现论 马斯洛是人本主义心理学最早的代表人物，其主要人格理论有以下意义。

（1）自我实现：自我实现是马斯洛人格理论的中心。自我实现指个体在成长中，其身心各方面的潜力获得充分发展的历程与结果，亦即个体本身具有但潜藏未露的良好品质，得以在现实生活环境中充分展现。在个体人格的发展与形成历程中，促使、导向个体发展者，即自我实现。马斯洛人本论中的人格发展理念，就是视自我实现为发展的最高境界，也即人生追求的最高境界。

（2）需要层次：马斯洛认为人类行为的心理驱力不是人性本能而是人的需要。需要分为生理的、安全的、爱与归属的、尊重的和自我实现的五个层次低层次需要得到满足，高层次需要才会出现。马斯洛把此类需要分为两大类：第一类属于匮乏性需要，指需要一旦得到满足，紧张消除，兴奋降低，便失去动机。第二类属于成长性或存在性需要，指人们超越生存满足后，发自内心地渴求发展和实现自身潜能的需要。人本主义认为心理障碍的原因是个人成长受到阻抑，是缺乏能力认识并满足自己的需要。人本主义心理学旨在增进人的自我实现，强调学习过程中个体自我实现的心理历程。

（3）高峰体验：此为马斯洛在其需求层次论中创用的名词，指人生追求自我实现的历程中，历经基本需求的追寻并获满足后，在追求自我实现时所体验到的一种臻于顶峰而又超越时空与自我的心灵满足感和完美感。此种心灵的满足与完美体验，只有真正的自我实现者才能体验到。因此，高峰体验是自我实现的伴随产物，此种体验既不能传授，也不易寻求。

2. 罗杰斯的人格自我论　罗杰斯为人本主义心理学创始人之一，同样主张自我实现是人性的本质。罗杰人格理论以个体的自我为中心理念，一般称为自我论，以下为其理论意义。

（1）自我观念：自我观念的发展形成，与自我观念中自我的和谐与冲突，是罗杰斯自我论的中心。自我观念的形成，乃个人在其生活环境中对他人、对自己、对事物交感互动时所得经验的综合结果。最初，个体与人、事物接触，从接触所得感受获得直接性经验，若此时他人评价其行为，他就会在其本身的直接经验之后，再增加一项来自他人的间接经验。因为他人给予的间接经验带有评价的作用，故又称评价性经验。如此可知，个体自我观念是在生活环境中有条件限制之下形成的。罗杰斯称此等限制性条件为价值条件，其所指"价值"是指成人对个体提供评价经验时所依据的价值标准。

（2）积极关注：简言之即"好评"，希望别人以积极的态度支持自己。按罗杰斯的理论，个体根据直接经验与评价性经验形成自我观念时，对别人怀有一种强烈地寻求积极关注的倾向。当个体自身的直接性经验获得他人积极关注时，他的自我观念将更加明确，且进而获得健康的继续成长。罗杰斯将积极关注分为两种：无条件积极关注和有条件积极关注。其中无条件积极关注的内涵包括：无条件地关怀，尊重与接纳身体的关注与心理的关注，这并不决定于当事人的行为；不等于必须同意当事人的不良行为；不等于带领者要放弃自己的价值观。

（3）自我和谐：指一个人自我观念中没有自我冲突的心理现象。罗杰斯认为，自我不和谐的情况有两种：①理想我和真实我两者不一致时；②在有条件积极关注下所得评价性经验与自己的直接经验不一致时。罗杰斯认为，理想情况是对成长中的个体尽量提供无条件积极关注，使他在自然情境中形成其自我和谐的自我观念，从而奠定其自我实现的人格基础。

二、病人常见的心理反应

人的生理与心理是相互联系、相互影响的，个体在患病后，导致其生理功能发生改变的同时也引起了病人的认知、情绪、意志等心理活动过程发生了一系列的变化，甚至影响到病人的人格特征。个体在疾病状态下，由于疾病、医疗活动的影响，病人出现与健康人不同的心理现象，称之为病人的心理反应。护士应该掌握病人的心理反应，给予病人适当的心理调适，帮助病人正确面对现实，以利于病人角色的顺利转换，促进病人康复。常见的病人心理反应包括认知、情绪、性格等方面的变化。

（一）认知功能改变

1. 病人的感知觉异常　感知觉具有选择性、理解性等特点，且易受情绪和人格因素的影响。患病后病人的注意力由外部世界转向自身和疾病，感知觉的指向性、选择性、理解性和范围都会发生变化，可能产生下列几种异常。

（1）感受性提高：对自身的注意力增强，感觉会异常敏锐。一方面病人对外界环境中的正常的声音、光线、温度等刺激特别敏感，甚至发生烦躁、紧张等情绪反应；另一方面病人过分关注自己的躯体，对自身的呼吸、体位等异常敏感，有的甚至感觉到自己的心跳、胃肠蠕动等。

（2）感受性降低：有的病人某些感觉的感受性在患病后会降低，如味觉异常，对饮食的香味感觉迟钝，食之无味。

（3）时空知觉改变：表现为病人出现时间感知错乱，分不清上午、下午或昼夜；有的病人感觉时间过得非常慢，常有度日如年之感；有的病人空间感知错乱，感觉床铺摇晃，甚至天旋地转。

（4）幻觉：有些病人甚至会产生幻觉，如多数做了截肢手术的人报告，在截除术后不久就觉得有一个虚幻的肢体，近 30%的截肢病人感到幻肢疼痛；有的病人出现幻觉，声称看到别人看不到的事物等。

2. 记忆异常 许多病人的记忆由于受到疾病应激的影响，有不同程度的记忆力减退，而且有些疾病本身也会影响病人的记忆力，不但近期记忆出现障碍，而且原有的知识经验也容易忘记。例如，某些脑器质性病变、慢性肾衰竭等。病人往往表现为不能准确地回忆病史，不能正确地记住医嘱，甚至有些病人对刚刚做过的事、刚刚说过的话都记不住。

3. 思维异常 病人的思维能力也不同程度地受到损伤，尤其是逻辑思维能力，表现为分析判断能力下降，决策时犹豫不决、瞻前顾后，而有些病人又草率决定或者干脆不思考，完全请家属或医护人员代为决策。另外，有些病人不能正确地判断身边的客观事物，对周围事物特别敏感、胡思乱想、不信任周围人，例如，周围人正常的说笑也会引起病人的错误理解，认为是在议论自己的病情等，导致病人厌烦或愤怒；有些病人表现为对别人的好意半信半疑，总是担心医生误诊或者护士发错药、打错针等。护士在跟病人的接触过程中，一定要有严谨的专业态度，以减轻病人的顾虑，另外在病人面前交谈时也要大方自然，尽量避免病人猜疑。

（二）病人的情绪反应

在各种心理反应中，情绪反应是病人最常见、最重要的心理反应。病人最为普遍存在的情绪特征是心境不佳，其次是情感脆弱、情绪不稳定，容易激惹，容易接受消极语言的暗示和诱导。面对疾病所带来的痛苦及疾病对生命安全、健康的威胁，病人常产生的典型情绪反应有焦虑、恐惧、抑郁、愤怒等负性情绪。持续的负性情绪是影响病人康复的重要原因，所以护士应该把握病人情绪反应的特点，适时给予恰当的干预，这显得尤为重要。

1. 焦虑（anxiety） 是人们感受到威胁或预期要发生不良后果时产生的情绪体验，是临床病人最常见的情绪反应。

（1）原因：引起病人产生焦虑的原因有很多，如疾病初期对疾病的病因、性质、转归和预后不明确；希望做详细深入的检查又担心面对不良后果；对一定危险性的检查和治疗担心其可靠性和安全性，甚至有些病人对疾病诊治和护理的各个环节都心存疑虑；医院陌生的环境和紧张的气氛让病人紧张，尤其目睹危重病人的抢救过程和死亡情景；与家人分离，牵挂亲人及担心家庭经济负担等。

（2）行为表现：焦虑的主要特征是恐惧和担心，常表现为交感神经系统的功能亢进。急性焦虑的症状是烦躁不安、感觉过敏、震颤、心悸、出汗、呼吸困难、厌食恶心、腹部不适等。体征为皮肤湿冷、苍白、瞳孔扩大、心动过速、气促、呼吸深大、血压升高等，进一步发展也可能使副交感神经系统的活动增强，出现胃肠活动过频而腹泻。

焦虑反应的心理活动状态很复杂，心理活动增强导致病人忐忑不安，出现失眠，并伴有头痛等症状。在言语变化方面，有的病人语速加快且不间断；有的病人音量提高；有的病人因选择词汇困难而口吃；有的病人注意力不集中，对简单的问题也不能回答。他们对医务人员，有的则坦白承认自己紧张；有的极力否认焦虑的存在，不提任何问题，也避免谈论自己的病情；还有人故作姿态来掩饰自己的焦虑；有的人则以敌意和攻击来反应自己所感受到的威胁；也有人提出不合理的特殊照顾的要求。

（3）分类：根据病人产生焦虑的原因及表现可将其分为三种类型。

1）期待性焦虑：面临即将发生但又尚未确定的重大事件时的焦虑，常见于疾病初期或不了解积极疾病性质及预后的病人。

2）分离性焦虑：由于疾病，病人不得不住院，和他所熟悉的环境或心爱的人分离，包括配偶、子女、亲朋、同事、家庭和单位等。这些原来心理生活的支柱和环境，一旦与之分离，便会产生分离感而伴随情绪反应，特别是依赖性较强的儿童和老年人。

3）阉割性焦虑：这是一种针对自我完整性的破坏或威胁所造成的心理反应，也是一种分离性焦虑。常见于行手术切除某脏器或肢体的病人。

焦虑普遍存在于人们的日常生活中,适当焦虑有利于人们适应变化,对疾病的治疗及康复有积极意义。护理工作的关键是区分焦虑的程度,及时识别高度焦虑和持续性焦虑,采取针对性的措施,减轻病人的焦虑,以消除高度焦虑或持续性焦虑对病情的不良影响。

2. 恐惧(fear) 是人们面对危险情境而产生的一种负性情绪反应。恐惧与焦虑不同,焦虑时危险尚未出现,焦虑的对象不明确或是有潜在威胁的事物,而恐惧有明确的对象,是现实中已发生或存在的人或事物。

(1)原因:引起病人恐惧的主要因素是疾病引起的一系列不利影响,例如疼痛、疾病导致生活或工作能力受限等。病人的社会经历、年龄、性别不同,恐惧的对象也不尽相同,例如,儿童病人的恐惧多与疼痛、陌生、黑暗有关,成年病人的恐惧则多与手术、有一定危险性的特殊检查或疾病预后相联系。临床上手术病人和儿童病人较易产生恐惧情绪。

(2)行为表现:临床上主要表现为对于一件有威胁的事、物或人有控制不住的害怕、紧张感。恐惧情绪产生时伴随自主神经的兴奋,导致病人心率加快、血压升高、呼吸急促、肢体颤抖、烦躁易激动等,甚至出现逃避行为。

恐惧对正常人群来讲是一种保护性的防御反应,但持续时间长、过度的恐惧会对病人的康复产生不利影响。护士应学会识别病人的恐惧情绪,认真分析病人的心理特点及导致恐惧的原因,针对病人的情况给予适当的解释、安慰,帮助病人形成正确的认知,减轻或消除病人的恐惧情绪。

【案例 8-3】 一位小学老师的听力问题

瑞秋是一名49岁、未婚的小学教师。去国外旅游后,她患上一种影响听力的病毒感染性疾病。几个月里,她上课时听孩子们的声音都很吃力,于是,她去医院看病。那位听力专家只是说"真的很抱歉,你已患上十分严重的耳聋。我们对此没什么办法,你将需要一个助听器,我们这里还有许多很好的读唇语课程。"拿着失聪的诊断,瑞秋惆怅茫然地回到家。后来,她每当想到病情会牵连工作,失聪会影响下半生的生活,就会产生越来越重的恐慌。之后,听力治疗科也没再主动与她联系。她感到严重的恐惧、恐慌,无法知道自己未来的情况,以及会发生什么。

问题: 是什么导致了瑞秋的恐惧?我们医护人员应该如何去做?

分析: 听力专家虽然向瑞秋交代了病情,并告知其需要参加唇语课程,但没有考虑到疾病对于病人工作的影响程度巨大,没有对其进行适当的心理安慰与疏导,导致病人对未来的生活产生恐慌。此外,病人回家后随着时间的推移,病情逐渐加重,医护人员没有对其进行定期的电话随访,导致瑞秋的心理压力越来越大,久之会产生焦虑、抑郁等负性情绪,严重者还会加重病情。提示医护人员面对病人时不仅应考虑疾病带给病人生理方面的影响,还应了解疾病对病人社会生活以及心理方面的影响,同时加强随访工作,从而给予病人更加全面细致的诊疗护理服务,帮助病人提高生活质量。

---

3. 抑郁(depression) 是一种由现实的或预期的丧失而引起的消极情绪,以情绪低落为特征。

(1)原因:疾病导致病人丧失了健康,还可能丧失身体组织器官完整性、正常的身体外形及社会功能,同时还伴随着工作、生活和经济上的损失。生病后的诸多丧失,导致许多病人产生"反应性抑郁"。抑郁多见于危重病人、预后不良或治疗不顺利、不理想的病人,但处于急性期的病人在得知诊断后不久有许多需要立即做决定的事,如住院、治疗等,没有多少时间去考虑疾病将要对他们产生什么样的影响。等急性期一结束,病人开始思考疾病的各种影响,真正理解自身症状的全部含义,抑郁此时就会成为疾病的一种延迟反应。另外,病人的个性、性别、年龄及家庭因素也影响抑郁的发生,抑郁更常见于女性病人、有抑郁家族史的病人、酗酒或面临应激的病人。

（2）行为表现：轻者表现为心境不佳、消极压抑、少言寡语、悲观失望、自我评价低、对周围事物反应迟钝，重者悲观绝望，甚至有轻生意向和自杀行为。生理方面可能伴有食物、性欲减低，睡眠减少，自主神经功能紊乱。抑郁者总是想到事物的消极方面，常常为一些小事而自罪自责，感到自己孤立无助。

抑郁心境大致表现为三个方面：①想到当前产生无用感和失助感，对任何事情总是想到消极的一面，觉得自己无能无用，是家庭和社会的累赘，或感到自身处于孤立无援的境地，感到无助；②考虑到将来感到无望，对未来总是想到最坏的前景，认为自己必将失败、不幸或不治而亡，未来毫无希望；③反省过去自责自罪，常对过去的一些小事而过分自责，感到自己孤立无助。

抑郁会增加确诊的难度，增加治疗的难度，而且长期的抑郁会降低病人的免疫力，导致病情加重甚至发生并发症。抑郁状态还会妨碍病人与医护人员的合作，影响病人与亲人朋友的关系，导致病人的社会支持减少。护士在尽力配合医生治疗病人，消除其躯体症状改善其生理功能的同时，应有意识地给病人提供积极的治疗信息，增强病人康复的信心；鼓励病人参与到治疗护理过程，增加病人的自理活动；改善病人的社会交往，鼓励病友之间的接触和交流，鼓励家属提供积极的社会支持；严重的抑郁病人需要单独陪护，请专职心理或精神科医生进行治疗干预，防止病人发生自杀行为。

【案例 8-4】 　　　　　　　　一位乳腺癌病人的经历

刘女士进行乳腺切除术后，当时脑子是空白的，清醒后一想到乳房没有了就觉得自己是不完整的人了，想想别人会怎么看自己呢？以后生活工作怎么办啊？以后治疗会怎样？她要求丈夫不要告诉任何人。术后交谈过程中，刘女士会时不时地用胳膊挡住自己的左侧乳房，并且会用"这病""那病"来代替乳腺癌，多次说话时唉声叹气，不停问到化疗会有什么副作用，化疗掉头发一般会在什么时候等问题。刘女士说她手术出院后不愿意逛街，不愿意见同事，也没有食欲。

问题：刘女士目前存在哪些护理问题？我们应该如何帮助她？

分析：目前存在的护理问题：①自我形象紊乱，与乳腺癌切除术造成乳房缺失和术后瘢痕形成有关；②知识缺乏，缺乏有关化疗副作用及预后等方面的知识。病人术后处于不安阶段，在事实面前被迫承认患病的事实，同时对疾病的预后担心，从而产生焦虑心理。此时医护人员应该向病人阐明术后的注意事项、康复训练、化疗的副作用和预防，引导病人正确认识并面对疾病，配合治疗和康复，尽可能地保持乐观向上的心态，不影响生活和工作。出院后刘女士仍由于自身的缺陷而有羞耻感，减少社交活动，久之易发生抑郁。此时医护人员应定期组织一些康复俱乐部或心理健康小课堂等活动，一方面可以加强病人对疾病的认识，另一方面可以丰富病人的生活，促进彼此之间的交流，有利于排解抑郁的情绪。

4. 愤怒（anger）　是人们因追求目标愿望受阻，感受到挫折时出现的一种负性情绪反应，病人的愤怒情绪反应多见于治疗受挫时。

（1）原因：导致病人愤怒的原因有很多。病人往往认为自己得病是倒霉的，不公平的，加上病痛的折磨，病人烦躁易怒、自制力下降，此时遭受挫折，病人就会产生愤怒情绪。病人受挫的原因也很多，例如，医护人员的服务态度不理想、医疗条件受限导致疗效不佳、医护人员技术水平与病人期望水平差距过大、病情恶化难以治疗或者医院管理混乱，导致病人有许多意见又投诉无门，得不到解决等。

（2）行为表现：常表现为烦躁紧张、敌意仇恨、容易激惹、行为失控，吵闹哭泣、寝食难安；可伴有交感肾上腺髓质系统活动增强，出现心跳加快，血压、血糖升高等。

愤怒常伴随攻击行为，攻击的对象可能是周围人，例如，对医护人员或家人失去理智地发泄不满和怨恨的情绪；攻击也可能指向病人自身，进行自我惩罚或自我伤害，例如，拒绝继续治疗、破坏已经取得的疗效等。

防止和消除病人的愤怒情绪一方面有赖于病人意愿加强科学管理，提高服务质量和水平，另一方面护士应加强护患沟通，正确对待病人的愤怒反应，给予适当的引导与疏泄，缓解其内心的紧张和痛苦。遇到病人对医护人员产生攻击行为时要冷静对待，避免与病人发生争吵，以耐心细致的解释平息病人的愤怒情绪。

【**案例 8-5**】 **一位年轻的父亲**

马科，28 岁时患上运动神经元病。身为一名优秀的体育老师，他认识和了解一些疾病的相关知识。他被确诊此病前，已结婚 4 年，有个 2 岁的女儿。从书上获悉，该病的生存期是 15 个月（尽管他本可以活得更长），他预测到自己的身体会逐渐变差，在剩下的日子里自己的依赖性会很强。他和妻子对未来的一切都感到万分恐惧，对其病程的末期更是深感担忧。他们认为，在他疾病的后期，夫妻的交流会变得更加困难，他的依赖性会成为夫妻二人最大的苦恼。马科得知诊断结果后 1 个月，他一直充满了愤怒，对突然间由健康到疾病、控制力丧失、结束学校的职业生涯和未来规划的愤怒，他也恼火于疾病带来的生理影响，马科以前经常运动，足以令他引以为自豪的，是他一直保持着匀称的身材。因为他发现疾病让他感到羞辱和挫败感，他为每况愈下的身体状态感到气愤。他还为不能看着自己的女儿成长而伤心不已。

问题：马科为什么愤怒？

分析：马科的愤怒来源于恐惧感和丧失的预感。他极其憎恨自己身体状态出现的变化，其变化令他害怕。他一想到日后看不到自己的女儿和妻子，就感到悲伤。

（三）意志行为反应

对病人而言，治疗过程也是一个为达到康复目标而进行的意志活动过程，疾病本身及诊断治疗带来的不适与疼痛、不良生活方式的改变等都是对病人意志的考验，在这个过程中病人会产生一系列意志行为的变化。

1. 意志变化 在配合医护人员诊断治疗的过程中，有的病人缺乏坚毅性，稍遇到困难或病情稍有反复就动摇、妥协，失去继续治疗的信心；有的病人缺乏自制力，感情用事、脆弱、易激惹；有的病人不能对自己的决定和行为进行调节，表现为盲从、被动、缺乏主见，在病人的意志活动变化中最显著的是产生依赖心理。在病人角色转换过程中，产生依赖心理是一种正常的心理反应，但如果病人意志变化过于明显，变得过度依赖，护士则应积极予以干预。

2. 依赖行为 一个人生病后会受到亲人及周围人的关心和照顾，即使以前家庭地位不高的人，在生病后也会成为人们关心、照顾的中心；同时因为疾病的影响，病人的自理能力下降，容易导致病人产生依赖行为。依赖行为在患病初期病人角色转换过程中出现是必要的和正常的，有利于疾病的治疗和康复。但有些病人对自己的日常生活自理和治疗的参与缺乏自信心，能胜任的事情也不愿去做，事事都依赖别人，要求周围人更多的呵护和关爱，这种严重的依赖行为则对病人康复不利。过分依赖使病人失去了参与康复的主动权，放弃了病人的基本职责，病人难以树立与疾病做斗争的信心。护士不应迁就姑息病人的过度依赖行为，而应鼓励病人增强意志，发挥在病程转归中的积极主动性，促进病人康复。

3. 退化行为 退化行为是指一个人重新使用原本已经放弃的行为或幼稚的行为来处理当前遇到的困难，表现出与年龄和社会角色不相符的行为举止。一个人在生病后常有退化行为，例如，当感觉身体不适时，会故意呻吟、哭泣甚至喊叫，已引起周围人的注意和关爱；尤其病人高度以自我为中心，认为自己应该是周围人关注和照顾的中心，周围的一切都应该围绕着自己运转，希望周围人为其提供无微不至的关怀和照顾，只对与自身有关的事有兴趣，对周围其他事，即使是病前很感兴趣的事也不再关心。

有学者认为行为退化是病人重新分配能量以促进康复的过程，可以为病人保存能力与精力，有利于疾病的痊愈。但等病情好转时，护士就应当引导病人逐步恢复正常的社会行为。

4. 攻击行为　治疗受挫与愤怒可导致攻击行为。攻击的对象可以是使自己受挫的人或事物（如医护人员、家属或医疗设施），称作"外惩型"；也可以是自身，如果是一位病人认为接受治疗受挫是因为自己没听医生的话，便可导致自怨、自责、自恨、自伤，甚至自杀，称作"内惩型"。有时病人由于某种原因不能或不便对某一对象实施直接的攻击，于是便将攻击矛头指向无关的人或事物，称作"转移性攻击"。

医务人员应当从形成病人攻击行为的挫折心理入手，了解病人产生心理挫折的真实原因，有的放矢的帮助病人化解矛盾，给予心理支持；以冷静、理智的方法对待病人攻击行为，必要时实施心理疏导，改善认知等心理治疗。

（四）病人的人格特征变化

一般而言，人格是比较稳定的，不会随时间和环境的变化而变化，但有些疾病，如难以治愈的慢性疾病、恶性肿瘤、截肢、毁容等对病人的生活影响很大，有可能会导致病人的人生观、世界观和价值观等发生改变，对一个人的人格特质产生暂时或长久的影响。

一个人生病后尤其是首次生病后，其自我概念常会发生改变，主要表现为自信心和自尊心下降，自我评价低。病人因为疾病的打击，对自己恢复和维持健康的能力缺乏信心，对自己的社会生活能力不自信，常自我否定，有无助和依赖感。有些病人因为组织器官结构或功能上的改变或丧失，感到悲哀、抑郁、羞耻、厌恶，导致病人自尊心和自我价值感降低，严重者可能会出现自伤行为。

自我概念对个人的心理和行为起着重要的调控作用，病人某些负性情绪反应和消极行为背后的根本原因可能是自我概念紊乱。护士应鼓励病人充分表达自己的感觉和想法，指导病人正确评价自己，适应和接受自身的改变。

三、病人心理反应的一般规律

（一）与疾病严重程度有关

1. 病人的心理活动强度与其"疾病认知"严重程度成正相关　疾病本身的轻重缓急、痛苦程度等，对病人心理活动都具有直接影响。但病人的"病痛程度"体验，通常具有较强的主观色彩，即病人所认识的疾病严重程度，与其疾病的实际严重程度并不一定成正相关。病痛体验的深浅，更主要取决于病人对其疾病的认知强度。

病人对其疾病的认知强度，具体表现为对疾病信息的敏感性和耐受性。一般地说，对疾病信息的敏感性强且耐受性差的病人，总是过高估计其疾病严重程度。如某位具有疑病倾向而无任何实际病痛的病人，易轻信江湖巫医对其疾病严重程度的恐吓之说，对"莫须有"的疾病诊断极度恐慌；又如某位高度敏感的冠心病早期病人，医生诊断其为"心脏功能良好，目前完全具有正常人的工作和生活能力，只要适当控制饮食，注意劳逸结合等。"他却仍整天卧床不起，其体力因"失用性减退"而发生的乏力、气短等现象，感到极度恐惧。相反，对疾病信息的敏感性差且耐受性强的病人，总是较低地估计其疾病严重程度。如某人虽患有威胁生命的严重疾病，但因未发生"病感"而固执地自认为身体一向很好，也不会产生由疾病所致的心理活动；某胃癌病人耐受性强且敏感性差，虽早已有明显的胃部不适，却自认为是偶然现象而十分大意，很随意地自服一些药物对症处理，迟迟不去医院诊治，以致其疾病晚期发生各种严重并发症后，才为自己已丧失宝贵的治疗时机而痛悔不已。

2. 病人的心理活动强度与其疾病实际严重程度成正相关　不同个体对疾病认知程度显著差

异，主要受其个性心理特质等影响。此处所指"病人心理活动与其疾病的实际严重程度成正相关"，是病人心理活动的另一个基本规律，即指那些平时乐观、开朗且自制力较强的个体自知身患重病后，同样会因其疾病的严重后果而产生较复杂的心理活动。虽然他们通常能冷静地面对现实，一般不会有过激情绪反应或极端冲动行为，但他们同样会对其疾病所致一系列严重后果产生恐惧感。理由很简单，因为任何一个具有正常心理活动的个体都不可能对其面对的"死亡威胁"无动于衷。包括个别没有"病感"的病人在内，当他们在家人强制下求医，得知其病情严重后，一般都不会再拒绝求医，相反会产生种悔之晚矣的感叹。

（二）与病人的年龄相关

指在个体从幼稚走向成熟的心理发展过程中，因疾病而产生心理活动的一般规律，但不包括老年的"退行性"心理反应。

1. 病人心理活动的复杂性与其年龄增长成正相关

（1）婴幼患儿除因疾病所致不适而哭闹不止，基本不具备产生其他心理活动的能力。如他们所表现的依恋母亲、"皮肤饥饿"等心理反应，并非患儿疾病过程中的特有心理活动，即使将正常婴幼儿与其母亲分离，他们照样会产生不安全感等心理恐慌，显然后者不属于婴幼患儿对疾病的心理反应。

（2）随着个体自我意识的发展，患儿有了主体与客体的概念后，便逐渐有了自我保护意识和对死亡的恐惧。但此时疾病对其所产生的健康危机感，通常还比较抽象、含糊，故患儿因疾病而导致的心理活动也比较单纯。如患儿看到同龄人患重病死去时，可能会以为小伙伴睡着了；稍微年长的患儿，可能会有偶然、短暂的恐惧或伤感，并出现相应的行为反应但他们仍无法真正理解"死"的概念，儿童天性中的无忧无虑很快又得以恢复。多数情况下，患儿凭借其对当时身体状态的尚好感觉时保持天真和快乐。此外，由于患儿的社会化水平很低，他们大多不懂因其疾病严重后果对父母等长辈的影响，不太关注父母及他人对其的态度，更不会有成人般的牵挂和担忧。

（3）在青少年向成年过渡的年龄阶段，病人因疾病时产生的心理活动渐变的复杂。他们开始懂得关注自己的预后，重视自身的健康问题，会根据已有的疾病知识做各种推测、担忧未来等。但大多数未婚的年轻病人因疾病而产生的心理活动，基本围绕着自己与疾病这个中心，一般也不会太复杂。

（4）青壮年阶段的个体，是疾病过程中心理活动最复杂的病人。家庭、社会等特别角色往往使其对疾病不良后果所致的各种影响考虑得特别多，疾病使其产生的内心冲突尤其激烈，他们自身因疾病所承受的心理压力也特别大。尤其是事业上"如日中天"或距成功仅"一步之遥"的病人，常常难以自拔地陷入"要事业还是要健康"等激烈心理冲突中。尚有幼小孩子的重病病人（如接受心脏换瓣手术的病人），他们既有为孩子而求生的强烈愿望，又有担心发生意外而撇下孩子的极度恐惧；他们既有为根治病痛不惜一切代价的坚定决心，又有无法排遣对"人财两空"的惶恐不安等。此类强大心理压力和激烈内心冲突，有时可能成为青壮年病人身心健康状况急转直下的直接原因。

（5）老年病人在疾病过程中的心理活动，比青壮年病人似乎又单纯了许多。当他们自以为基本完成对其家庭和社会应尽的人生义务时，通常能较平静地对待病痛，可以没有太多的遗憾和牵挂。虽然当今人们都有健康长寿、安享晚年的良好愿望，但多数病人有"年龄越大越能坦然面对不良疾病预后"的心理活动规律。如对疾病治疗过程可能存在的风险，老年病人比中年病人更有心理准备。随着现代人健康水平的普遍提高，老年病人已不再满足于多活几年，显现出更加追求生活质量的趋势。如七八十岁的老年病人，主动要求接受手术等具有较大风险的疾病治疗方式以解除其病痛的越来越多，一次次促使既往固守的手术治疗的年龄禁区被打破，百岁老人接受有创医疗诊治亦非鲜见。这一方面表明相当一部分老年病人对疾病态度及健康观念已发生很大变化，渴望拥有更加健康愉快的晚年；另一方面也说明老年病人对生命的自我价值观念更加超脱，越来越认同"赖活不如好死"的哲理。

2. 病人心理活动的外显性与其年龄增长成负相关 病人心理活动的外显性，即病人对疾病的情绪表达。个体的情绪稳定性、自控能力或掩饰能力，都呈现其"心理活动的外显性与其年龄增长成负相关"的规律。

病人年龄越小，其心理活动的外在表现就与其内心体验越相符。通常患儿总是用最直接的情绪表现形式，如哭闹等易被他人识别的外显行为，表达其病痛的主观体验。但同龄患儿因疾病所致心理活动的具体表达方式，又可因患儿的个性特征而不同，性格外向的患儿总是比性格内向的患儿更直接地反映其内心体验。

随着个体社会化的发展和自我意识的不断成熟，人们开始学习适应社会、按照社会化标准规范自己的行为后，逐渐形成维护自身形象等自我保护的心理现象，学会了根据他人评价纠正自身行为等。能掩饰内心的真实情感，是个体心理发展到一定阶段的标志。从人们公认"孩子最真实"的不争事实中，也可了解"年龄越小，情绪的掩饰性越差"的心理活动发展的基本规律。但毕竟病人的情绪外显程度，还与其动机、个性特征、对疾病的承受能力等许多因素有关。在"病人心理活动的外显性与其年龄增长成负相关"的基本规律中，老年病人可有例外，尤其一些高龄老年病人可因其自身已发生"退行性"心理活动特点，出现类似"稚童"的心理活动特点。

（三）与疾病治疗方式有关

病人心理活动在疾病治疗方式上的反应特征，与其在疾病严重程度上的反应特征基本类似，主要与疾病治疗方式是否对病人造成创伤或损伤，以及对病人疾病转归的利弊影响程度有关，同样也有实际程度与认知程度两方面。

1. 病人的心理活动强度与其对疾病治疗方式的认知危险程度成正相关 病人对其疾病治疗方式的认知危险程度，与其医疗知识背景有一定相关。来自实践的报道表明，对疾病治疗方式的危险程度估计过高的病人中，有相当一部分自己是或曾经是医务工作者。特别在其发生急症或接受有一定风险的治疗时，他们总会过多地联想曾经直接或间接经历过的最严重不良预后，因而由疾病治疗方式所致心理活动的强度也特别高。病人的心理活动强度，既可因其对疾病治疗方式的"认知"危险程度而起，也可反过来对其疾病治疗方式的实际危险程度发生作用。

2. 病人的心理活动强度与其疾病治疗方式的实际危险程度成正相关 此类问题在临床医学实践中十分突出。如根据医院管理制度及相应法规，无论病人将进行的手术大或小、复杂或简单，术前都必须把手术中可能发生的各种意外向病人及亲属详细交代，并要求病人亲属签字以示认同。但主刀医生在进行术前谈话时，通常都采取同一模式。于是，无论接受单纯性阑尾炎手术的病人或是接受心脏换瓣手术的病人，同样都要面对"可能发生麻醉意外而心脏骤停，可能出现术中大出血，可能发生术后感染"等一系列令其难以认同的术前交代。尽管这两类手术风险截然不同的病人，对疾病治疗方式的认知危险程度均受到相似"术前交代"的影响，但他们因手术而产生的心理活动强度绝不可能等同。手术前夜，将接受单纯性阑尾炎手术的病人可能若无其事、安睡如常；而将接受心脏换瓣手术的病人，则可能因对手术风险的担忧而彻夜难眠。即使医护人员不做特别交代，病人也可根据其自身疾病严重程度的判断，或经其他途径了解其疾病治疗方式的危险程度，相应地产生一系列复杂心理活动。但术前对病人交代手术风险的方式和措辞，仍然很值得医护人员思考。术前医护人员应采取较婉转的方式向病人表述，既能使病人建立必要的心理准备，又能较大程度地降低病人的心理活动强度，确保病人以最适宜的身心状态，配合医护人员，顺利渡过手术关。

四、不同类型病人的心理反应特点

（一）门诊病人心理反应特点

门诊病人的心理反应除与其求医行为的短暂性、临时性等特征密切相关，还在很大程度上受到病人疾病的性质及其所置身的情境等因素影响。门诊病人的主要心理特点如下。

1. 茫然与企盼 在陌生而复杂的医院环境中，病人常常不知所措，尤其是当今许多大医院的硬件设施与国际先进水平接轨，各类标识繁多，令人目不暇接，对初来乍到、常住偏远地区的病人形成一种心理冲击。有些文盲病人、老年病人甚至不知去哪里交费、检查、取药，对一切都感觉茫然，迫切期盼有医护人员引导，以便及时就诊和治疗。

2. 名医效应 大医院"门庭若市"，社区卫生服务中心"门庭冷落"，正是门诊病人这种心理反应的写照。在我国民众生活条件明显改善、健康意识显著增强而优质医疗资源相对不足的情况下，越来越多的病人舍近求远、慕名选择高明或熟悉的医生为其诊治。有的病人为争取有限的专家门诊名额，甚至不惜花费几小时排队挂号，或想方设法托熟人、找捷径等。这些均为门诊病人慕名择医的心理特点的外在表现。

3. 争先求医 随着人们生活节奏加快、自我保护意识渐强等，病人大都希望快速求医，尽可能在医院少耽搁时间；担心院内与其他病人过多接触发生交叉感染，凡事争先恐后。置身人满为患的候诊大厅，疾病状态下病人的情绪易激惹、行为易冲动，极易引发病人之间的冲突。例如，诊察室门前的拥挤、分诊台前的反复询问、诊疗医生身边的围观等，都是引发病人争执的导火索。

4. 审时度医 病人一旦面对医生，都希望多占有医生的时间，他们总是不由自主地把"看医生"的时间与诊治质量相联系，并由此影响其求医的满意度。有些病人明知其病情并不复杂，但看到医生很快结束对自己的诊治，便觉得心里不踏实，生怕医生忽略自身病情，有的病人甚至当场流露不满。有的病人在处置完毕后，仍然停留在医生身边咨询，不停地申述其请求，以致影响医生为其他病人看病。

5. 求全求新 此类心理活动较多发生于享有医疗保险的病人或一些疑病病人。有些病人期望一次看病就可解决所有问题，不管病情是否需要，检查内容越全面越好，诊断方法越先进越好，用药越高级越好。在此求全求新的心态支配下，有的病人若认为医生的处理意见与其预期不符，即与医生纠缠不休。

（二）急诊病人心理反应特点

此处主要指意识处于清醒状态的急诊病人的心理反应，需排除已丧失意识病人的异常心理反应。

随着现代医学的进步，急症病人的临床救治水平显著提高，帮助许多濒临死亡的病人挽回了生命。但与此同时，急症病人的心理反应越显突出，直接影响病人"死而复生"后的病情稳定、疾病转归、生活质量等。急症病人心理反应的主要特点如下。

1. 认知狭窄 病患急症求医的时，许多病人尤其是危重病人，容易导致典型的应激反应。在此较强的应激状态下，急诊病人的认知范畴变得比较狭窄，如其注意力较多局限于自身的病情变化，对周围其他事物的判断很容易出现偏差等。有的病人仅根据主观感受认识周围事物，不是与其他病人盲目攀比，就是认定医护人员对其重视不够或处置不当，甚至发生过激言行等。

2. 情绪冲动 由于起病突然或病情凶险，急诊病人多伴有情绪冲动、理智不足等心理特点。他们高度紧张地关注其自身健康问题，对任何自认为可能影响康复的细节都十分敏感、计较。有的病人及其亲属甚至无视必要的秩序，一味强调自己应优先就诊的理由，动辄与医护人员或其他病人起冲突；有的病人一见到医护人员，就求助般大呼小叫，并伴有纠缠医护人员的行为；有的病人激惹性明显增高，难以自控地计较细微小事，稍不遂愿就乱发脾气。

3. 意志减弱 此心理活动特点伴随着急诊病人的健康认知、情绪等各种变化，几乎在每个病人身上都有不同程度的发生，如独立性下降、依赖性增强、自我约束力减弱等。一向很有主张的人会突然变得犹豫不决、优柔寡断。本身缺乏主见的人更是惊慌失措，乱了方寸。他们较多依赖于高明医生、现代化设施、先进救治手段等尽快解除病痛，却较少考虑如何发挥自身主观能动性，积极配合医护人员。例如，有的病人对病痛及必须反复实施的检查、治疗手段缺乏耐受性，突出地表现为痛阈降低，有些成年人甚至出现孩童般哭闹等退行性幼稚行为；有的病人对周围一些难以排除的干扰性环境刺激过于敏感、反应偏激，他们有时会因各种医疗仪器、设施等发出的嗡嗡响声而焦躁不安、心烦意乱。

4. 心理反应敏感而复杂 急诊病人的心理活动还因起病方式、年龄特征、性别差异、个体经历等不同而各具特点。例如，同为急诊病人，急性起病者与慢性病急剧加重者的心理活动特点就有明显差异：病情严重程度相似的病人，女性较之男性的心理反应复杂、敏感得多；意外受伤致残的病人，自伤与他伤的不同受伤原因也使病人的心理反应截然不同。因此，归纳急诊病人的心理活动特点，既要掌握其共性规律，也要考虑其各类差异，力求在综合分析的基础上，对个体化急诊病人的心理状态做出较准确的判断。

（三）住院病人的心理反应特点

对个体来说，"住院"本身就意味着病人离开他所熟悉的人、环境和某些事物，陌生感和剥夺感在所难免。"住院"对个体来说也是种应激过程，它会很快地使病人把注意力由外部世界转向自身的体验和感觉，所以消极的心理活动时有发生。这些心理反应可能是轻微的、一过性，经过社会支持系统的帮助和自身的心理调节，便可及时缓解；有时则可能持续很久，甚至会表现出以负性心理活动为主导心境。

1. 积极的心理反应 当个体感到威胁时，经常与三种基本的心理状态有关，即无助感、隔离感与不安全感，病人也不例外。但是，如果病人能够得到住院的机会，能在医护人员的照料下接受精湛的医疗帮助和周到的护理，则可以在一定程度上减轻病人的无助感，使他获得安全感；另外与同类病友的倾心交谈，也可以缓解病人的隔离感。也就是说，一般的病人在住院以后心理活动会趋向稳定。这时，病人对医院的医疗条件和医生水平都寄予厚望，表现出良好的遵医行为，对医院的各种规章制度也表示理解及服从，也愿意与护士合作与沟通。病人通过与医生、护士交谈，可以提高自己对疾病的认知水平。这种良好的主导心境，不仅有助于提高病人对挫折的应对能力，缓解病人的心理压力，有时也可以使一些病人的自觉症状减轻。这类正性效应使得病人提高了对医护人员的信任，增强了痊愈的信心。这时，护士不可忽视病人的心理动态，对积极心理活动要及时给予肯定，同时适时而客观地帮助病人分析疾病的不利因素，指导病人有的放矢的心理防卫，给予必要的心理支持，以提高病人的心理适应能力和调控水平。这对稳定病人的心理活动，提高病人的应激能力，促进疾病的康复都十分有利。

2. 消极的心理反应 病人一旦住院，他原有的生活规律被打乱，生活节律的破坏往往成为一种极为强烈的信号，冲击着病人的内心世界。再加上对疾病的体验，病人的注意力不仅会集中到疾病本身，其心理状态也会受到影响，改变对周围事物的感受和态度，也可能改变对其自身存在价值的评价，乃至人格特征。从心理活动过程和个性特征来分析，有时可能某一方面的问题表现得较为突出，而一般情况下多以复合形式呈现。

（1）认识过程：感知觉的指向性、选择性、理解性和范围都受到情绪和性格特征的影响，所以病人对各种症状的感受性会增强，甚至可能出现主观感觉异常，进而影响其对疾病的认知。

（2）情绪情感过程：病人的情绪和情感活动较易被负性心理所控制，护士常常可以通过病人的表情、动作及时掌握。依病人的表现可归纳为以下几方面。

1）情绪不稳定：病人患病最初阶段的情绪常变得不稳定，遇事易激动，甚至与病友和医务人员发生冲突。这通常是病人与自身疾病及环境变化不断地抗争，却又力不从心而激起的情绪发泄。而慢性病病人则多有怨言，脾气较大，甚至易哭泣。他们往往把患病看作是在受惩罚，从而感到委屈。此时，护士要以自己稳定的情绪去感染病人，理解病人的处境，不计较病人的失礼，主动使护患关系和谐，以便进一步指导病人情绪的转化。

2）焦虑：当人对涉及本身利害的事物失去控制能力，同时又不能有把握地从别人那里得到援助，即感到自己处于"孤立无援"的境地时，就会产生焦虑。焦虑是一种防御反应，处于这种心境中的病人往往对困难估计过高，过分关注躯体的微小不适。他们对挫折容易自我责备，对环境刺激很敏感,情绪起伏变化剧烈。焦虑是住院病人较常遇到的心理问题,护士在评估病人的焦虑反应时,应考虑到诱发病人焦虑体验的刺激因素可能一个,也可能是几个;其感受到的"威胁"可能是真实的,也可能是想象中的;个体的反应足以能够适应的,还是应对无效;其反应程度是轻度、中度还是重度。在对焦虑病人实施护理时,要考虑不同情况,因人施护。

3)抑郁:住院病人,病情重,或病程过长,或预后不良,或丧失了劳动能力,或由于疾病导致了形象受损时,往往对现实和未来产生丧失感。情绪由低落变得沮丧,由失望变得异常悲观。对事业失去信心,对生活缺乏乐趣,甚至产生厌世之念。通常表现为愁眉不展,表情淡漠,言寡行独,兴趣索然,厌恶社交,抑郁苦闷,暗自垂泪,有时也可以表现出焦躁,放弃治疗,甚至有自杀行为。由于有的病人心理变化具有潜隐性,所以护士要细心观察。对于那些神经类型属于弱型、易感性强、胆怯而敏感的病人,在遭受重大挫折而对危机应对无效时,或不能及时从外界得到有效的社会支持和心理支持,内心体验着无助和绝望时,或沉浸在无休止的剧烈病痛中时,极易引起大脑功能失调,导致精神错乱。自杀者多数都有心理冲突或心理异常,一般是由于主观上或客观上存在无法克服的动机冲突造成的。通常,有自杀企图的病人总有一些反常的表现,如频繁地交代后事,经常沉默不语;对周围的一切表示厌烦,甚至敌视;拒绝任何治疗等。尤其是在一个人与周围人群的处境差别较大时,他所体验到的"永久性丧失"常触发忧伤和绝望,也就最可能出现自杀意念。做好抑郁病人的心理疏导是护理工作中的艰巨任务。抑郁病人缺乏动力,常出现明显的孤独行为,此时主动关心病人和询问病人情况是非常重要的。一般抑郁病人对自己的问题是有所了解的,只是缺乏自信心。护士应善于用鼓励的眼光去注视病人的眼睛,抓住任何好转迹象,用言语去鼓励病人,精心护理。由于病人性格多内向敏感,所以要使他们从护士的言谈举止中得到可以信赖的印象,才能应用正确的观点来引导病人,纠正他们对疾病和治疗不正确的认识,帮助他们建立治疗的信心。严重的抑郁病人可配合一定的药物治疗。

(3)意志过程:在消极心理为主导心境时,病人的意志活动变化多表现为自觉控制与调节行为的能力减弱。有时,还表现出行为退化。意志减弱的病人会觉得住院治疗就意味着病情较重,他们对自己缺乏信心,盲目轻信别人的言语,并极易屈从环境的影响。由于人们自幼就体会到患病后会受到亲人和周围人的特殊照顾,所以住院时自然会期待着家属、同事、朋友的关怀和照顾,愿意成为人们关心和帮助的中心。有的病人表现得特别自私,考虑问题时以是否有利于自我存在为前提,敏感多疑、任性放纵,不能约束自己能约束自己的言行,对护士不信任、挑剔,或要求更多的关心和同情,过分依赖,事事都靠别人去做。有些病人住院后有意无意地变得顺从被动、软弱无力,缺乏主见、优柔寡断、患得患失、顾虑重重,表现出行为退化(或称角色过度)。有时,为了唤起别人的注意而呻吟不止。但是意志行为具有自觉性的人,住院以后会充分认识到争取最佳治疗效果的社会意义,会主动地和调节自己的行为,遵医合作,放弃原有的治疗效果的生活习惯(如吸烟、喝酒),病愈后及时出院,协助医院做好随访等。由于意志品质受世界观、信念、理想的制约,且与人的认识、情感、修养等的关系极为密切,所以如何把握病人的个性心理特征,怎样通过护士良好的心理素养来帮助病人提高意志行为的自觉性,端正对疾病的认识和理解,改善病人的情绪状态,提高病人的心理自控能力和自我调节能力,是护理工作中的新课题。

(4)个性表现:心理健康和性格稳定的人通常都能比较现实地对待疾病。但是,心理健康水平不高的人,患病的表现会有较大的差异。由于一个人原有的个性特征不同,患病后对疾病的态度会不一样。而疾病也会影响病人原来的行为和反应模式,甚至出现一些本来没有的个性特征。

1)精神衰弱者对疾病充满不安和恐惧,认为自己的处境极坏,总觉得大量不愉快的感觉不断向自己袭来,而且无法摆脱。对这样的病人,可利用病人的信任感进行针对性较强的心理支持。

2)疑病者确认自己有病,主诉症状往往十分逼真,对于疾病很少会忽视或怀疑。对这样的病人可通过积极的心理暗示,辅助药物治疗,以增强药理和心理的协同效应。

3)癔症病人最大的特点是极为夸大地描述自己的病情,企图以此引起周围人对他的关心。他们很需要得到护士的百般照顾和安慰,迫切希望人们帮助自己从不可忍耐的处境中摆脱出来和解救自己。护士应了解病人易受暗示、喜夸张、感情用事和"自我中心"等性格特征,做好家属和周围人的工作,协同配合做好心理治疗和护理。

4)漠不关心者通常否认自己有病,对自己的健康毫不关心,甚至拒绝必要的体检和实施医疗;或轻描淡写地描述病情,在治疗的过程中常对自己的病轻易下结论。对此,护士要善于引导病人和亲属提高警惕。调动这种病人的主观能动性是十分必要的。

【相关链接】   住院病人的疼痛护理

病人在住院时对疼痛的感知会与平时不同。1979 年国际疼痛研究会把疼痛定义为"一种与实际的或潜在的组织损伤相联系的感受,或用这种损伤来描述的不舒服的感觉和情绪体验"。这个定义考虑到两个因素:一个是与机体的组织损伤相联系,另一个是与心理因素相联系。痛觉是身体遭到威胁时的信号,是机体的一种保护性机制,也可以说是心理防御性症状。就这点来说,疼痛并不是坏事。但是,病人对疼痛的理解、体验和态度却有很大的差异。当病人在医护人员的帮助下,对痛觉的生物学意义有一定的认识时,有人可较好地耐受它。但是,也有的病人常常把疼痛与不利因素相联系,导致对同一程度的疼痛感觉到难以忍受。疼痛的消极反应会成为一种恶性刺激,使疾病进入恶性循环,进而造成不良影响。所以,护士在临床上要区分"痛感觉"和"痛情绪",注意病人的"痛态度"。也就是说,此时仅仅使用止痛药而不去改变病人对疼痛的认知过程,是无法制止病人情感上的痛苦的。所以说,在对病人进行药物治疗的同时,护士不应忽视病人的心理因素。护士可以通过稳定病人的情绪、鼓励意志控制、转移注意力和利用自我暗示等方法来疏导和帮助病人,根据病人的个性心理特征,有的放矢地做好心理护理。

思 考 题

一、选择题

1. 病人安于已适应的角色,小病大养,该出院而不愿意出院,此时病人的状态被称为角色行为( )

A. 减退　　　B. 缺如　　　C. 冲突　　　D. 强化　　　E. 异常

2. 在病人常见的心理问题中,常表现为行为与年龄、社会角色不相符合,像回到婴儿时期,此病人的心理反应被称为( )

A. 焦虑　　　B. 回避　　　C. 猜疑　　　D. 愤怒　　　E. 退化

3. 以下哪项不是求医行为的基本类型( )

A. 主动求医行为　　　　　B. 被动求医行为　　　　　C. 强制求医行为

D. 配合求医行为　　　　　E. 以上均是

4. 对于吃、喝、呼吸空气、性生活等的需要属于( )

A. 爱的需要　　　　　　　B. 生理性需要　　　　　　C. 安全的需要

D. 自尊的需要　　　　　　E. 自我实现的需要

5. 老年病人突出的心理需求是( )

A. 关心　　　　　　　　　B. 受尊敬　　　　　　　　C. 社会支持

D. 生活照顾　　　　　　　E. 精神支持

二、名词解释

1. 病人角色

2. 角色适应

三、简答题

1. 简述病人的心理反应。

2. 简述病人的心理需要。

思考题答案

一、选择题

1. B　2. E　3. D　4. B　5. B

二、名词解释

1. 病人角色：又称为病人身份，是一种处于患病状态中同时兼有求医要求和医疗行为的特殊社会角色。

2. 角色适应：是指病人的心理与行为和病人角色的要求基本符合，例如，客观面对现实，承认自己患病，积极寻求医护帮助，遵守医嘱，采取积极的措施恢复健康等。

三、简答题

1. 简述病人的心理反应。

（1）病人的认知反应：感知觉异常、记忆异常、思维异常。

（2）病人的情绪反应：焦虑、恐惧、抑郁、愤怒。

（3）病人的意志行为反应：意志变化、依赖行为、退化行为。

（4）病人的人格特征变化。

2. 简述病人的心理需要。

（1）需要恢复生理、心理的正常功能。

（2）需要良好的医疗条件以确保病人的安全。

（3）需要尊重和收到平等的对待。

（4）需要保持社会联系和交往。

（5）需要被关怀、被接纳，保持感情交流。

（史铁英）

第九章　护士职业心理

第一节　护士心理概述

护理工作随着时代的发展被赋予了越来越多的内涵，其工作内容正在从最初的业余生理照护转向专业的以人为中心的整体照护，而在这一系列的发展完善过程中，人们逐渐意识到护士群体的心理健康状态在高质量护理工作扮演了举足轻重的作用，护士心理越来越受到各方的关注和重视。

一、护士角色人格的概念及特征

（一）护士角色人格的概念

在心理学的概念中，"人格（personality）"又称个性，指一个人的整个精神面貌，即具有一定倾向性的心理特征的总和。在本书第三章人格部分，我们已经有了深入了解。"角色（role）"是社会心理学中的概念，最早是在20世纪20~30年代，美国芝加哥学派将其引入社会心理学，指个体在特定的社会关系中的身份及由此而规定的行为规范和行为模式的总和。具体地说，角色就是个体与其社会地位、身份相一致的行为方式及相应心理状态，它是对特定地位的个体行为的期待，是社会群体得以形成的基础，是在互动中形成的，阐述个体与社会之间关系的特定概念。

角色人格（role personality）指处在某一特定社会地位的人们，所共同具有的角色行为的心理特征的总和。经过长期的社会环境熏陶和影响，处在同一或相似文化情景中的人就倾向于形成共同的、带有一定倾向性的、相对固定的行为方式和相应心理状态，而职业对人的影响和熏陶刻骨铭心，一般来说，即使性格各异的人们，在经过长时间的职业塑造之后，也会形成比较共性的角色人格。如我们常常会通过精明联想到商人、能言善辩联想到律师、忠厚质朴联想到农民、循循善诱联想到老师、浪漫多才联想到艺术家等，这些都是典型的职业塑造的不同角色人格的典型行为、心理特征。

护士角色人格（role personality of nurse）专指从事护理工作的群体，所共同具有的适应护理工作的相应行为的心理特征的总和。是在护理工作的长期实践中，逐渐形成的一系列的护理角色行为和相应心理状态，如严谨、细致、耐心、高度责任心等。

（二）护士角色人格的特征

护理角色人格具有护理职业特异性，其所具有的特征主要概括为以下四个方面。

1. 以职业经历为前提　角色按照获得方式不同，可以分为先赋角色和成就角色，先赋角色是建立在与生俱来的先天因素基础上，如我们熟悉的各种血缘关系：祖父祖母、父亲母亲等所赋予的角色都是先赋角色；而成就角色则是指主要通过主体后天的努力奋斗所获得的角色，职业角色都属于成就角色。护士角色人格的形成必须以护理职业经历为前提，只有在护理职业角色不断扮演过程中，才会逐渐的体验、积累、发展和完善相应护士角色人格。同时，护士角色人格并不是一个静态的心理特征，会随着护理经验的丰富而不断提高和发展，如年资高、经验丰富的老护士相比于年轻的实习护士来说，面对各种护理急救工作，要更加冷静镇定、临危不乱、忙中有序、游刃有余。

2. 与职业特点相契合　护士角色人格被打上了深深的护理职业烙印，具有独一无二的护理职业特性。正因为护理工作的特殊性，其所塑造的护理角色人格是一个规定型与开放型相融合、功利型和表现型相交汇的角色人格。具体分两个方面来说：第一，护理角色人格对个体行为规范化程度在某些方面较高，个体的自由度较小，如在护理操作中要严格遵守无菌原则、三查七对原则，绝对不可马虎，同时护理角色人格对个体行为规范化程度在某些方面又相对较低，个体自由度相对较大，如我们在对患者的心理护理工作中，在遵循大的原则和程序的前提下，可以根据个人特长和患者人格实施丰富多彩的心理护理措施；第二，护士角色人格既有追求实际利益的目标又有追求道德风尚的目标，如患者病痛的解除、疾病的康复出院就是对实际利益的追求，而救死扶伤、仁心仁术则是对道德风范的追求，护理角色人格是对两者的完美融合。

3. 以人格特征为基础　护士角色人格并不是空中楼阁，而是建立在个体自身人格特征的基础上。比如，对于一个行事风风火火、情绪大起大落的典型胆汁质气质的人就很难形成细致、温柔的护理角色人格特征；相反待人热情、具有一定感染力的多血质则相对较容易形成适应护理工作的角色人格特征。个体人格特征中本身所具有的细致、温柔、善解人意等都是护士角色人格的基本构建和良好元素。其实，个体人格特征和护士角色人格之间的关系并不是单向塑造的，而是双向流通的，即护士角色人格也可以促进个体人格特征的完善，职业经历的耳濡目染，也可以在不知不觉中不断优化护士自身的人格特质，如以往较为内向羞涩的人，在从事了一段时间护理工作后，慢慢变得善于与人交往，更能感受对方心理了，这就是典型的职业角色人格对个体人格的塑造。

4. 与道德概念有差异　任何一种职业的从业人员都可能因其社会层次、家庭教育、学历背景等差异，而处在不同层次的道德水平上。这也就是说大家的职业心理品质处在不同的层面，有些人无私奉献、待人真诚、舍己为人，但也不排除自私自利、敷衍刻薄的人存在，这些都是从道德层面评价一个人，但是护士角色人格不同于这些道德概念，它是指职业对人的行为和相应心理状态塑造的心理特征的综合，与职业道德有本质区别。

二、护士角色人格的形象

护理从本质上说就是尊重人的生命，尊重人的权利。全人类都需要护理服务，社会上的人们在给护理人员"白衣天使"美誉的同时，还希望每个护理人员都能充满爱心、善解人意，希望每个护理人员都能始终以高度负责的精神、精湛娴熟的技艺促进患者康复。护理专业是在尊重人的需要和权力的基础上，改善、维持或恢复人们所需要的生理、心理健康和在社会环境变化中的社会适应能力，达到预防疾病、提高健康水平的目的。护士角色人格形象，是指在护理活动中，从事护理职业的个体应具有的职业心理素质和行为模式。随着医学模式的转变、社会需求的变化，护士角色人格的形象经历了以下发展阶段。

（一）护士角色人格的历史形象

"护士"这个职业群体的称谓，最初首创于4世纪第一所"大教会病院"的规则，人们把看护、照料患者的人称为"护士"。在此后漫长的10多个世纪中，护士主要经历了三种典型的历史形象。

1. 母亲角色　护士对在战争、瘟疫等所致的大批受伤和被疾病折磨的患者进行无微不至的关怀和悉心的照顾，护士"温柔、慈爱"的形象在民间被视为"母亲"。希腊文"Natricius"含有"体贴、保护、照顾"的意思，英文"Nurse"可译作"乳母"。因此，最初护士的职业角色形象主要是展现了"温柔、慈爱"等角色人格特征。

2. 宗教角色　中世纪的护理工作受宗教影响至深，当时欧洲的许多教会设立医院，大部分修女、宗教信徒从事医护工作，教会倡导的"护士应奉行独身，长居修道院，超凡脱俗，严守纪律"等观念，救护病残者成为宗教的慈善事业，这些从事护理工作的宗教人员主要以怜悯、施恩的人道主义精神照顾患者，他们把救护病残者与拯救灵魂视为同等重要的工作。由此，护士才常常以"宗教化身"面向公众，其职业角色形象具有浓重宗教烙印。

3. 奴仆角色　在16～19世纪时期，护士的职业形象暗淡无光，因为当时的宗教势力普遍认为"病魔"是"对罪恶的惩罚"，人一旦患病则是对其以往罪恶的惩罚，被认为是"罪有应得"，所以，并不主张对其进行积极的照护，认为这样有悖上帝的旨意，所以也把护士对患者的照护和救治看成是"非仁慈的、卑贱的"。当时从事护理工作的群体主要是出身贫寒、家境潦倒的人，甚至有些医疗机构为了节省开支而低薪聘用妓女、酒鬼来做照护，护士的社会、经济地位极其低下，角色形象被等价于"奴仆"。

（二）护士角色人格的现代形象

自19世纪60年代南丁格尔创立第一所护士学校，护士职业开始规范化，有了明确的目标，其职能慢慢获得了公众的认可，护士角色人格形象也日益清晰，在现代，护士角色人格形象大致经历了以下三个发展阶段。

1. 南丁格尔塑造的早期形象　南丁格尔率先向"凡具有女性天赋和才能者，便足以出任护士职业"的世俗观念挑战，积极倡导"从事护理工作，要有高尚的品格、相当的专业化知识、专门的操作技能"等。她所塑造的护士角色人格具有以下五个方面的特征。

（1）高尚的道德品质：南丁格尔在教育指导护士们时，曾经说过："职业女性必须正直、诚实、庄重，没有这三条，就没有基础，就将一事无成"，她决心改变以前人们对于护理工作的随意态度，强调从事护理工作的人应该是"没有翅膀的天使，是真善美的化身。"

（2）过硬的专业技术：经过南丁格尔的努力，其制订了严格的护理工作训练标准，这让社会逐渐认识到护理工作是一种"技术"，南丁格尔把护理工作提高到"专门职业"的地位，南丁格尔为使护理成为一门科学、一种专业，做出了重大贡献。南丁格尔曾经说过："护理学是内、外科和公共卫生学的有技术的奴仆，但绝不是内、外科医生和卫生官员的有技术的奴仆"，她强调了护士拥有扎实专业技能的重要性。

（3）扎实的心理知识：南丁格尔在开创躯体护理正规化时代的同时，也在强调心理护理对于患者病痛康复的重要性，十分重视患者的心理需要，强调在护理工作中尽量减少吵闹，保持有利于患者康复的安静环境，提出了护理患者本人和护理患者所患疾病之间的差异，非常强调着眼于患者这个整体人的护理，她曾经说过："护理应为患者创造良好环境，若只是让患者躺在床上、两眼直盯天花板，对康复不利；而变化、颜色、鲜花、小动物等，都是很好的治疗形式，因为这些能够转移患者对病情的注意力"。

（4）宽广的护理视野：南丁格尔曾指出："护士的服务对象，不局限于医院里的患者，要更多地面向整个人类社会，通过社区组织预防医学工作，展开公共卫生护理。"

2. 继承南丁格尔的扩展形象　两次世界大战的爆发，造成了无数的伤病员需要及时照护，这把护理工作推到了救死扶伤的第一线，造就了大量经验丰富的护士，同时伴随着近代医学的飞速发展，护理质量也得到了很大的提高，大量新技术的注入如消毒灭菌、无菌操作、生命体征测量等让护理质量突飞猛进，对护理学科系统理论的建设及专门技术的形成和发展均具重要影响。世界各地的护士学校如雨后春笋般快速成长，护理队伍越发壮大，护理内容从之前"照料患者生活为主"，逐渐转向"科学技术手段服务为主"。护理人员以"擅长配合医疗工作""具有熟练操作技巧"等职业角色形象，获得社会的进一步认可和赞赏。护理人员角色在继承南丁格尔早期形象的同时，又扩展了专业的"技艺形象"和医生的"助手形象"两种新职业形象。

3. 近半个世纪的现代形象　伴随着全球护理学的迅速发展，护理教育层次不断提升，1980年，我国开始在部分院校恢复护理大学专科教育，1984年中华人民共和国教育部卫生部联合决定恢复护理大学本科教育，随后，百余所学校相继开设了护理本科教育，护理学硕士、博士教育也蒸蒸日上，高等护理教育使护士角色人格形象呈现质的飞跃。机遇和实践造就大批组织才能高、教育能力强、科研素质高、管理能力强的优秀护理人才。护士的知识结构和社会职能得到了进一步的拓宽，护士逐步成长为集临床护理管理、社会护理管理、家庭护理、卫生保健、健康促进、社会公益事业管理为一体的综合型人才。

（三）护士角色人格的未来形象

世界卫生组织提出全球性战略性目标："21世纪人人享有卫生保健"，这对护士职业的发展提出了更高、更新的要求和标准：作为一名护士，不仅有协助患者恢复健康的责任，还有帮助健康人延续、保持健康的更高使命。随着人们健康需求的多样化，护士也被要求在护理工作中扮演越来越多的角色，这是每位护士职业发展的必然趋势，更是其实现人生价值的意义所在。总而言之，护士角色人格的未来形象可以概括为以下八种形式。

1. 生理照护的保障者 在各种健康保健机构和场所，护理人员运用扎实的专业知识和熟练的护理操作技术帮助患者减轻病痛，恢复健康，提供高水平生理照护永远是其不可动摇的第一要务，更是后续其他护理角色和功能的首要基础。因此，作为白衣天使，要养成勤奋好学、踏实肯干的优秀品质，掌握好各种专业基础知识和临床技能操作，成为优秀护理人才。

2. 心理干预的支持者 护理工作不仅仅是知识和技术的范畴，随着患者需要层次的不断变化，传达对病人的理解、支持和关怀，以及运用心理学相关理论对于患者的各种不良心理反映实施及时的干预也是未来护理工作必不可少的内容。西医之父希波克拉底曾经说过："了解一个什么样的人得病比了解一个人得了什么病更重要"，一个人的心理状态往往对疾病的康复起着举足轻重的作用，俗话说："积极情绪治病，消极情绪致病"，这就要求护理人员必须加强对患者的心理照护，才可达到事半功倍的护理效果。

3. 医疗实践的合作者 在临床工作中，往往需要医生、护理人员、营养师、心理治疗师、社会工作者、康复治疗师等多个学科的专业人士通力合作，护士在临床实践中要努力做到与其"你中有我，我中有你"的默契配合，从而达到为患者提供全面协调高水平的医疗服务目的。

4. 科普教育的宣传者 护理人员具有护理理论知识、丰富临床经验，除了担任临床护理工作外，还要承担向公众宣传基础健康知识的相关职责。护士必须能够根据不同层次和需求的人们，因人而异地传播通俗易懂、实用有效的身心保健知识，能广泛开展公众的自我身心保健等普及型健康教育，达到"助人自助"的目的。

5. 科研学术的研究者 护理学科已经逐渐进入"探索学科发展前沿、研制推广先进技术"的高水平层次，这就要求护理人员必须在扎实理论知识和丰富临床经验的基础之上，能够开展专业的理论、实验研究，能独立解决学科发展的重要课题，提出有说服力的观点，丰富护理学知识体系，不断取得理论研究和技术创新的突破性进展。

6. 人际沟通的实践者 护理人员处在医疗人际关系网的核心，护士掌握了出色的人际沟通能力无疑就是掌握了人和人之间心灵相通的密码。南丁格尔曾经说过："护理既是一门科学也是一门艺术"，而这个艺术则更多的指护士的人际沟通能力。对于护理工作者来说，沟通不仅是必需的工作方法，也是关键的工作内容，良好的沟通对于建立支持性的工作氛围、和谐满意的护患关系都有举足轻重的作用。早在1998年，美国高等护理教育学会就将沟通能力定为护理专业教育中的核心能力之一。

7. 临床管理的统筹者 每个护理人员在临床工作中都在执行管理的职责。如护理人员要管理患者及其相关人员，制订护理计划，组织诊疗和护理措施的实施，有效控制医疗花费、安排出院事宜等。所以说，护士既是医疗的提供者又是医疗的协调者。这种协调就体现在管理层面，指护理人员为患者提供照顾、关怀和舒适的工作过程，其任务就是通过计划、组织及对人力、物力、财力资源进行指导和控制，以达到为患者提供有效而经济的护理服务目的。

8. 人文关怀的促进者 随着医学模式的转变，在护理工作中越来越强调以人为中心的整体护理，这就要求护理人员不仅要具备护理专业知识，更要具备结构合理的社会学、伦理学、美学、文化学等人文知识,在此基础上,要求护士能够更加全面整体地观察人、认识人、理解人、尊重人和关爱人。能够以人道主义精神对患者的生命和健康、权利和需求、人格和尊严提供真诚的关怀和照护。

三、护士常见的心理问题及角色适应不良

(一)护士常见的心理问题

在了解护士常见的心理问题之前,必须先理解什么是心理健康(mental health)。同心理学的其他概念一样,心理健康没有一个公认的概念,因为其受多方面因素影响,形成非常复杂,心理的丰富性造成了解释的多样性,每一种观点都从自己的思路和角度对心理健康现象进行了分析,不同的看法在一定程度上都是成立的,不能绝对化。以下将为大家列举一些经典概念,供大家思考、感悟。《简明不列颠百科全书》将心理健康定义为:"心理健康是指个体心理在本身及环境条件许可范围内所能达到的最佳功能状态,但不是十全十美的绝对状态。";1946 年第三届国际心理卫生大会将心理健康定义为:"心理健康是指在身体、智能及情感上,在与他人的心理健康不相矛盾的范围内,将个人心境发展成最佳的状态";美国健康与人力服务部将心理健康定义为:"心理健康是心理功能的成功性表现,它带来富有成果的活动,完善人际关系,有能力适应环境变化和应对逆境"。

此外,关于心理健康,不同的学派也有自己不同的看法。比如,人格特质论提出者奥尔波特(G W Allport)认为,心理健康的人是在理性和意识水平活动的,并不受无意识力量和固有的心灵创伤及心理冲突所控制,这些人的目光永远指向着当下和未来,激励他们的力量永远是他们能够意识到的,可以自我控制的,他们是自己生活的主人,掌握着自己人生的航向,积极乐观,信心满满,有明确目的性。人本主义心理学家罗杰斯(C Rogers)则认为自我实现的需要是推动生命的基本力量,它让人更具有丰富性、自主性和使命感,从而成为心理健康的人,或者称之为"机能完善的人",罗杰斯认为具有以下五个特点是心理健康的重要标志:"经验开放、时刻保持生活充实、对自身机体高度信任、有较强的自由感、有高度的创造性"。意义学者弗兰克(Victor Frank)认为,人在所有情境下对个人的行为都是有意识、有目的的选择的,对人生意义、价值、目的的自觉探索,可以有意识的选择驾驭自己的生活,对自己负责,能正确归因,朝向未来,有给予爱和接受爱的能力。

心理健康与心理异常并非绝对对立的概念,而是可以相互转化的综合体,也是一个连续的统一体,是一个动态变化的过程。而在这一动态连续的体系中,心理问题便处在其中。心理问题是由现实因素激发,持续时间较短,情绪反应能在理智控制之下,不严重破坏社会功能,情绪反应尚未泛化的心理不健康状态。常常指心理异常的不严重状态或是早期症状,需要及时恰当的干预,以防进一步发展。

当前,关于护理人员心理健康现状的研究主要集中在以量表进行的量性研究上,常用的量表有二十多种,像我们大家熟悉的 SCL-90(症状自评量表)、PHI(心理健康测查表)、SSRE(社会支持评定量表)、CQOLI-74(生活质量综合评定问卷)、CHQ-12(一般健康问卷)、SAS(焦虑自评量表)、SDS(抑郁自评量表)等都包含在内,在这诸多的心理健康测查的量表中,使用最多的是SCL-90。虽然研究者对护士心理健康状况的切入角度、研究范围不同,但多数结论都表明护士心理健康状态不容乐观,心理健康水平普遍低于社会平均水平,护士目前常见的心理问题,集中突出表现在以下几个方面。

1. 躯体化症状突出 多数临床护理人员诉说,在高压力的工作状态下,自己经常会出现一系列的身体不适感,包括头痛、背痛、肌肉酸痛等疼痛症状,也包括像以高血压、胃溃疡、皮肤病等为主的易受心理因素干扰影响的心血管系统、消化系统、呼吸系统等的躯体症状表现。

2. 强迫症状明显 在护理人员中,强迫影响日常生活和工作的一些明知没必要,但又无法摆脱的无意义的思想和行为,如不可遏制的反复洗手、核对、确认等,导致不能集中注意力投入工作、

遇事难以做出决定、感到难以完成任务的消极体验。

3. 人际关系敏感　在医院中，护士是医院人际关系网的核心，人际关系的敏感主要表现为在人际交往过程中明显不自在感和自卑感；在医院以外则表现为社交中羞于承认自己是护理人员，感到不被他人理解、自我价值难以实现、他人对自己不友好等。

4. 负性情绪集中　护士的负性情绪主要集中表现在抑郁、焦虑、敌对、恐惧四方面，抑郁表现为生活兴趣减退、动力缺乏、活力丧失等，如容易哭泣、经常责怪自己，孤独或苦闷；焦虑则表现为烦躁、坐立不安、神经过敏、紧张，以及由此产生的躯体征象，如心中不踏实、发抖、无缘无故感到紧张、害怕等；敌对表现为容易烦恼和激动，经常与人争论，特别想大叫和摔东西，甚至有想打人或伤害他人的冲动等；恐怖表现为单独一人时感到神经很紧张，在人多的地方感到不自在，因为感到害怕而避开某些东西或活动等。

5. 偏执思想萌芽　主要表现为投射性思维，对人敌对不友好，猜疑心重，认为别人的谈话都与自己相关，严重者甚至猜忌谈话内容都是对自己不利的。

6. 其他　主要表现为饮食、睡眠障碍，如入睡时间长、睡眠程度浅、入睡后容易醒等；在饮食方面表现为食欲不佳或者暴饮暴食。

（二）护士常见的角色适应不良

护理专业具有独特的职业化内容、职业规范和职业行为标准，而每名护理人员在从事护理工作之前都有其不同的人生经历和个性特点，因此个体从一般的社会角色进入特殊的护士角色，更要经历一个适应的过程。有的人适应较快，有的人适应较慢；有的人适应良好，有的人适应不良等。适应良好则有益于工作保质保量完成，适应不良则会对工作和生活都带来一系列不利影响，概括起来，护士的角色适应不良状态主要有以下几种类型。

1. 角色冲突　角色冲突是指由于不同的角色期望和角色规范，引起社会角色在角色扮演中的内外矛盾和冲突，妨碍了角色扮演的顺利进行。一般可以分为三种情况：

（1）角色主体间的冲突：由于视野的不同，或者相互的期望和各自的认知不同，所导致的不同角色主体之间所产生的矛盾和冲突。多数护患冲突就是典型的角色主体间冲突类型，如护士受过专业的医疗训练，对于医学知识的掌握处于专业水平，对医疗信息把握全面，但是患者却对此一无所知，有很多护士在为患者解释病情时依旧用一些医学专有名词，导致患者对信息的掌握云里雾里，常常是丈二和尚摸不着头脑，这就非常影响护患之间的信息流动，极易导致护患关系紧张，出现护患冲突。

（2）个体多种角色间的冲突：所谓"忠孝难两全"，就是对个体多种角色间冲突的典型描述。每个个体都同时承担多种社会角色，而不同角色的社会期望若不相容，就会产生冲突矛盾。以护士为例，其对父母来说是儿女的角色，对子女来说又是父母的角色，对于配偶来说又是丈夫或者妻子的角色，对于病人来说又是职业化的护士角色，而这些不同的角色之间就必然会产生一定的冲突和矛盾，导致角色主体进退两难，顾此失彼。如作为母亲和妻子，她应该在下班后尽早回到孩子和丈夫的身边，承担起贤妻良母的责任；而作为一名护理人员，下班后若有危重患者需要抢救，她又必须担负起救死扶伤的神圣使命。工作中的角色期望和家庭中的角色期望彼此矛盾，就会使她不知所措，陷入内在冲突之中。

（3）个体某一角色内的冲突：面对同样一个角色，社会期望也是复杂的，甚至是矛盾的，免不了会引起个体某一角色内的冲突。例如，护士的职业形象要求他面对患者时，必须和蔼可亲、平易近人，与患者建立良好的情感链接又必须科学严谨、果断坚定，在患者中树立威信，保证各项工作的顺利进行。护士的角色规范要求他一方面是一个体贴入微、富有同情心的朋友，另一方面却是一个有距离的权威人物，这种多面化的角色如果把握不好就会令护士感到茫然。

有学者建议，面对这些角色冲突，护士要善于分析各种角色的价值，先从多种角色中挣脱出来，把时间和精力用到那些更有价值的角色上去。所以，对于护理人员来讲，不仅应该学会在各种复杂的环境里成功地扮演不同的角色，而且应当学会在角色出现矛盾冲突时认清角色的价值，从而更客观、更理性的做出最优抉择。

2. 角色混乱 所谓角色混乱指社会大众或角色的扮演者对于某一角色的行为标准不清楚，不知道这一角色应该做什么、不应该做什么和怎样去做。

随着医学模式和护理模式的转变，护士角色也在随之不断发生变化，护士角色的行为规范已经超出了他们过去习以为常的那个范围。如几十年前，护理还是以疾病为中心的护理，把患者看作疾病的架子，关注点只在疾病，而目前现代护理的理念、内涵、护理对象、服务领域、工作方法等都发生了很大的变化，护士的主要关注点已经转变为患者本身，体现出以人为中心的整体护理的重要性。作为一名护士，如果不能及时适应转换，就会出现一系列的角色混乱现象。

同时，随着社会不断发展，一些新的职业与新的社会角色会不断涌现，社会还未来得及对它的权利义务做出明确规定，角色承担者本人不清楚，其他人的看法也有分歧，角色混乱便由此产生。比如，"社区护士"这个应运而生的新角色，其工作内容、职责范围及应具备的条件还是很多人所不知的，就连有的社区护士本人也并不完全了解，这也属于是角色混乱的现象。

3. 角色缺如 角色缺如指角色的扮演者没有进入自己的角色，不承认自己的角色，不能尽职尽责地做好本职工作，缺乏应有的职业素质。

护士角色缺如主要原因是无法调节理想和现实之间的巨大差距，护理专业学生在进入护士岗位之前如果缺乏对护理工作的全面客观认识，主观神圣化相关工作，缺乏充分的心理准备，以及护理职业素质培养的缺失，就会导致其进入临床之后出现护士角色缺如。

【案例 9-1】　　　　　　　新入职的护士小李

护士小李，某知名医科大学护理本科毕业，在进入护理专业学习之前，因为周围人评价护理专业对女孩来讲有很多优势，好就业，工作相对轻松，收入较高；上学期间小李也一直骄傲于这些护理的光环，并且通过进一步的学习，认为自己未来所从事的职业将担负救死扶伤的神圣职责。但是，今年毕业进入临床之后却让小李大失所望，其整日消极怠工，缺乏工作动力，得过且过，甚至曾经一度冒出辞职不干的念头，自述繁忙的工作、沉重的压力、复杂的人际、与付出并不相称的回报等，让她无法与"白衣天使""健康的守护神"的美誉画上等号。

问题：小李目前的状态属于哪种角色适应不良呢？如果你是护士长，如何帮助小李顺利适应护士角色呢？

分析：小李目前的状态属于典型的角色缺如。主要因为上学期间对于护理职业的美好憧憬与上班之后护理工作的琐碎现实之间的巨大落差造成的，从而导致其在工作中能动性差、不够积极主动。这种类型的角色适应不良尤其多见于本科学历的护士。小李目前的表现是典型的从学生角色到职业角色过渡时的不适应状态，作为护士长，要清楚小李的心理困惑，方能做到对症下药，小李因为对护理职业存在一系列过高、过理想化的期待，才导致的当前角色适应不良，护士长可以安排以往有类似经历的高年资护士对小李进行一对一的导师制培养，提供有力社会支持，从而帮助小李顺利渡过这段职业适应期。

4. 角色减退 角色减退指个体已经适应了自己的角色，但由于某种原因，使其角色行为出现消退的现象。

【案例 9-2】　　　　　　　心不在焉的护士小王

护士小王，是一个患者和医生都称赞的好护士，对患者热情友好，护理操作技术出众，与医生配合默契，和护士们相处融洽。但最近发生在小王身上的一个应激事件却让他在工作中的表现就像换了一个人似的，整日闷闷不乐，对待周围人不苟言笑，护理差错接二连三，还不断被患者投诉举报。后来，经护士长了解后，发现这些都源于小王最近生活中的重大变故，小王在和新婚丈夫蜜月旅行时出了车祸，丈夫不幸身亡，小王一直走不出这一阴影，才会导致工作上的心不在焉。

问题：小王目前的状态属于哪种角色适应不良呢？

分析：小王目前的状态属于典型的角色减退。由案例中不难看出，小王最初对于护理职业的适应非常好，工作业绩突出，受到大家的一致好评；但是，因为新婚丈夫突然去世这一重大生活应激事件的影响才导致小王在工作中的表现急剧下降，由适应到不适应，小王表现出了典型的角色减退。

5. 角色强化 角色强化是指个体在扮演自己的角色过程中，行为超出社会对该角色的期待，过度承担责任或享受权利。护士角色强化是指有的护士由于过度发展的责任感和使命感，对自己设立了过高的非现实目标和自我期待，从而承担超过自己能力的工作负荷。

【案例 9-3】 　　　　　　　　　　**面临崩溃的护士小杨**

护士小杨，是一名已经工作了 5 年的护士，曾经参加过一个心理护理相关的短期培训班，决心应用自己的所学为患者开展心理护理。某年夏天，小杨所在科室有一名护士休产假、一名护士外出进修学习，小杨无怨无悔承担起所有工作，虽然工作强度的增加让小杨备感压力，但是她仍旧尽心尽力的做好每一位患者的护理工作。而恰恰又在这个时候，科室另一护士小张遭遇婚变，导致她无法从事正常护理工作，小杨又义无反顾承担了相应工作，还不断为小张提供各种心理支持。此外，科里还有一名临终的患者，小杨还想尽己所能为其提供临终关怀心理护理……病房的工作依然忙碌，压力越来越大。小杨感到越来越疲惫，情绪也越来越不稳定，但是她仍旧没有意识到自己已经处于危机的边缘，每天都在病房忙忙碌碌，来得最早回去得最晚，终于她撑不住了，开车到家门口久久徘徊不愿进入，放声痛哭。

问题：小杨目前的状态属于哪种角色适应不良？如果你是小杨，如何帮助自己渡过难关？

分析：小杨目前的状态属于典型的角色强化。虽然小杨现在表现出的这种"舍己为人"、"舍小家为大家"的敬业精神虽然是护理人员的优秀品质，但如果应用过度将造成角色强化，影响护理人员的身心健康。作为一名护理人员，首先要保证自己的心理健康状态，小杨现在迫切需要做的是调整自己的心理健康状态，目前，小杨最大的心理问题是对于护理职业所持有的不合理信念，虽然救死扶伤是医护人员的天职，但当强度超过一定程度之后就会过犹不及，所以小杨现在首先应该做的是减轻当下工作任务，因为这是导致小杨目前角色适应不良的直接原因，在此基础上，小杨也可以进一步寻求心理咨询专业人员的帮助。

6. 角色中断 角色中断是指在一个人前后相继所承担的两种角色之间发生了矛盾的现象。角色中断的发生是由于人们在承担前一种角色时并没有为后一阶段所要承担的角色做好准备，或前一种角色所具有的一套行为规范与后来的新角色所要求的行为直接冲突。如果人们在承担前一种角色时会为承担后来的角色做某些物质上和精神上的准备，就不会发生角色中断。

【案例 9-4】 　　　　　　　　　　**力不从心的护士小钱**

护士小钱是一名优秀的急诊科护士，鉴于其在急诊科的优秀表现，院领导决定提拔她为急诊科护士长，这一提拔本应该是对小钱工作能力和成绩的充分肯定，然而却让小钱苦不堪言，甚至产生了自我怀疑。以前当护士只需要管好自己，对自己严格要求，对患者热情友好，但自从升职成为护士长，小钱就感觉处处力不从心，科里的大小事情都归她管，小钱感觉精力跟不上，而且近期又因为排班、奖金分配等事情处理不妥，导致小钱与护士同事们的关系也颇为紧张，大家一致认为其出力不讨好，好好的科室让她管理的乱七八糟，纷纷颇有意见。

问题：小钱目前的状态属于哪种角色适应不良呢？

分析：小钱目前的状态属于典型的角色中断。因为前后两种角色所要求的能力相差较大，小钱虽然作为一名护士具有过硬操作技能、敏锐观察力、良好沟通力；但是作为护士长，一则因为管理能力有限,二则因为经验准备不足,导致小钱在护士长的工作中手忙脚乱,应接不暇,顾此失彼,胜任力差,这就是典型的角色中断。

第二节 护士的职业心理素质

要想成为一名优秀的临床护士,除了强健的身体素质和过硬的护理专业素质外,还必须具有优秀的心理素质,后者是一名护士能否胜任护理工作及是否出色的决定性因素。职业心理素质并不是与生俱来的,它与职业内容、职业文化、职业环境、职业行为等都有紧密联系,护士的职业心理素质是在日复一日的护理临床实践中,逐渐形成的适应护理职业的比较稳定的、衍生的、效能的综合心理素质。

一、护士应具备的职业心理素质

护士的职业心理素质(professional psychological quality of nurse)指从事护理工作的群体所必备的心理品质和心理特质的总和。一名优秀的护士所应具有的职业心理素质主要包括以下内容。

(一)认知能力

1. 清晰的记忆能力 面对人的各种操作都必须做到准确无误、万无一失,这就要求护士首先具备准确清晰的记忆能力,只有在此基础上才有可能展开后续护理工作;再者,护士每天面对的患者数量众多,病情复杂,特异性强,每位患者的病情和相应的护理照护,护士都应该做到心中有数方能游刃有余。清晰的记忆能力不仅能加强护士对患者的了解,让患者感受到被关注、被关心的温暖,从而促进和谐护患关系,而且可以快速提高护理效率和质量,是护士必须具备的基本职业心理素质。

2. 科学的思维能力 思维具有间接性和概括性,这就要求护士在临床工作中要善于观察、勤于总结,能够透过现象看本质。患者的病情千变万化,护士必须通过经验的积累,善于从表象症状以联系、发展的眼光思考观察、判断病情,做出准确的判断,采取正确有效的护理措施。此外,当代临床还要求护士不能仅仅满足于执行医嘱、学习理论知识,更要在临床护理实践中大胆假设、小心求证,具有优秀的评判性思维能力;不能因循守旧、满足现状,还要根据护理实践,通过对临床问题的新角度的思考、新方法的解决,不断提高和发展创新性思维能力。

3. 优秀的注意能力 临床护理工作中,对于护士在思维的四大品质方面要求都非常高,护士不仅要做到对所照护的全部患者都有一个基础的广泛关注,还要在较长时间内将注意力稳定的集中在当下的护理工作中,努力做到不被无关刺激分散注意力,更要对科室中急危重症的患者重点密集关注,而一旦出现新的病情变化,还要做到游刃有余的转移。简而言之,在临床上,要求护士注意的广度要大、注意稳定性强、注意分配合理,注意转移灵活。

(二)情绪情感

护士要有与护理工作相契合的职业心理情绪情感,而这种情绪情感不应该是一种直觉式的情绪反应,更不应该是个人某种狭隘利己的情感,而应该是一种合乎理智的具有深刻社会意义的情绪情感活动,其包含以下三个方面。

1. 积极情绪为核心 情绪是一种主观体验,而这种主观体验具有极为强烈的感染性,护士的情绪会对患者产生相应的影响,尽管护理工作的特殊性质和不良环境氛围,容易让护士产生一系列的情绪问题,但是为了努力给患者营造一个良好的情绪氛围,保持积极情绪是护理人员必须具备的职业心理素质。20世纪90年代在美国兴起的积极心理学倡导大家要以欣赏、开放的眼光看待周围的事物,努力调动自身希望、乐观、感恩的积极一面,才能更大限度地体验幸福感和满足感。所以,作为向患者传播希望和能量的医护人员，助人先助己，应当努力培养自己的愉悦、兴趣、自豪和满足等积极情绪，因为这些情绪不仅能使个人幸福，也能传达给护理对象，通过积极情绪影响感染患者，从而树立战胜疾病的信念，促使康复。

2. 高尚情感做导航　护理职业是一个助人为乐、救死扶伤的职业，这不仅要求护理人员要有强烈的利他情感，更需要对这份发自内心的热爱及在这份职业中体会到的强烈归属感。只有对这份职业有了高度的认同感，才能最大限度地激发出我们对这份职业的热爱感、自豪感、荣誉感；对患者的同情感、责任感、人道主义等一系列高尚情感，而这些是我们在护理工作中能够不忘初心的导航系统，带领我们走向更高的职业境界。

3. 自我调控是关键　护理工作的精细要求护士要有稳定的情绪、平和的心境，所以良好的情绪调节和自控能力，是尤为重要的护士职业心理素质。一名优秀护士必须是自己情绪的主人，杜绝意气用事、鲁莽行事、任性肆为，应尽可能做到凡事有心理准备、冷静处理、理智应对、运用放松技巧、积极暗示、转移注意等方法保持情绪的平稳，这不仅有利于建立和谐护患关系，而且对护理人员的身心健康也大有裨益。

（三）顽强意志

护理人员在完成护理工作时，主观和客观的困难都很多，如果没有克服困难的顽强意志，就很难顺利地完成一系列工作任务。顽强的意志主要体现在自觉性、坚韧性、果断性和自制力四个方面。在临床工作中，首先要求护士做出理智的行动，做各种护理判断时，既不轻易受到外界的干扰，又不拒绝任何有益的建议。必须坚定信心和决心，有主见，既要坚决杜绝人云亦云的盲目性，也要防止刚愎自用的独断性；其次要求护士能够以充沛的精力和百折不挠的精神克服一切困难和挫折，坚决完成既定目标，禁止一意孤行的顽固执拗和见异思迁的动摇；此外，要求护士具备在各种临床紧急情况中，能迅速、有效、不失时机地采取决断的果断性品质，如果护士在工作中出现患得患失的优柔寡断，患者很可能会因此延误病情，失去最佳治疗时机，同样，鲁莽草率在临床工作中也坚决不可取，对病情不加任何思考和分析，贸然做决定，不考虑实际情况、不顾及可能后果，是一种理智缺失的表现；最后要求护士要善于促使自己执行所有有利于患者康复的行动并能善于克制与患者康复目的相违背的一切意愿、动机、情绪和行为，既不我行我素、自我放纵，也不胆小怕事、畏缩不前。

（四）人格特征

1. 出色能力

（1）敏锐的观察力：良好的护理效果首先来自对患者病情和心理活动的观察，敏锐的观察能力是护理工作质量优劣的重要标志。护士在临床工作中要通过自己细致耐心的观察及时发现患者的病情变化、洞察患者的心理需要，对于内向性格的患者来说，护士的观察能力甚至比询问更为重要，护士可以通过细节敏锐的觉察患者未曾表达的各种需要。观察力其实是广泛的知识、熟练的技巧和高尚道德情感的有机结合。

（2）有效的沟通力：众所周知，护士处在医疗人际关系网的核心，是与患者接触最为密切的医务人员，医疗活动中建立良好的人际关系，很大程度上取决于护士的人际沟通能力和主导性。护士要掌握丰富的沟通技能，以便与不同年龄、阶层、个性、职业的患者交往。护患沟通可以分为语言沟通和非语言沟通两大类，前者要求充分运用语言的艺术，而后者则是通过一系列的语气语调、行为举止和表情来进行沟通。与患者进行有效的沟通，通常可以使护士了解更多有关患者的健康状况、心理感受等方面的信息，能够更好地满足患者的需要，建立良好护患关系。

2. 合适气质　对于不同的职业来说，对从业者的气质有不同的要求。一般来说，活泼主动、能说会道的多血质和安静沉着、忍耐稳重的黏液质比较适合护理职业；与多血质和（或）黏液质混合的气质类型也较适合护理工作；敏感怯懦、优柔寡断的抑郁质较不适合，冲动急躁、直率毛躁的胆汁质最不适合。

3. 良好性格　性格是具有核心意义的心理特征，有好坏之分，护理人员性格中谨慎、深思、平静、节制、可信赖、活泼、随和、健谈、开朗、善交际、易共鸣等特征，较适宜护理工作；缺乏自制力、易怒、生硬急躁、情绪深沉、压抑、过分腼腆等特征，则与护理职业特质要求相去甚远。在护理工作中尤其对性格的态度特征有很高要求。主要体现在对工作、对患者和对自己三个方面。首先护理人员对待工作要认真负责、满腔热情，不能敷衍了事、消极怠工；其次对待患者应当真诚坦荡、热情友善，不能尖酸刻薄、冷漠消极；对待自己要自信自尊、悦纳自己，不能妄自菲薄、自我责备。其实，以上三点归根结底就是以高尚的道德水平和崇高的职业理想对事、对人、对己。

二、护士职业心理素质的培养

（一）护士职业心理素质培养原则

护理人员职业心理素质的培训和养成是护理职业教育的核心，护理职业教育，是为护理领域造就专业人才的教育过程，护理人员职业心理素质的培训和养成，是形成护理人员职业角色，优化职业态度和价值观的前提，是提高护理人员职业心理素质的基础。培养一名吃苦耐劳、甘于奉献，能力突出、技能娴熟的护理人员，必须要进行护理职业心理素质培养，而职业心理素质培养必须符合教学过程的客观规律，并在规律的认识基础上制订必须遵守的基本要求，这就体现在培养原则上，具体展开，其原则主要表现在以下几个方面。

1. 教师主导地位与学生主体地位相结合的原则　护理学生职业心理素质培养是护士职业心理素质的预备，必须从学校抓起，而在学校教育中，师生关系又起着主要的作用。护生职业心理素质培养的效果与质量主要是由教师的教学和认识水平决定的，教师首先不能将目光局限于护理学知识的传授，更应重视相应职业心理素质的培养。教师的教育作用固然重要，但对于学生来说毕竟是外因，外因最终必须通过内因而发挥作用，不论教师传播的护理知识还是施加的护理职业影响，都要通过学生的认真观察、积极思考和自觉运用，才能积累成为对职业有益的心理素质。所以，在护士职业心理素质培养过程中，教师必须根据培养目标和教学目的先搭好培养框架，教师的主导作用主要体现在对于学生学习热情和兴趣的调动上，是整个教育的背景色，而学生才是学习舞台上最亮丽的颜色，是舞台上的主角，他们自主探索，教师就像麦田里的守望者一样，只需保证他们不超越界限，在教学目的的指引之下，保证大方向的引领。

2. 间接经验和直接经验相结合的原则　护理职业要求护士具有耐心细心、无私奉献、救死扶伤等职业心理素质，但是这些素质的获得一方面是获取直接经验，即学生亲自活动获得的知识；另一方面是获取间接经验，即他人的认识成果，这两方面相辅相成，缺一不可。护士职业心理素质的培养，一方面要求护士在自己的职业实践中用心思考，耐心体会，细心总结，真正从心发出对这些职业素质重要性的认识，另一方面要求护士应以临床实践中涌现出的一些先进人物为教育榜样，以他们高度爱岗的敬业精神、高尚的品格、良好的心理素质、踏实勤奋的工作作风来引导护理人员树立献身护理事业的坚定信念，教育护理人员以榜样为标尺，找到自身差距，制订目标，完善自我。

3. 显性教育与隐性教育相结合的原则　针对护理人员的职业心理素质培养，我们既要设置目的明确、计划性强的课程、讲座等显性教育以外，还应注意医院的物质情景（如建筑、设备、设施）、文化情境（医院制度、医院布置、医院理念）、人际关系（院风、医护关系、护护关系）等隐性教育。后者之所以称为隐性教育，是因为它对护士的影响常常以一种护士没有注意到的方式来施加影响，具有潜在性和不可预期性。护士职业心理素质培养过程中应充分注意结合两者，做到以系统性、目的性见长的显性教育和潜移默化、润物无声的隐性教育的有机结合。

（二）护士职业心理素质培养方法

优化护理人员职业心理素质的培养要紧随时代的发展，不断更新观念、开拓思路，在职业教育的目标、途径、模式等方面结合我国国情改革创新。广大护理教育者言传身教、身体力行，以强烈的事业心和责任感投入到我国护理的职业教育过程中，密切关注职业教育的实践效果。优化护理人员职业心理素质培养方法，具体包括以下五个方面。

1. 以态度为基础的职业认同教育 护理职业认同是做好护理工作的基本条件，只有较高的职业认同，才能让护士热爱护理工作、实现人生价值，而职业态度对职业认同又起决定性的作用。职业态度是指个人职业选择的方法、工作取向、独立决策能力与选择过程的观念，简而言之，职业态度就是指个人对职业选择所持有的观念和态度，反映了人们的精神目标系统"信什么、要什么、坚持什么和追求实现什么"。

在护理职业教育中，针对职业态度的教育，就是积极引导护理人员在理解护理职业的基础上，学会自觉地挖掘潜能、着眼优势、发展强项，以理性的态度和积极的价值观来看待护理职业，提高职业认同感，使自身在护理领域有更大的发展。这就要求护理专业教学的师资均应高度重视自身教学活动对护生职业认同的导向作用，在传授知识的同时，尤其应注重良好的职业心理素质、角色形象等言传身教，为护生追求理想职业发展目标起表率作用，为护生形成积极职业认同树立榜样，施加积极影响。

2. 以适应为主题的面对现实教育 在职业心理素质教育过程中，教师不仅承担着树立职业理想目标责任，同时肩负着让护生充分接触和认识护理人员真实形象的使命。研究发现，护理职业适应与对护士职业的现实形象和理想形象之间的认识差距具有很高的相关性。尤其是高学历的护理学生，在象牙塔接受的专业教育，使他们对于以后将要从事的护理工作有着诸多美好向往，对护理职业怀有强烈的优越感和自豪感，如果不积极正确引导，让其充分了解临床护理工作，将来一旦走向护理临床，非常容易体验到挫折情绪，产生一系列消极心理效应，甚至深陷"理想破灭"的困境而不能自拔。有教育者提出，应高度重视并致力解决兼顾理想、现实职业形象的"一致教育"，帮助护生初步建立应对"职业形象反差"的充分心理准备。另外，充分利用护生临床见习、实习过程来帮助护生客观认识护理职业，这要求既要选择优质临床实习基地，临床教学经验丰富、职业心理素质优良的临床带教老师，让学生体会护士形象的伟大，又要使学生在真实的场景，去体会临床工作的琐碎，通过耳闻目睹来近距离感受护理人员职业的平凡。这种真真切切的主观体验相比于单纯的理论灌输，能够对护生的职业心理素质施加更直接、更深刻的影响。

3. 以感悟为目的的仿真情境教育 传统职业心理素质教育模式以教师发挥主要作用的讲授法为主，传递信息密度大，其虽然效率高，单位时间可使更多人获益，但是讲授形式教条、刻板，内容单调、笼统，已不能满足护理人员职业心理素质教育的多元化要求。况且，护理人员职业的社会职能随社会发展不断增强，培养方式也要相应革新。以培养对象的需求为施教切入点，采取形式多样而灵活的新型职业教育模式。如将角色扮演法、讨论法、参观法、练习法、读书报告法积极引入课堂。实践表明，职业教育模式只有不断丰富和更新，护理人员的职业心理素质才能取得明显成效。

同样，教学方法上的多样化，更有利于教师在教学过程中将理论知识与临床实践有机结合，让学生不仅"会学"更要"会用"，尤其是一些情境教学法，通过真实场景的体验，使学生在专业学习的全过程中以亲身经历更深切地感悟、铭记、体会和思考。此外，随着高科技的发展，可操作性系统训练的模拟教育也被越来越广泛的应用到了护理职业教育过程中，可操作性系统训练的模拟教育主要包括职业仪容、言谈举止、情绪技巧等的强化训练和模拟情境的适应性训练。护理人员正式进入临床之前，可通过角色扮演、多媒体演示、现场摄像技术直接观察等高仿真护理情境来随时调控职业行为方式，反复多次的模拟训练使职业操作规范化、沟通技巧娴熟化、言行举止得体化。

4. 以能力为标准的分层应对教育 护理人员职业心理素质的优化，还需考虑年龄、学历、工作年限等因素，据此而制订出不同职业能力的分层应对教育目标。我国护理教育培养目标从以往单一层次扩展到现今多层次，学历设置包括中专、大专、本科、硕士及博士各个阶段，年龄覆盖范围也同样广泛。这些差异就要求护理教育培养采用分层教育的方式。所谓"分层教育"就是教师充分考虑学生中存在的差异程度，对不同类别的学生有针对性地加强学习指导，以便使每个学生得到最好发展。如本科护生，具有知识面较宽、成就动机较高、长于深思、有主见等特点，大多有较强的"自我实现"需求。故本科护生的职业教育，采取"激励教育"为主的方式，采取多样化的教学方式来充分激发其职业自豪感和使命感。而中专护生受教育程度及成就动机略低、理解能力较弱、观念与行为易受他人影响等。故中专护生的职业教育，宜采用正面宣教为主的方式。但是，即使同一层次的护生，因家庭教育、社会文化背景等不同，其职业价值观方面所受影响也可呈显著差异。因此，还需对学生进行有针对性的访谈，进行个案分析，因材施教，切勿以偏概全。

5. 以护士为中心的关怀激励教育 护理人员在临床中被要求要以患者为中心，实施各种人文关怀护理，俗话说"进水要与出水相平衡，才不至枯竭"，要做到以患者为中心，必须先让护理人员感受到相应的关怀和体恤，这就要求护理管理者必须以护士为中心，贯彻以人为本管理理念。研究发现，护士出现了职业倦怠，而主要原因为得到的关爱与付出的关爱不成比例。护理人员在临床工作中面临各种突发情况，承受体力和脑力双重压力，责任重大，工作繁重，因此容易导致心理冲突和失衡，造成对身心的极大危害。因此，要求管理者对护士多一些体恤和关心，以便激发她们更好地工作，更有热情和信心。而对于护生来说，激励教育是护生获得关爱的不错选择，为了让受教育者积极进取，健康发展，要求教育者以激励的教育行为，从外部给受教育者以适当的情感激发，使受教育者内化个体自觉行为。其本质是教师坚持以学生为本，更新教育观念，改善教育方法，善于发现学生闪光点并及时强化，充分尊重学生的主体地位。

第三节　护理工作中的应激与应对

护理工作中包含多种多样的应激源，相关研究显示，工作中的应激水平与个体心理健康水平呈负相关，护理人员面对高强度的或作用持久的护理工作应激，如果不能进行及时有效的应对，则会产生一系列心理、身体健康问题。俗话说"知己知彼方能百战百胜"，作为一名护士，熟悉工作中的各类应激源，并学会如何应对，是保持良好工作状态的重要步骤。

一、护理工作中常见的应激源

应激源（stressor）是引起个体产生应激、出现身心紧张反应的一系列刺激。应激源通常会打破个体惯性的身心状态，导致生活、工作节奏被打乱，从而产生一连串的不适应反应。综合国内外关于护理职业应激源的研究现状，现将护理工作中常见的应激源总结梳理为以下六个方面。

1. 工作条件 工作条件由工作环境、工作负荷和工作时间三部分构成。

（1）工作环境：护理工作在工作环境方面的应激源主要分为工作心理环境相关应激源和工作物理环境相关应激源。在工作心理环境方面，护理人员不但要面对被病痛折磨的愁眉苦脸的患者，还要经常面对各种死亡，容易导致护理人员出现消极的情绪甚至麻木；在物理工作环境方面，护理人员一方面面临各种职业暴露，如锐器刺伤的风险、致病性病原微生物感染的危险，另一方面，随着近些年来护患关系的持续紧张，各种暴力伤医行为屡有发生，医院工作环境面临挑战。

（2）工作负荷：目前我国的大多数医院依旧处于护士严重缺编的状态，床护比例失调，导致护士长期超负荷工作，体力严重透支；此外患者病情变化快，照护需求多样，护理工作责任大、风险高、不确定因素多，护士长时间处于紧张警戒状态，其心理负荷也是长期超载。

（3）工作时间：护理工作的特殊性要求三班倒制度，导致很多护士容易出现生物钟紊乱、生理周期紊乱、失眠、神经衰弱等问题。

2. 工作角色　护士工作角色方面应激源主要来源于角色期待和角色模糊两个方面。

（1）角色期待：角色期待相关应激源主要变现为两个方面：一是护士期待的理想角色与现实落差太大，护理工作一直被冠以救死扶伤、护卫健康等神圣使命，护士对于职业的期待也大都很崇高，而现实中的护理工作却要从各种事无巨细的重复性工作做起，护士常常会在这理想和现实的巨大差距下产生落差，而这一应激尤其在新护士中最为严重；二是患者对于医疗技术服务水平存在过高期待，总期望护士能够提供符合心意的、全方位、高质量的照护，而护理工作因为医疗发展水平、医疗政策、工作负荷等多方面的原因并不能保证满足患者日益增长的健康需求，患者对于此缺乏理解和支持，加深了护患矛盾，导致护理人员心理失衡，应急程度增加。

（2）角色模糊：目前我国护理工作定位不清，责任不明确，护士经常除了医疗工作之外，科室的大事小事都要管，既要做本职内的治疗性护理、心理护理、健康教育，还要做一系列的管理和后勤保障相关工作，如管理物资等工作，太多的非护理性工作让护理人员角色定位模糊，成了名副其实的"千手观音"版护士。

3. 人际关系　护理工作需要高超的人际交往能力，因为护士不仅要处理好与患者和家属方面的关系，还要处理好护际关系、护医关系，以及与其他工作人员的关系。对服务对象而言，护士接触患者的时间最长、频率最高，是护理活动的主动者，对患者的整体情况和身心需要最为熟悉；而对医生而言，护士是默契的合作者，只有护士配合，才能成功完成一系列医疗救助；而对整个护理群体而言，护士间彼此相互配合、相互支持是提高护理质量的有力保障。作为护理工作重要内容的人际关系一旦协调不好，护士就会有明显的挫败感和冲突感，产生强烈的应激反应。

4. 职业成就　护理工作事无巨细，长期工作后，很多护士认为护理工作单一、重复、机械、琐碎，容易让护士产生厌倦、麻木的消极反应；再者，在所有医疗行业中，与医生、影技人员相比，护士社会认可度低，大众对于护理工作的重要性普遍认识不足，忽视护理人员的努力和辛劳，使护理人员得不到应有的肯定和报酬，降低了护士的职业价值感，产生心理失落感。

5. 组织管理　护理管理工作中能级应对差，多数护士从事大同小异的工作，不能被按照不同学历、不同能力、不同资历和不同职称的标准，安排特异性的工作任务和职责，导致不能人尽其才，才尽其用；护士知识结构有待丰富，随着患者健康需要日益丰富，护士职业职能迅速扩大，而目前临床上的很多培训仍旧是重护理专业类知识、技能而轻人文社科，导致护士与人沟通、人文关怀、心理护理等方面的知识严重欠缺，单靠专业技能知识已不能满足患者和家属的情感及心理需要，患者对护理质量的满意度低；最后，护士得到护理组织的支持和理解不够，受传统文化影响，在处置各种护理失误时，管理层倾向于对人追责，而忽视对当事人的充分尊重和信任，问题为导向的管理思维模式导致护士在面对各种差错时，恐惧紧张，得不到外界支持，而许多医院又缺乏相应的心理疏导机构，导致护理人员的负面情绪得不到疏通，容易产生恶性循环。

6. 家庭工作相互影响　知识的更新、激烈的竞争及患者的需要都要求护士不断地学习新知识、新技能，导致护士不能很好地承担相应的家庭责任和义务，这在结婚生子的女性护士身上表现更为突出，护士角色和妻子、母亲等家庭角色之间容易出现冲突；再者，护理工作的负面感受如果得不到及时调节，会影响家庭气氛，以及与家人的和谐关系。

综上所述，护理工作虽然应激水平高，但任何事物都有两面性，梳理这些应激源可促进我们更好地把控工作节奏，应对工作应激。永远不要因为护理工作存在这些应激，就嫌弃抱怨，就像一个妈妈永远不会因为孩子的任何缺点而减少对其一丝一毫的爱，了解这些应激源可帮助我们寻找应对策略，便于更好地、更幸福地从事护理工作。

二、护理工作中的应激与应对

（一）护理工作中的应激

护理工作中的应激是指护士在适应护理工作过程中，工作需求超过了个体的应对能力时所引起的身心紧张状态，是客观需求与主观能力之间不平衡所导致的一种身心反应。适度的应激能够引起适度的情绪唤起、动机调整、注意集中和思维活化，有利于个体准确做出判断和决定，调动心身潜能，提高工作绩效，更好地实现人生价值；然而，当应激过高，超出了个体的应对能力，则会对人们的身心健康造成严重影响，降低工作能力，甚至导致职业倦怠，影响工作质量和效率。

而在护理工作中，护士不仅承受着繁重的工作负荷，更负有"健康所系，性命相托"的重大职责感，工作中风险大，与患者矛盾突出，同时，护士工作合作性较强，工作中突发事件较常见，工作节奏不易把握且需轮班作业，所以，护士是处于高应激状态的职业群体。

研究证明导致护理人员工作高应激状态的因素中，因其对工作的兴趣、工作的单调、枯燥等因素而产生的应激是最大的；因与领导及同事的关系、个人的决策权、发展前景等因素而导致的人际关系方面的应激次之；而因为工作环境、工作条件、工作及休息时间等因素导致的物理条件方面的应激则较小，因此在对护理人员工作应激的预防和控制中要着重强调工作兴趣和人际关系方面中各因素对工作应激的影响。

（二）护理工作中的应对

面对高应激的护理工作，护士应努力学会如何正确面对各种应激源，运用相关心理学知识，提高应对技能，追求一种自信、积极的工作和生活状态，实现身心的健康发展。护士常用的应对策略可以概括为以下几个方面。

1. 准确评估应激状况 研究表明，护士群体普遍缺乏对护理职业应激的正确认知，对于应激的来源、发生、中介因素、应激结果等缺乏系统科学的认识，准确有效的评估，所以导致很多护士难以选择适合个人的应对方式。相反，若能对应激进行准确认识和评估，并在此基础上加强建设性的努力，比如，确定问题所在并采取措施应对，便会取得积极的应对效果。因此，识别压力的存在和来源，并针对问题及时处理，解决问题时要考虑可能出现的困难，并预先考虑好应对的方法，尽量避免否认、逃避的消极应对，这对个体维持身心健康非常重要，当遇到的困难是自己无法改变的现实时，可尝试改变自己，学会接受，避免焦虑、抑郁等不良情绪的出现，提高自己对于压力的免疫力。

2. 保持良好身体状态 身体健康与否会对心理产生一系列的影响，体弱多病的身体会严重影响职业发展，而且疾病状态会让主体产生一系列的消极心境，引发各种消极认知和不良行为；相反，拥有一副强健的体魄，则会进一步优化职业心态，致力于提高职业效率。俗话说："身体是革命的本钱"，因此护士保持良好的身体健康状况是有效应对应激源的基础和保障。爱人先从爱己开始，对自己的身体负责，努力增强体育锻炼、注意平衡膳食营养、尽量保障充足睡眠，这些都是最为重要的，并且所有的措施都要建立在长期坚持的基础上，最终成为一种习惯。

（1）适当运动：许多心理学研究都证明，运动锻炼与心理健康方面的一些指标，如生活满意度、低焦虑、低忧郁、积极的情感状态等都有正相关关系，运动会减轻对心理应激的反应，阻止或减轻沮丧、消沉的感觉，可使运动者有幸福感，在运动后可以直接感受到一种舒适的放松心情，所以，运动可以有效减缓压力、增强心理韧性，不仅能健身，而且还能健心。护士可以在工作之余，选择适合自己的体育锻炼方式，如散步、慢跑、太极拳、跳舞、各种球类活动等，都是较好的运动，一般坚持每周至少3次，每次30~40分钟，便会取得良好的身心状态。

（2）合理饮食：俗话说"民以食为天"，饮食是人类赖以生存的物质基础，而且处于应激中的个体，能量代谢加快，消耗增加，需要及时得到应用补充，增强机体抵抗应激的能力，防止机体进入衰竭状态。因此，护士在饮食方面应该尽量注重膳食平衡，多进食含有丰富维生素、矿物质及营养丰富的蔬菜、粗粮、水果等，适当补充肉类食物如鱼、鸡、鸭等，限制盐、脂肪及高胆固醇食物的摄入，坚决杜绝各种垃圾食品，保持恰当的饮食与营养状况在应激处理中具有重要作用。

（3）规律作息：正常成年人通常需要保持 8 小时的基础睡眠时间，护士在非夜班时间应该尽量建立起自己规律的生物钟，努力做到早睡早起。充足高效的睡眠可以帮助人消除疲劳、恢复体能，还能使人保持良好情绪状态、增强记忆力、提高认知能力。护士应注意养成良好的休息和睡眠习惯，保持充足的精力来应对高强度的工作。

3. 掌握过硬业务技能 俗话说："艺高人胆大"，许多事情之所以是应激源，是因为人们不具备相应的解决能力。如果困难得到了顺利解决，应激也便随之消失。所以，在护理工作中，加强业务学习，具有扎实的护理专业知识和熟练的护理操作技能，以及良好的人际沟通能力，将会有利于实际问题的顺利解决，是最直接的应激处理策略。例如，护士若想减轻在夜班单独处理急、危、重患者的精神压力和紧张心理，最有效的方法就是努力进行业务学习，掌握专科疾病的特点及发展变化规律，有应急处理的知识准备、技能准备、心理准备和各种预案。只有上述能力过硬，才能使护士们树立起信心，遇到紧急情况时才能沉着、冷静、从容应对，不至于产生恐惧和焦虑等负性情绪。

4. 强化职业自我效能 职业效能感（career self-efficacy）来源于美国心理学家班杜拉（Bandura A.）在 1977 年提出的自我效能感，哈克特和贝茨（Hackett & Betz, 1983）首次将自我效能感理论应用于职业指导，提出了职业效能感的概念，指人们对自己完成特定的职业活动或职业行为时所需能力的信心和信念。它并不是指工作所需要的业务能力，而是对自己具有相应工作能力的自信程度。职业效能感在一个人的职业生涯中发挥着积极有效的作用。如果护士职业自我效能感低，会使其过低地估计自己的能力，并在头脑中充满了各种想象的危险，夸大事实的严重性，从而感受到更大的工作压力；而护士如果在面对各种工作中的应激源时，对自己的各方面工作能力充分自信起来，相信自己一定可以处理应对好，从而有利于护士在工作中产生积极的情绪体验和情感反应，提高主观幸福感和职业满足感。提高相应的问题处理能力只是面对应激最基础的一步，在此基础上，还要进一步强化护士的职业自我效能感。

5. 改变不当认知信念 我们已经学习了合理情绪疗法，知道引发情绪与行为反应的并不是当下的诱发事件，而是对此事件的看法和信念。著名作家毕淑敏曾经说："如果你在心中不断提醒自己春天来了，那么心中便会真的泛起茸茸绿意"，这就是信念产生积极心理效应的典型例子。在护理工作中，我们要对引发自己消极情绪体验的不合理信念有知觉和审视的意识，要善于提醒自己从多个角度思考问题，建立积极的、有弹性的思维方式。当问题已经超出了我们的应对能力时，要善于改变对问题的看法，从思想上为自己解压、放松。用联系、发展的辩证方法分析客观现实，从容面对。适当的归因可以有效地改变不合理的认知信念，研究证明，乐观的思维模式具有三大典型归因特征：具体性、外因性和暂时性。也就是说当面对困难时，首先，我们要具体问题具体对待，严禁将在当下事件中体验到的消极情绪泛化到其他场景；其次要把事件的失败归因到外部的可改变的因素上，而不是朝向内部自我攻击、自我否定；最后，还要相信当下的困难是暂时的，通过积极努力总会慢慢过去，而不是觉得一直就这样糟糕下去了，丧失对未来的希望。

6. 加强积极行为暗示 心理学研究证明，我们的行为影响着我们的态度，我们所扮演的角色，所做的事、所说的话，以及我们做出的决定都对"我们是谁"产生了影响。以前我们总认为态度决定行为，现在研究证明，反之亦然。德国心理学家斯特拉克（Strack, 1988）研究发现，当人们用牙咬住一支钢笔时（会牵动到笑肌）比仅仅用嘴唇（不会牵动笑肌）含住它时，人们会感觉卡通片更加有趣。如在现实生活中，当我们感觉到害怕时，哼一首愉悦的曲子也许会有很大帮助，紧张时的深呼吸也是同样道理，其实我们可以像旁观者一样观察自己和行为。所以，在忙碌的护理工作中，我们其实可以通过善意的微笑、轻快的步伐、积极的语言等外部表现来对自己进行积极暗示，从而改变自己的一些消极态度和不良情绪。

7. 利用有效社会支持 社会支持是个体与社会各个方面：亲属、朋友、同事伙伴等社会人及家庭、单位、党团、工会等社团组织所产生的精神上和物质上的联系程度。社会支持一方面对应激状态下的个体能提供精神和物质上的支持，对应激起缓冲作用，另一方面对维持一般的良好情绪体验有重要意义，有潜在维护身心健康的作用。因此，护士如果有一个强有力的社会支持系统，并善加利用，对于在职业中体验到的应激有一个很好的缓解作用。平时注重与家人、朋友、同事进行恰当的人际交往，应努力建立和维持强有力的社会支持系统，在人际交往时注重沟通技巧，正确认识自我，培养有益的爱好，积极参加团体活动，加强个性修养，提升人格魅力，从而拥有更多的支持资源，加强人际关系的亲密程度，这对护士解决应激问题非常重要。

8. 培养强烈职业认同感 职业认同感（Professional self-identity）是人们努力做好本职工作，达成组织目标的心理基础。俗话说"兴趣是最好的老师"，如果本身热爱护理工作，不把它仅仅当作是谋生的手段，而是作为"除人类之病痛，助健康之完美"的实现自我人生价值的事业，那么便能使人带着幸福感工作，积极地将压力转化为动力，自觉自愿的付出，并从中体会到快乐。人人有自我实现的需要，护士应该拨开护理工作琐碎、重复的表面云雾，看到其仁爱奉献、除病镇痛的圣洁本质，干一行爱一行，在利他的护理服务中实现自我价值。有人说，人生至善，就是对生活乐观，对工作愉快，对事业兴奋。可见职业幸福是一个人最深刻的、最重要的幸福，职业劳动是人们赖以存在的基础和手段，是一个人在体格、智慧和道德上臻于完善的源泉。护士应该努力提高自己的职业认同感，因为这不仅是为患者谋福利，更是护士人生幸福的重要组成部分。

以上八点应对方式在平时应用时一定要注意随时和随地两大原则。随时原则要求在应激状态出现时，不要等待，那种认为要用集中的时间，等某个时期再来处理的态度是不可取的，要有此时此刻、当下及时处理的良好意识；随地原则要求在应激出现的场合解决自己的不良心理状态，避免回避退缩，从哪跌倒就从哪爬起来。心理应对的两随原则提醒我们，只要在日常工作中，有意识地进行自我调节，就能游刃有余的应对工作应激。

思 考 题

一、选择题

1. 下列角色，哪个不属于护士主要经历的典型的历史形象？（　　）
 A. 天使角色　　　　　　　　　B. 母亲角色　　　　　　　C. 宗教角色
 D. 奴仆角色　　　　　　　　　E. 以上都是

2. 当前，关于护理人员心理健康现状的研究中，应用最多的是以下哪种量表呢？（　　）
 A. SCL-90（症状自评量表）　　　　B. PHI（心理健康测查表）
 C. SSRE（社会支持评定量表）　　　D. CQOLI-74（生活质量综合评定问卷）
 E. CHQ-12（一般健康问卷）

3. 护士由于不同的角色期望和角色规范，引起其在角色扮演中的内外矛盾和冲突，妨碍了角色扮演的顺利进行，属于以下哪种护士角色适应不良的类型？（　　）
 A. 角色冲突　　　　　　　　　B. 角色混乱　　　　　　　C. 角色缺如
 D. 角色减退　　　　　　　　　E. 角色中断

4. 护士由于过度发展的责任感和使命感，对自己设立了过高的非现实目标和自我期待，从而承担超过自己能力的工作负荷。属于以下哪种护士角色适应不良的类型？（　　）
 A. 角色中断　　　　　　　　　B. 角色混乱　　　　　　　C. 角色缺如
 D. 角色强化　　　　　　　　　E. 角色减退

5. 护士已经适应了自己的角色，但由于某种原因，使其角色行为出现消退的现象。属于以下哪种护士角色适应不良的类型？（　　）
 A. 角色中断　　　　　　　　　B. 角色混乱　　　　　　　C. 角色缺如
 D. 角色强化　　　　　　　　　E. 角色冲突

二、名词解释

1. 护士角色人格
2. 护士职业心理素质

三、简答题

1. 简述护士常见的心理问题。
2. 优化护理人员职业心理素质培养方法，具体包括哪几个方面？
3. 护理工作中常见的应激源主要有哪几个方面？

思考题答案

一、选择题

1. A 2. A 3. A 4. D 5. A

二、名词解释

1. 护士角色人格：专指从事护理工作的群体，所共同具有的适应护理工作的相应行为的心理特征的总和。是在护理工作的长期实践中，逐渐形成的一系列的护理角色行为和相应心理状态，如严谨、细致、耐心、高度责任心等。

2. 护士职业心理素质：指从事护理工作的群体所必需的心理品质和心理特质的总和。

三、简答题

1. 简述护士常见的心理问题。

（1）躯体化症状突出。

（2）强迫症状明显。

（3）人际关系敏感。

（4）负性情绪集中。

（5）偏执思想萌芽。

（6）其他：主要表现为饮食、睡眠障碍。

2. 优化护理人员职业心理素质培养方法，具体包括哪几个方面？

（1）以态度为基础的职业认同教育。

（2）以适应为主题的面对现实教育。

（3）以感悟为目的的仿真情境教育。

（4）以能力为标准的分层应对教育。

（5）以护士为中心的关怀激励教育。

3. 护理工作中常见的应激源主要有哪几个方面？

（1）工作条件方面。

（2）工作角色方面。

（3）人际关系方面。

（4）职业成就方面。

（5）组织管理方面。

（6）家庭工作相互影响方面。

（杨凤娟）

第十章 护患关系与护患沟通

【学习目标】

掌握 人际关系、护患关系的概念，人际关系、护患关系的特征，人际沟通、护患沟通的概念，人际关系的理论基础，沟通的特点。

熟悉 护患关系的行为模式。

了解 人际关系和护患关系的建立和发展过程。

【案例 10-1】 一名需要催缴费的患者

患者，男性，56 岁，农民，以上消化道大出血急诊入院。

患者反复腹胀、黄疸 17 年，发生呕血、黑便 5 年。多次住院后行胃镜检查均诊断为食管胃底静脉曲张破裂出血，患者处于肝硬化失代偿期。本次出血主要是呕吐鲜血，并伴有血凝块，急诊入院。同时伴有头晕、乏力、心悸、出冷汗、中度黄疸等症状。入院后经及时抢救已度过危险期，病情基本平稳。

入院时患者儿子按常规交了住院费，后由患者儿媳妇留在病房照顾患者。护士发现患者所交住院费已经用完，于是告诉患者儿媳妇需要续交费，但患者儿媳妇听而不闻。护士又告诉患者需要交费，患者表示他没有钱。无奈护士又催患者儿媳妇需要续交费，但患者儿媳妇非常生气，气愤地说："你们医院怎么这么贵，才几天啊，钱怎么就用完了，你们是吸血呀"！护士只能解释说："你们不交钱，没办法取到药，你们什么时间去取药啊"？患者儿媳妇翻着白眼哼了一声……

问题： 如何正确处理护患关系？如何正确地进行护患沟通？

分析： 护患沟通与护患关系是临床工作中经常遇到的事情，正确合理进行护患沟通和处理护患关系是非常重要的技能技巧。首先根据案例实际情况对护患关系进行分析，然后找到可行的护患沟通技巧。

第一节 护患关系概述

一、护患关系概念与特征

（一）人际关系的概念

人际关系作为专有名词，是在 20 世纪初由美国人事管理协会最先提出来的。早在 1933 年，美国哈佛大学教授梅奥创立的人群关系理论中就系统阐述过人际关系。人际关系（interpersonal relationship）是指人们在社会生活中，通过相互认知、情感互动和交往行为所形成和发展起来的人与人之间的相互关系。这种联系是交往所产生的情感积淀，是人与人之间相对稳定的情感纽带。关系一经形成，就会作为进一步相互作用的背景和导向系统，对后续的交往形成定向性影响。

人际关系是与人类起源同步发生的一种极其古老的社会现象，是人类社会中最常见、最普遍的一种关系，并贯穿于人类社会历史演变过程的始终。社会学家认为人际关系是在社会交往过程中形成的、建立在个人情感基础上的、人与人之间相互吸引或排斥的关系；而社会心理学家认为人际关系是人与人之间在心理上的亲疏远近距离。行为科学家则认为人际关系是人与人之间的行为关系，具有一定的感情色彩，以喜欢、信赖、厌恶、仇恨等方式表达。

人际关系是人与人之间的相互关系，它存在于人际认知、人际情感和人际行为之中，也就是说，互相认知是建立人际关系的前提，情感互动是人际关系的重要特征，行为交往是人际关系的沟通手段。

（二）人际关系的种类

人际关系有多种分类方式。

1. 按人际关系主体划分

（1）个体与个体之间的关系：是社会中最简单、最基本的人际关系，也是全部人际关系的起点。

（2）个体与群体之间的关系：如学生与班级之间的关系，护士与科室之间的关系等。

（3）群体与群体之间的关系：这种关系更集中体现了人际关系的基本倾向。

2. 按交往的密切程度划分

（1）首属关系：指的是建立在感情基础上的关系，它反映了人与人之间广泛、直接、深入的交往，如朋友关系。

（2）次属关系：是以事缘为基础的人际关系，如师生关系。

3. 按矛盾性质划分

（1）对抗性关系：指交往双方的根本利益不一致，发展方向完全相反。

（2）非对抗性关系：指交往双方在根本利益上是一致的，发展方向也大致相同，但在局部或眼前利益方面存在不一致的地方。

4. 按交往方向和选择划分

（1）垂直关系：如中国古代的君王与臣子之间就是垂直关系。

（2）水平关系：如现代社会的夫妻关系是水平关系。

5. 按规范化程度划分

（1）正式关系：指的是已经制度化、比较稳定、有一定程序、受一定原则制约的关系。

（2）非正式关系：指未制度化、没有固定模式、不受原则制约的关系。

6. 按建立的基础划分

（1）血缘关系：是指以血缘或生理联系为基础而形成的人际关系，是人类最早的人际关系。

（2）地缘关系：是指人类社会的区位结构关系或空间与地理位置关系，即直接建立在人们空间与地理位置关系基础上的人际关系。

（3）业缘关系：是指人们以广泛的社会分工为基础而形成的复杂的社会人际关系，是随着阶级社会的产生而形成的，是在血缘与地缘基础上发展起来的。

（4）网缘关系：是一种通过网络虚拟空间建立起来的新型人际关系。网络交往主要通过电子邮件、网上聊天、电子公告、电子游戏和网络学习等方式进行。

（三）人际关系的特征

1. 互动性 人际关系是人们在精神及物质交往过程中发生、发展及建立起来的人与人之间的关系，是交往双方的反映，也是人际沟通的结构，表现为人们之间思想及行为的互动过程。

人际关系的互动性主要表现为个人性、直接性及情感性三个方面。个人性表现在具体个人的交往互动过程中。在人际关系中，护理人员与患者，领导与下属等社会角色的因素则退居次要地位，而对方是否为自己所喜欢或乐意接受是其重要问题。直接性表示人际关系是人们在直接的，甚至是在面对面的交往过程中所形成的一种关系，关系中的人能切实感受到它的存在。情感性表现为人们互相接近或吸引的联合情感及相互排斥或反对的分离情感。

2. 心理性 人际关系是人与人之间的心理距离状态，而这种心理距离状态是由社会需要的满足程度所决定的。人际关系的好坏一般用心理距离（psychological distance）来衡量。如果双方在交往过程中都获得了各自社会需要的满足，那么相互之间就能保持友好或亲密的心理关系，反之，会产生人际关系之间的疏远或敌对。

3. 明确性 人在自己的生命过程中要结成许多不同的人际关系。人际关系是多种多样的，每一种人际关系相互之间的关系是明确的，如果相互之间的关系不明确，就无法发展健康的人际关系。如同学关系、同事关系、母子关系等都是明确的人际关系。

4. 渐进性 社会心理学家研究证明，人际关系的发展需要经过一系列有规律的阶段或顺序。如果人们之间的关系没有按照预期的顺序发展，就会引起其中一个或多个当事人的恐慌不安，从而阻碍人际关系的发展。

5. 多重性 指的是人际关系具有多因素和多角色的特点。由于社会生活受多方面因素的影响，每个人的文化背景、生活经历、知识结构、性格、需要等多方面的因素不同，以及人际关系状况不纯粹是参与者两个人的因素，可能会涉及第三者、第四者或者更多的因素。而且每个人在社会中扮演着多重角色，如一个女人，在家里是母亲、妻子、媳妇，在单位上是工作人员、下属等。所以人际关系不可能是单面性的，而是与很多因素有关的、多重性的。

6. 动态性 人际关系的发展过程与人类社会的发展过程相似，具有不断发展变化的特性。人际关系是不断发生变化的，人际关系的变化可能会表现为性质、形态、交往模式等的变化。

7. 复杂性 人际关系的多重性及动态性，导致了人际关系的复杂性。人际关系的复杂性可以表现为交往动机、交往方式等多个方面。也可以体现在其社会性上，各种人际关系可能存在于一个复杂的社会背景中，关系中的每个人会以自己不同的社会背景来应对人际关系。除此之外，人际关系还具有高度个性化和以心理活动为基础的特点。

（四）护患关系的概念

护患关系（nurse-patient relationship）有广义及狭义之分，广义的护患关系是指围绕患者的治疗及护理所形成的各种人际关系，包括护理人员与患者、医生、家属及其他人员之间的关系。狭义的护患关系是护理人员与患者之间在特定环境及时间段内互动所形成的一种特殊的人际关系。

良好护患关系的群体意义：有利于群体的团结；能提高群体工作效率；能展示群体的才能与智慧；能展示群体形象、有效提高群体素质；能构建和谐的人文环境；能极大地调动群体的积极性，为建设和谐社会搭建平台、提供路径，加快驱动。

（五）护患关系的特征

1. 帮助者与被帮助者 护患关系是两个系统之间的关系，即帮助系统和被帮助系统之间的关系。护士帮助患者是护士职业的要求，具有一定的强制性。每个人在不同时期可以成为帮助者或被帮助者，如朋友之间相互帮助，父母是子女的主要帮助者，但子女有时也可帮助父母。护患关系的特点是护士对患者的帮助一般是发生在患者无法满足自己的基本需要的时候，其中心是帮助患者解决困难，通过执行护理程序，使患者能够克服病痛，生活得更舒适。

2. 相互作用 护患关系是一种专业性的互动关系，通常是多元化的，即不仅仅局限于两个人之间的关系。由于护患双方都有属于他们自己的知识体系、不同的情感和感觉、以及对健康与疾病的不同看法，他们也有不同的生活经验，而这些因素都会影响互相的感觉和期望，并进一步影响彼此间的沟通，从而会影响护理效果。

3. 满足需要 护患关系的实质是护士应该尽可能地满足患者的需要，这是护患关系不同于其他人际关系的一个显著特点。患者生病住院，有特殊的需求，比如，发热的患者需要体温恢复正常，头痛的病人需要解决疼痛问题等，主要体现在治疗的需要。护理人员是患者恢复健康的重要使者，护士有责任通过执行医嘱和实施各项护理操作，以满足患者康复的基本需要。

4. 主次之别 在护患关系中，护士处于主导地位，护士是决定这一关系的主要方面，是决定关系好坏的主要责任者，而患者处于次要地位，属于护患关系的配合者。作为帮助者的护士处于主导地位，这就意味着护士的行为可能使双方关系健康发展，有利于患者恢复健康；但处于主导地位的护士，也有可能使双方关系消极的发展，双方关系紧张，患者的病情更趋恶化。

5. 平等与不对等 在治疗护理过程中，护士与患者之间既是平等关系又是不对等关系。虽然护士与患者是平等的人际关系，但又因为职业的特殊性，表现出不对等的相互关系。患者对疾病基本不知或者知之甚少，对治疗护理也是外行，所以患者必须依赖于护士。在整个治疗过程中，护士是患者疾病的知情者、治疗的帮助者，这个特点决定了治疗性的护患关系不是一种普通的关系，它是一种有目标的、需要谨慎执行的、认真促成的关系。

（六）良好护患关系的意义

1. 有利于提高护理质量及效率 良好的护理人际关系是做好各项护理工作的重要保证及基础，它有利于促进护士与患者、家属、医生、其他护士、其他医务人员之间的相互协调与信任，使护理人员能发挥在医疗服务体系中人际枢纽的作用，协调好各种关系，相互配合，共同为解决患者的护理问题而发挥作用，使所在健康服务组织的各项活动得以顺利进行，提高护理质量及效率。

2. 有利于营造良好的健康服务氛围 促进患者的康复及医护人员的身心健康。在各种健康服务机构中，护理人员与服务对象及其他人之间所形成的相互理解、相互信任、相互关怀的人际关系，会使这些场所形成良好的社会心理氛围。这种良好的社会心理氛围，使处于其中的医护人员合理的心理需求能够得到满足，在工作中心情舒畅、情绪愉快，能以饱满的工作热情投入工作，使处于其中的患者能够心悦诚服地接受医疗和护理服务并积极主动地配合医务人员的工作，从而加快身心的康复。

3. 有利于陶冶护理人员的情操 人际交往不仅满足了人的精神或物质需要，同时也是人格互动与影响的过程。它包含人与人之间认识上的相互沟通、情感上的相互交流、性格上的相互影响，行为上的相互作用等人格互动过程。在护理服务过程中，护理人员建立各种人际关系的过程，实质上也是一种人格净化、情操陶冶的过程。良好的人际交往，可以发展护理人员良好的个性品质，促进能力的发展，知识的更新，并能使护理人员不断学习，按照理想的专业要求完善自己。

4. 有利于贯彻以人为本的护理理念 人本主义主张每个人都有自己的独特性及完整性，强调人的主观能动性，选择权及自主权，关心人的存在、价值、本质、理想、自由、个性、尊严、创造性及生活质量。人本主义的护理理念是满足患者作为一个人的整体需要，护理活动更注重人的整体性及自主性。在护理中主动与患者沟通，了解患者的身体、社会心理及精神等各方面的需要，尊重患者的权益，不仅会促进良好的护患关系，而且更能体现以人为本的护理理念。

5. 有利于促进护理学科的发展 护理作为一门专业，具有其独特性及自主性，其从业人员不是机械地执行医嘱，而应该是在对患者的护理中用自己独特的专业知识及技能，选择对服务对象最有利的护理措施。通过与服务对象建立良好的护患关系，可以帮助护士更好地明确服务对象的需要，并用独特的护理手段促进病人的康复。同时通过与医疗及相关专业人员的交流，可以使护理人员从中吸取有益的专业知识，反思护理专业的发展现状，为护理专业的发展贡献力量。

二、护患关系的建立和发展过程

（一）人际关系的建立和发展

人际关系是人们在进行物质交换及精神交往过程中发生、发展及建立起来的各种复杂的、多层次的社会关系。人与人之间相互关系的形成和发展，从无关到关系密切，需要经过一系列的变化过程。

良好人际关系的建立和发展，从交往及情感的由浅入深，需要经过定向、情感探索、情感交流和稳定交往四个阶段。这四个阶段的发展过程与人际关系的发展状态相适应（图10-1）。

1. 定向阶段 交往的定向阶段是确定交往对象的心理过程。初步沟通是在选定一定的交往对象之后，试图与这一对象建立某种联系的实际行动。真正的交往和关系是由此开始的。在初步沟通的过程中,谈话只会涉及自己最表面的方面。初步沟通的目的,也是对别人获得一个最初步的了解,以便使自己知道是否可以与对方有更进一步的交往,使彼此之间的关系发展有明确的定向。

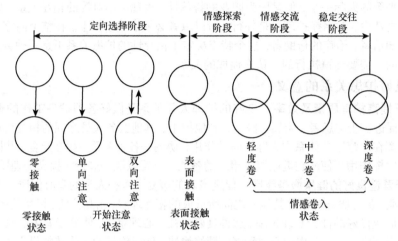

图 10-1 人际关系的建立和发展过程

　　人际关系的定向阶段,其时间跨度随情况不同而不同,邂逅而相见恨晚的人,定向阶段会在第一次见面时很快完成。对于接触机会多而双方自我防卫倾向都很强的人,这一阶段要经过长时间的沟通才能完成。

　　2. 情感探索阶段　情感探索阶段是双方在进一步的接触中寻找共同的心理领域,形成情感联系的过程。这期间双方探索彼此在哪些方面可以建立信任和真实的情感联系,而不是仅仅停留在一般的正式交往模式上。随着双方共同情感领域的发现,双方的沟通也会越来越广泛,自我表露的深度与广度也逐渐增加。在这一阶段,人们的话题仍避免触及隐私性领域,自我暴露也不涉及自己深层的方面。尽管在这一阶段,人们在双方关系上已经开始有一定程度的情感卷入,但交往模式仍与定向阶段相类似,具有显著的正式交往特征,双方都仍然注意自己表现的规范性。

　　3. 情感交流阶段　情感交流阶段是交往双方在建立信任感的基础上具有较深情感卷入的交往过程。在这一阶段双方关系的性质开始出现实质性变化。由于彼此之间已建立信任感和安全感,因而在交往中自我暴露的深度和广度加大。在此阶段,双方的表现已经超过正式交往的范围,正式交往模式的压力已经逐渐消失,当对方暴露自己隐秘性领域时,双方都能主动为对方利益着想,真诚而毫无保留地提出自己的看法,即相互提供真实的评价性反馈信息、提供建议、彼此进行真诚的赞赏和批评。如果关系在这一阶段破裂,将会给人带来相当大的心理压力。

　　4. 稳定交往阶段　稳定交往阶段是情感交流阶段进一步稳定的深化过程。在这一阶段,人们心理上的相容性会进一步增加,自我表露也更为广泛和深刻。彼此之间建立了稳固性的信任关系,允许对方进入自己高度私密性的个人领域,分享自己的生活空间和财产,并愿意分担对方痛苦。

　　人们在社会交往中的情感发展是个渐进的过程,在任何一个阶段都有可能出现停滞的现象。在实际生活中,很少有人达到稳定交往这一情感层次的友谊关系。许多人同别人的关系并没有在第三阶段的基础上进一步发展,而是仅仅在第三阶段的同一水平上简单重复。

(二) 改善人际关系的方法

　　1. 加强信息交流及沟通　一般人际关系出现问题及矛盾常由于双方的沟通障碍造成。如果双方能加强交流,充分地交换意见,保持信息及沟通的渠道畅通,就会增加彼此的了解,增进双方的关系,减少纠纷,消除误会,达到改善及促进人际关系的目的。可以采用书信、双方面谈、电话交流等形式进行。

　　2. 掌握批评的艺术　在长期的人际交往过程中,尤其当关系出现裂痕时,要保持人际关系的协调，为别人的错误提供反馈信息十分必要。但在提供信息时必须注意避免人的自我防卫心理，有效的向别人反馈信息。

3. 注意捕捉双方的交往信息及暗示 人际关系真实感受来自于对各种信息的综合收集及分析。在人际关系中，经常有两种信息存在：即内容的信息与关系的信息。内容的信息主要与交往对象的言语内容有关，一般含义明确。关系的信息是交往者发出的一些行为暗示。

（三）护患关系的建立和发展

护患关系是一种以患者康复为目的的特殊人际关系，它的建立是护理人员出于工作的需要，患者出于接受护理的需要而建立起来的一种工作性的帮助关系。良好护患关系的建立与发展一般分为以下三个阶段。

1. 观察熟悉期 指患者与护理人员最初的接触阶段。这一时期的主要任务是与患者建立相互了解及信任关系。护理人员与患者接触时所表现的仪容、言行举止及工作态度，在工作中体现出的爱心、责任心、同情心等第一印象，都有利于建立信任关系。

2. 合作信任期 护理人员与患者在了解和信任的基础上开始了护患合作。主要任务是应用护理知识来解决患者的各种身心问题，满足患者的各方面需要。在此阶段，护理人员的知识、技能及态度是保证良好护患关系的基础。护理人员不仅要对自身工作认真负责而且要鼓励患者也参与到其中来，共同完成护理。

3. 终止评价期 护患之间通过密切合作，达到了预期的护理目标，患者康复出院时，护患关系将进入终止阶段。护理人员需要进行有关的评价，也需要对患者进行有关的健康教育及咨询，并根据患者的具体情况制订出院计划或康复计划。

（四）良好护患关系对护士的素质要求

1. 专业素质要求

（1）有端庄的仪表及表率作用：要求护士仪表整洁端庄、表情自然、面带笑容、和蔼可亲、以开朗的态度对待患者及家属。

（2）有专业责任心：做事认真负责，一丝不苟，敢于承担责任。

（3）有解决问题的能力：面对患者的具体问题，能当机立断，果断地做出决策，采取适当的措施，及时解决患者人的各种临床问题。

（4）有敏锐的洞察能力：能主动观察患者的病情变化，了解患者的各种问题；能明确判断患者问题的轻重缓急，并及时处理。

（5）有同情心及同理心：能设身处地地为患者着想，体贴同情患者，理解患者，并根据患者的具体情况实施适当的科学的心理护理；在患者需要时，能及时提供护理，尊重患者的人格、尊严及权利。

（6）有扎实的理论知识及实践技能：有足够的能力及知识去实施各种护理措施。

（7）有良好的沟通、咨询及教育能力：能随时将患者的病情进展及治疗情况与有关人员沟通；耐心倾听患者的问题及给予适当的答复，并能在各种适当的场合实施正式或非正式的患者教育。

（8）有主动性及进取心：能不断学习及进取，有志在护理专业领域中不断地创新及开拓，随时以最好的方式护理患者。

（9）有独立学习的能力：在遇到具体的护理疑难问题时，能主动查阅有关资料，或请教有关专家以解决问题。

（10）有自我反省及自我完善能力：随时了解自己的优势及不足，不断完善自己的知识及技能。

（11）有一定科研能力：实施护理科研，解决临床问题，能应用科研结果，用循证护理等方法为患者解决护理问题。

2. 心理素质要求

（1）良好的人生观及职业动机：专业活动占据个人生活的大部分时间，因此，要求从业人员能以良好的职业心态及动机选择该专业，才能有更好的职业活动及表现，才能对服务对象表现出应有的专业素质。护理专业要求其从业人员能认同并热爱护理专业，有一定职业荣誉感，了解职业的角色要求，有一定择业动机及对专业的成就感要求，有稳定的职业心态，有基本的、发自内心的关心及爱护患者的能力。

（2）敏锐的观察及感知能力：护理工作需要护士具有敏锐的洞察能力及感知能力，通过应用专业知识及技巧，获取全面而准确的患者资料，以便及时观察患者的身心变化，预测及判断患者的需要，协助患者的诊断及治疗，评价护理的效果。

（3）精确的记忆力：护理工作的每一项任务都有严格的时间、具体的数量及对象要求，并需要专业知识，这要求护士能精确地记忆每项护理措施的实施对象、时间、用法、用量等内容。如对患者进行肌内注射，护士一定要准确地知道注射对象、药物的量及注射时间，可能会出现什么反应，需要采取什么措施以预防不良反应等。

（4）良好的分析及评判性思维能力：临床护理中，护士会遇到各种各样的护理问题，这就需要护士依据自己的专业知识，根据患者的具体情况分析问题，以创造性地解决患者的问题。

（5）稳定的情绪状态及积极的情感感染力：护士的工作情绪对患者及家属有直接的感染及影响作用，需要护士在工作中保持稳定的情绪状态，避免喜怒无常，更不要将由自己的生活、家庭、工作等问题所产生的情绪带入护理工作中或发泄到患者身上。要学会控制自己的情绪，做到遇事沉着冷静，适度地表达自己的情感，遇到紧急、危重患者抢救等情况时，要求冷静不慌乱、有条理，以稳定患者及家属的情绪，使患者有安全感、亲切感及信任感。

热情是一种强烈而稳定的情绪状态，如果护士能以愉快的情绪投入护理工作，对患者热情、细心、周到，主动满足患者的各种合理要求，就能使患者产生战胜疾病的信心，促进患者的心理康复。

（6）坚强的意志力：护理工作是一种复杂而具体的工作，涉及许多复杂的人际关系，会遇到各方面的问题、困难、委屈、挫折或误解，甚至会遇到难以想象的困境，遇到难以处理的人际关系，这些都需要护士有坚强的个人意志力。在遇到困难及挫折时，能依赖自己的意志力及控制力，排除干扰，约束自己的言行，首先将患者的生命及健康放在首位，认真做好各项工作。

（7）良好的个性心理素质：个性心理素质包括气质、能力及性格。个性心理虽然是相对稳定的，但也有一定的可塑性。护士要了解自己的个性心理特点，克服个性心理中的不足之处，在工作环境中再塑良好的个性心理。

（8）良好的沟通交流能力：语言及非语言的交流不仅是建立良好护患关系的基础，而且是心理护理的基本措施之一。交流能力也是护士的职业素质及个人素质的良好体现。因此，护士要注意及训练自己的语言及非语言沟通能力，维护患者良好的心理状态，以促进良好的护患关系。

3. 护患交往过程中的素质要求

（1）表达对患者的尊重并表现出倾听的能力。

（2）尽量采取各种措施使患者舒适，但避免过多的情绪投入。

（3）向患者澄清能给予及不能给予的帮助。

（4）接受正当的批评。

（5）避免不正当地使用职业权力。

（6）与患者交流过程中注意用客观、直接的陈述句，选择恰当的用词，准确地表达自己的含义，并应注意前后的连贯一致性。

三、护患关系的行为模式

（一）人际关系的理论基础

1. 社会认知

（1）社会认知的概念：社会认知的概念是由美国心理学家布鲁纳（Bruner et al. J.S，1947）提出的。社会认知（social cognition）是个体对他人、自己及人际关系的心理状态、行为动机和意向做出的推测与判断的过程，包括感知、判断、推测和评价等一系列的心理活动过程。换而言之，社会认知就是人对社会环境中有关个体与群体特征的知觉。人的知觉、印象、判断及对人外显行为活动原因的推测和评价，是社会认知发生时所经历的主要心理过程。

（2）社会认知的特征：社会认知是人的社会行为的基础。由于每个人经历的不同，所以每个人的社会认知结构就有差异性。一般认为，社会认知具有以下特征。

1）知觉信息的选择性：在人际交往过程中，每个人的特征是多方面的，交往的对方并不会全部接受所有看到的信息，而是对信息进行加工，从而形成对他人的印象。通常情况是某些特征更容易被选择，而且对其印象的形成起关键作用。心理学上将这种容易选择的个性品质称为中心特质，而将不容易选择的特质称为边缘特质。不同的社会文化环境，有不同的中心特质，因而会形成不同的人际知觉特征。

2）社会认知的互动性：社会认知是认知者和被认知者之间的互动过程。认知者在获得信息的同时，被认知者会通过印象装饰来改变认知者对自己的印象。

3）认知行为的一致性：社会认知是对一个人的特性所形成的印象知觉，它的特点是将认知对方作为一致性的认知对象来观察，而不是客观地从多角度来分析及判断。例如，人对社会认知对象进行判断时，如果信息间相互存在矛盾，通常人们会歪曲或重新组合来自外部的信息，以减少或消除不一致性，于是就形成了互不矛盾的一致印象。比如，一个人不会被看作既是热情的又是冷淡的。

（3）社会认知的偏差：在人际交往中对一个人的认识受许多复杂因素的影响，如主观经验、环境、知识与文化背景等。这些因素往往会导致个体对他人的认识发生一些偏差。这些偏差一般具有一定的社会心理规律。

1）首因效应（primary effect）：也就是人们日常生活中所说的第一印象（first impression）或"先入为主"的效果，是指观察者在首次与对方接触时，根据对方的仪表、打扮、风度、言语、举止等外显行为所做出的综合性判断与评价而形成的初次印象。因为在信息呈现顺序中，首先呈现的信息比后来呈现的信息在社会认知过程中具有重要的影响，因此称为首因效应。首因效应对人的认知具有极其重要的影响。

2）近因效应（recency effect）：近因效应指最后的印象对人的社会认知具有重要的影响。心理学研究证明，首因效应和近因效应在社会认知过程中都起到重要的作用。

3）晕轮效应（halo effect）：又称人际关系中的光环效应，是指当人们对一个人的某种人格特征形成好或坏的印象之后，人们还倾向于据此推论该人其他方面的特征。晕轮效应包括正晕轮及负晕轮。正晕轮是对这个人的好印象的推广，而负晕轮是对一个人坏印象形成后向其他方面的泛化。

4）社会刻板印象（social stereotype）：是指人们对某个社会群体形成的一种概括而固定的看法。社会固定印象对人的社会认知产生积极和消极两个方面的影响。积极的方面表现在：社会固定印象本身包含着一定的合理性、真实性的成分，或多或少地反映了认知对象的某些实际状况。消极的方面表现在：社会固定印象形成后具有一定的稳定性，很难随实际情况的变化而变化。所以，会阻碍对事物或人的准确认识，容易导致偏见。

2. 心理方位

（1）心理方位的概念：心理方位是人际交往的双方在互动过程中产生的心理上的主导性及权威性的程度，是评价及衡量人际关系的基本指标之一。心理方位主要包括两种情况：心理差位关系和心理等位关系。如甲乙两人发生互动关系时，他们在心理上分别处于上、下位，那么处在心理上位的一方在人际交往中的主导性和权威性，则明显地高于处在心理下位的另一方，此时两人的心理方位关系就称之为心理差位关系。如师生关系、主雇关系、父子关系等。若两人发生互动关系时，彼此之间没有心理上下位之分，两人的心理方位关系则称之为心理等位关系。如朋友、邻居、同事关系等。

（2）心理方位的基本类型

1）法定权威型：即确定交往双方心理方位关系的因素是社会地位或角色关系，是外因性的，但不一定得到对方的心理认可。如两人同等资历，甲成为乙的上司是由主管部门的任命，不能得到乙的内心认可，乙虽然表面上必须服从甲的领导，实际上却做不到对甲心服口服。

2）精神权威型：即交往双方的心理方位关系的确定来自于双方心理上的共同认可，是一种内在的认可关系。这种关系一般与社会地位及角色不一定具有完全对等的关系，是交往双方在彼此完全了解之后，从内心服从这种人际关系。如一个德高望重的师长和他的学生之间建立了深厚的感情，他的学生对他会表里如一的敬重和遵从。

3. 心理距离

（1）心理距离的概念：心理距离指两个社会角色因情感亲疏程度而表现出的人际间心理距离的变化。人际间的心理距离接近，称为正性人际关系，一般用心理相容性来表达；人际间的心理距离疏远，称为负性人际关系，一般用心理相斥性来表达。

（2）心理距离的基本规律：通过对人际关系心理距离的分析和描述，无论其远近，人际间的亲密或隔阂都必然遵循着一定的规律。

1）双向距离的可能不等值律：这个规律是指，人际个体互动时所产生的心理距离大多可能是非等值的这样一条符合现实的规律。有学者认为，心理距离的不等值，往往是引发人际冲突的重要原因之一。如虽然许多人在人际关系处理过程中奉行着"将心比心"的原则，但由于这两个"心"字各随其主，人本身的个体差异必将导致"心"的分量有轻有重，因此双向距离的等值只能是相对的，而不等值则是绝对的。不管人们是否认可这个基本规律，事实上，它已经早就操纵着人们的人际互动行为了。心理距离的不等值要求在进行人际交往过程中，一定要注意保持人际交往中的心理平衡，千万不要强求人际关系中的心理距离保持一致，并且能够宽容对方，才可能减少人际冲突的挫折，才能得到良好的人际效果。

2）认知距离与实际距离的可能不等值律：认知距离是指人们对人际关系距离的社会认知。具体讲就是人们对与自己交往的对象的人际行为进行判断推测时，往往根据自己的经验与体会，来确定他人与自己的心理距离，常常无法摆脱"以己度人"的主观倾向。特别是在一些复杂的情况下，这些主观的推测与判断总不免与实际状况存有偏差。

3）基础距离与即时距离的可能不等值律：基础距离是人际双方在长期交往过程中所形成的心理距离。即时距离是双方在某一时刻或某一特定人际互动过程中产生的心理距离。也可以认为，任何一种人际结构中都共存着"基础距离"和"即时距离"。一般来说，即时距离服从基础距离，基础距离越近，即时距离的调节越迅速。但若在一段时间内有连续、多发的即时距离增大，也会影响原有的基础距离。

4. 人际吸引

（1）人际吸引的概念：人际吸引（interpersonal attraction）也称为人际魅力，是人与人之间产生的彼此注意、欣赏、倾慕等心理上的好感，从而促进人与人之间的接近以建立感情的过程。人际交往是社会行为的基本形式，是人际关系产生的基础，而人际吸引是人际交往的第一步。

（2）人际吸引的规律

1）相近吸引：地理上与空间上距离的邻近使人们有了经常交往及互动的机会，这样既增加了人们之间感情的交流与联系，也增加了相互之间的熟悉程度。

2）相似吸引：以人们彼此之间的某些相似或一致性特征为基础的吸引。心理学家贝尔勒（D.Byrne）1961 年的研究发现，在人们对他人不了解的情况下，观点及态度是否一致，高度决定了对他人的喜爱程度。

3）相补吸引：当交往双方的需要和对对方的期望成为互补关系时，就会产生强烈的吸引力。互补吸引实际上是一种需要的相互满足，当两个人可以以互补的方式满足对方的需要时，会形成良好的人际关系。

4）相悦吸引：相悦是指在人际关系中能够使人感受到精神及心理上的愉快及满足的感觉。双方在心理上的接近与相互肯定，从而减少了人际交往时的摩擦与冲突，这种相互之间的赞同与接纳，是彼此间建立良好人际关系的前提。

5）仪表吸引：仪表包含两个方面，先天及后天获得性素质。如身材及容貌属于先天性素质，而衣着、打扮、风度、气质则与后天的教养、文化及知识层次有关。仪表在人际吸引过程中起着重要作用，特别是在第一次交往后，对是否继续交往起着决定性的作用。

6）才能吸引：敬仰性吸引是才能吸引的典型例证，这种吸引关系一般是单方面的对某人的某种特征的敬慕而产生的人际关系。如有才能的领袖、演技精湛的演员等。

7）个性品质吸引：一般情况下个性品质具有无与伦比的吸引力，这种吸引力不仅持久而且稳定，对人际关系的影响深刻。如女性吸引人的个性品质是温柔、体贴、富有同情心、开朗、活泼等。

（二）护患关系的行为模式

护患关系模式是医学模式在护理人际关系中的具体体现。根据护患双方在共同建立及发展护患关系过程中所发挥的主导作用的程度不同、各自所具备的心理差位、主动性及感觉性等因素不同，划分为以下三种模式（表 10-1）。

表 10-1　三种护患关系的行为模式

名称	特征	护士的作用	病人的作用	适用范围	模式原型
主动-被动模式	为患者做什么	为患者做事	接受（不能反对或无作用）	新生儿、全麻、昏迷、休克	父母-婴儿
指导-合作型模式	告诉患者做什么	告诉患者做什么事	配合（服从）	神志清醒、急性、较严重患者	父母-儿童
共同参与型模式	与患者商量做什么	帮助患者自助	参与决策、实施（利用专业人员的帮助）	慢性病、轻病或恢复期患者	成年人-成年人

1. 主动-被动模式　这是一种最常见的单向性的，以生物医学模式及疾病的护理为主导思想的护患关系模式。护理人员具绝对主动地位和不容置疑的权威性，通常以"保护者"的形象出现在患者面前，为患者提供必要的支持和帮助；患者则处于完全被动的地位，一切听护理人员的处置和安排，基本不具备发挥自身主观能动性的能力。这种模式主要适用于对昏迷、休克、全麻、有严重创伤、婴幼儿及精神病患者护理时的护患关系。

2. 指导-合作型模式　这是一种微弱单向，以生物医学-社会心理及疾病的护理为指导思想的护患关系，护理人员和患者都具有不同程度的主动性，护理人员相对处于心理上位，实现对患者的指导作用的护患关系行为模式。护理人员仍具有相对的主动地位和一定的权威性，但必须将其建立在取得患者充分信任和良好合作的基础上，护理人员通常以"指导者"的形象出现在患者面前，为患者提供必要的指导和咨询；患者则处于相对被动的地位，根据自己对护理人员的信任程度有选择地接受护理人员的指导和咨询，依据自己主观能动性的高低，与护理人员建立不同程度的合作。这种模式主要适用于危重症患者、重病初愈恢复期的患者、手术及创伤恢复过程的患者及对急性病患者护理时的护患关系。

3. 共同参与型模式　这是一种双向性的，以生物医学-社会心理模式及健康为中心的护理为指导思想的护患关系模式。护理人员与患者在平等关系的基础上，共同发挥着各自的主动性。这种模式主要适用于身心疾病患者、精神疾病患者及对慢性病患者的护理。护患关系的模式并非固定不变，在护理过程中，护患关系可随患者的病情、护患愿望从一种模式转向另一种模式。

（三）护患关系常见的问题及解决方法

1. 护患关系中常见的病人角色适应不良及心理原因　一般常见的角色适应不良及主要的心理

原因如下。

（1）患者角色行为冲突：主要发生于由常态下的社会角色转向患者角色时。因为病前角色所形成的心理过程、状态、个性特征及患者对某种需要的迫切要求等强烈干扰着患者对角色的适应。表现为意识到自己有病，但不能接受患者的角色，且有愤怒、焦虑、烦躁、茫然或悲伤等情绪反应。实际上，这是一种视疾病为挫折的心理表现。一般男性、A型性格的人及在工作和生活中占主导地位的人容易出现这种角色适应问题。

（2）患者角色行为强化：是患者角色适应中的一种变态现象，即当一个人由患者角色向常态角色转变时，仍然安于患者角色，产生退缩和依赖心理，表现为依赖性增强，害怕出院，害怕离开医务人员，对正常的生活缺乏信心等。

（3）患者角色行为缺如：指没有进入患者角色，不愿意承认自己是患者，这是一种心理防御的表现。常发生于由健康角色转向患者角色及疾病突然加重或恶化时。许多人在初次诊断为癌症或其他预后不良的疾病时，都有这种防御性心理反应。另外，精神病患者多否认自己患病。

（4）患者角色行为异常：久病或重病患者对患者角色常有悲观、厌倦，甚至自杀等行为表现。

（5）患者角色行为消退：是指一个人已经适应了患者的角色，但由于某种原因，使他又重新承担起原来扮演的其他角色。例如，一位心肌梗死的患者，住院后经治疗已经好转，但由于他年迈的老母亲突发中风，他毅然离开医院承担起照顾自己母亲的责任，这是因为此时"儿子"的角色在他心中已经占据了主导作用，于是他放弃了患者角色而承担起了"孝子"的角色。

2. 护患关系中护士帮助病人角色适应的作用　指导的内容包括以下几个方面。

（1）常规指导：指在患者初次入院时，护士向患者介绍病区的环境、制度、注意事项等。同时做自我介绍，介绍有关的医务人员和同室的病友，以消除患者的陌生感和恐惧感，建立起患者在医院环境中充当患者角色的自信心。

（2）随时指导：当患者住院后出现一些新情况，如即将面临痛苦的检查，多数患者表现焦虑、恐惧和不安时，护士应观察并掌握准确的信息，及时进行指导。

（3）情感性指导：一些长期住院、伤残及失去工作能力的人，容易对治疗失去信心，甚至产生轻生的念头，会出现角色缺如或角色消退现象。有些患者在疾病的恢复期出现患者角色的强化现象，护士应经常与患者沟通，了解患者的感情及情绪的变化并给以适当的帮助使其在心理上达到新的平衡。

3. 护患关系中常见的问题　护患关系中常见的问题主要体现在以下几个方面。

（1）护患之间的冲突：在某些内外部因素的作用下，护患之间会出现关系冲突。人际冲突是个体或群体彼此知觉到对方阻挠或将要阻挠自身利益的实现所引起的直接对立的社会行为。护患冲突是人际冲突的一种，是影响护患关系健康发展的因素之一。

目前引起护患冲突的原因主要有以下几个方面。

1）因角色模糊或定位不当而产生的关系问题：护患关系及沟通的关键是双方对关系的角色期望及定位明确，护士或患者在诊疗护理过程中的角色模糊或定位不当会造成双方不完全理解对方的权利及义务，而产生护患冲突。

2）因责任冲突而产生关系问题：护患之间的冲突表现在两个方面：第一，对于造成健康问题该由谁承担责任，双方意见有分歧；第二，对改变健康状况该由谁承担责任，双方意见不一致。

3）因权益差异而出现关系问题：要求获取安全、高质量的健康服务是每个患者的正当权益。但由于患者大多缺乏相应的健康知识，而且由于病痛的影响，部分或全部失去了自我控制及料理的能力，因此，多数患者没有相应的知识及能力，难以维护自己应有的权益，而不得不依靠医护人员来维护其利益。这样就增加了护士的优越感，在处理护患双方的权益之争时，往往会倾向于偏向医院或医护人员的利益，较少考虑患者的正当权益，有时会以自己的服务态度及方式来"奖励"或"惩罚"患者。

4）因理解分歧而产生关系问题：当护患双方对信息的理解不一致时，就难以进行有效的沟通，而这种理解的分歧，最终会损害护患关系。

（2）护患交往的阻抗：在护理过程中虽然护患双方都有积极交往的愿望，但在实际生活中仍然会出现交往阻抗，从而影响了护患交往的深度及广度。护患交往的阻抗原因存在于护患双方。

护士方面的原因有：①护士对患者的关注不够，使患者产生失落感、不信任及不安全感；②护士缺乏应有的职业行为规范，在护理道德方面缺乏应有的个人素养；③护士对患者的态度不良，如缺乏热情、敷衍、不耐心、指责等；④护士本身具有一定的心理问题，与患者交往过程中的人格、认知与情绪等不符合职业要求。

患者方面的主要原因包括：①患者对护士的期望及要求过高，因脱离了实际而产生失望及沮丧心理，因而失去了与护士沟通的主动性；②患者因疾病的原因，出现负性情绪反应，如敏感、激惹、愤怒、抱怨等，使护士降低了与其交往的深度及广度；③患者在患有躯体疾病的同时，也患有心理疾病，使护患关系转入对立反感状态；④患者受其他社会心理因素的不良干扰及影响，对护士及护理专业有一定的偏见，阻碍了护理人员与其正常的专业交往。

4. 预防及解决护患关系问题的策略与方法

（1）消除角色不明确的影响：针对护患角色不明确而产生的冲突，最主要的预防及解决方式是个体明确自己及对方的角色。在护患关系上，护士首先应对自己的角色功能有全面而准确的认识，才能使自己的行为符合患者的角色期待。同时护士对患者的角色期待要从实际出发，既理解患者角色，又要对其常态下的社会角色有一定的了解，这样才能对患者有准确的角色期待，并根据患者的具体情况进行角色指导。

（2）消除责任冲突的影响：个人和群体健康行为的建立，依赖于有效的促进健康护理活动的实施。随着疾病谱的变化及人们预防保健意识的不断提高，与人们健康行为有关的疾病也不断增加。护理人员可以通过健康教育及保健等手段更好地控制、干预和预测人的健康问题，可以唤醒人们的健康意识，帮助人们树立正确的健康观念。诱导和激励人们的健康行为，去除或减少不健康行为。增加对自己及他人健康的责任感，并建立及发展有利于健康的行为。

（3）自觉维护病人的合法权益：获得高质量的护理服务是每位患者的合法权益，而护士在维护患者的权益方面必须发挥主导作用。由于患者对健康护理方面的知识相对不足，需要护士将相关的信息准确地提供给患者，并充分维护患者的知情权及参与权，使患者对自己的诊疗护理方案、费用、作用及不良反应能心中有数，并能根据自己的意愿及要求选择诊疗护理措施。

（4）加强护患沟通及理解：为避免护患双方由于对同一事物的理解不同而产生问题，护士需要注意加强与患者的沟通。在护理沟通过程中，注意扩大与患者交流的深度及广度，并注意在新的护理模式的指导下，将沟通的内容扩展到除了诊疗护理信息外的社会文化因素，以获得更多的信息，增加对患者的理解。同时注意在与患者沟通过程中，应用沟通技巧，注意少用专业术语，或对专业术语进行通俗的解释，以重复、小结等方式减少患者的误解。创造一种平等交流的气氛，鼓励患者不理解时随时发问，以确保双方对问题的理解一致。

5. 以循证护理作为联结护患关系的桥梁 应用循证护理联结护患关系，随着护理科学的发展，患者对健康要求的提高，他们不仅关心疾病能否转归，而且关心自己的生活质量。患者的选择是建立在自身的文化背景、宗教信仰、心理状态、个人偏爱、个人经济状况等因素之上。因此，尽量通过循证护理让患者参与临床护理决策对促进护患关系具有重要的意义。

（1）以患者为中心：循证护理最终的受益者是患者。让患者充分知情并参与决策是以患者为中心的护理模式的核心。所有的护理活动围绕患者展开，让患者充分知情，积极参与护理活动；对患者的愿望及需要迅速回应，注意加强护患沟通，向患者及家属提供必要的帮助及咨询；维护患者的尊严，鼓励患者及家属反映信息并认真听取其意见，当出现不良反应时需要直言相告；给予患者适当的社会心理及信息支持等，都是以患者为中心的护理模式的实质内容。

（2）积极回应患者问题，满足患者需要：循证护理强调护理行为适应护理模式的转变，即综合考虑护理的生理、心理及社会模式。因此，在护理过程中，需要及时了解患者的需要、价值观及选择等心理倾向，根据对患者资料的综合分析，以帮助患者更好地接受护理措施，提高护理质量，降低护理危险性。

（3）为患者提供准确信息：循证护理研究证明，患者参与循证决策的过程越多，对所获得的证据越理解，所做出的选择就更能代表患者的愿望及价值观。因此，在循证护理，引导患者选择护理方案或措施的过程中，应为患者提供各种诊治护理方案、费用、利弊、并发症及可供选择的备选方案等方面的信息支持。同时要求所提供的信息可读性强、具有一定的实用性、精确性，有助于患者根据所提供的信息做出符合自我需要的选择。

（4）促进护患共同决策：长期以来，医护人员在患者的诊疗护理决策过程中具有较大的控制权，患者虽然具有选择的权利，但这种选择大多只是对医护人员决策的一种被动同意。理想的决策过程应是护患共同参与，医护人员帮助患者寻找足够的相关信息，以便为患者提供更多的选择信息，共同讨论，合作参与决策过程，帮助患者做出选择。循证护理的发展有助于患者主动地参与护理决策及服务过程，患者参与整个护理计划的制订及实施过程，护患双方共同理解选择的结果，对于提高患者的满意度及自我护理能力，促进护患关系具有重要的意义。

6. 促进护患关系的方法　良好的人际关系是人的心理健康的重要标志之一，护理人员必须掌握促进良好护患关系的方法及技巧。

（1）创造良好护患关系的气氛及环境：护理人员应该建立一个有利于患者早日康复的和谐、安全、支持性的护理环境，使患者在接受治疗及护理服务过程中保持良好的心理状态，尽可能地发挥自己的潜能，最大限度地参与治疗、护理及恢复健康的活动。

（2）与患者建立充分的信任关系：信任感的建立是良好护患关系的前提。信任是个人能依赖他人进行交流的一种个人愿望，包括对个人不加评判的接纳。信任感在人际关系中有重要的作用，它有助于交往的双方产生安全感，使人感受到别人的关心及重视。同时信任感的产生可以创造一种支持性的气氛，使人能够真诚、坦率地表达自己的价值观、感情、思想及愿望。

（3）良好的人际沟通技巧：护患关系的建立与发展，是在双方沟通过程中实现的，有效的沟通将产生良好的护患关系，缺乏沟通或无效沟通会导致护患之间产生误解或冲突。因此，良好的沟通技巧是建立及增进护患关系的基础。

（4）为患者树立角色榜样，理解患者角色所承受的社会心理负担，减少患者的角色冲突，促进患者的角色转换。

（5）健康的工作情绪，良好的工作热情：在工作中应时刻注意自己的情绪，不要将不良的情绪因素带到工作中。在与患者交流过程中，不要将自己的观念强加给患者。

【案例 10-2】　　　　　　　　　**一名急躁的患者**

王先生，48 岁。某天出去爬山游玩，不慎从一个陡峭的山坡上滑下来，摔倒后不能动弹。他大声呼救，十几分钟后才被人发现并送到附近医院治疗。他的左腿严重受伤，不能正常行走，身体其他部位有多处擦伤和瘀青。经紧急处理后还需做多项检查。

护理人员发现王先生非常烦躁，回答问题总是急躁的反复询问他还要在医院待多久？他还有很多事情要忙，能否用最快的方式给他治疗？同时也抱怨病急医生慢，医务工作者达不到他的时间要求。

……

问题：面对王先生的这种情况，应该如何进行有效的护患沟通？

分析：医院中急躁的患者很常见，患者或患者家属总感觉医务工作者工作效率太慢，总觉得没有积极进行救治，面对这样的患者作为医务工作者我们要积极正确应对。对于案例中患者的情况，正确选择沟通方式，让患者感受到医务工作者也是急患者所急的。

第二节　护患沟通

一、护患沟通的概念和过程

（一）人际沟通

1. 人际沟通的概念　人际沟通（interpersonal communication）简称为沟通（communication），人们运用语言和非语言符号系统进行信息（包括思想、观念、动作等）交流沟通的过程。它通过信息发出者和信息接受者对意义信息和符号进行编码和解码的过程，使两类信息形态交替转换，使沟通双方彼此理解、认同，从而有效地完成人与人之间的信息交流，为人际关系的建立奠定牢固的基础。

2. 人际沟通的特征　人际沟通具有以下四个特征：

（1）沟通的发生不以人的意志为转移：在人的感觉能力可及的范围内，人与人之间会自然产生相互作用，发生沟通。无论你情愿与否，你都无法阻止沟通的发生，除非让别人感觉不到你的存在。

（2）沟通信息必须达到内容与关系相统一：任何一种沟通信息，无论是语词的还是非语词的，在传递特定内容的同时，还指示了沟通者之间的关系。在沟通的过程中，沟通者必须保持内容与关系的统一，才能实现有效的沟通。

（3）沟通是一个循环往复的动态过程：人际沟通以信息发出者发出信息为开始，但并不是以信息接受者接受信息而结束，而是信息接受者通过反馈传递维持沟通的循环往复。在整个沟通过程中，沟通双方均为主体。沟通的双方都对沟通的有效完成起着重要的作用。

（4）沟通是整体信息的交流：从表面上看，沟通不过是简单的信息交流，仅仅是去理解别人的词语或非词语信号。然而，事实上任何一个沟通行为，都是在整体个性背景上做出的，它传递的是一个人的整体信息。

3. 人际沟通的意义

（1）沟通信息：通过沟通，可以进行信息的交流，一方面可以从他人那里获得信息（接收信息），另一方面也可以将信息传递给他人（传递信息）。

（2）有助于心理健康：沟通是人类最基本的社会需求之一，也是人们同外界保持联系的重要途径。通过沟通，人们之间可以诉说并分享彼此的情感，从而促进人们之间的情感交流，维持正常的精神心理健康。

（3）有利于自我认识的提高：个体在与他人进行沟通的时候，可以通过了解他人对自己的态度和评价来认识自己，并形成一定的自我认识，从而形成自我概念。人们可以在与他人的比较中不断认识和完善自我。

（4）改变知识结构及态度：在与他人交往和沟通过程中，可以获得对自己有意义的知识和信息，从而改变自己的知识结构。

（5）有助于建立及协调人际关系：通过沟通，可以增进人们彼此间的了解，建立人际关系。人们在社会生活中的规范及准则作用的发挥，必须通过人际沟通，将信息传递给社会中的每个成员，使人们的社会行为保持一致。而且当社会中的成员出现矛盾或冲突时，也需要通过人际沟通，消除相互间的误解，从而协调人际关系。

4. 人际沟通的形式　沟通形式可分为语言性沟通和非语言性沟通。

（1）语言性沟通（verbal communication）：是通过语词符号完成的沟通，使用语言、文字或符号进行的沟通。在人类的社会交往中，语言沟通是一种最准确、最有效、运用最广泛的沟通方式。它使人们的沟通不受时间和空间的限制，是其他任何沟通方式不可替代的。临床上，收集患者健康资料、了解患者需要、实施护理计划，都离不开语言沟通。

（2）非语言性沟通（non-verbal communication）：是借助于非词语符号，不使用词语，而是通过身体语言传送信息的沟通形式，它是伴随着语言沟通而存在的一些非语言的表达方式和情况。非语言性沟通包括面部表情、声音的暗示、目光的接触、手势、身体的姿势、气味、身体的外观、着装、沉默，以及空间、时间和物体的使用等。有一位专门研究非语言沟通的学者曾提出了这样一个公式：相互理解＝表情（55%）+语调（38%）+语言（2%）。非语言信息在人与人之间的情感、态度的传递过程中扮演最重要的角色。在临床上，护理人员说话的语调和语气，常常是患者借以判断护理人员态度的重要线索。因此，工作中护理人员说话时应柔声细语，这有助于获得患者良好的印象。

（二）护患沟通

1. 护患沟通的概念　护患沟通（nurse-patient communication）是护理人员与患者之间的信息交流及相互作用的过程。所交流的内容是与患者的护理及康复直接或间接相关的信息，同时也包括双方的感情、愿望及要求等方面的沟通。

2. 护患沟通的目的　在临床护理工作中，护患沟通的目的有三个方面：收集资料，建立和改变护患关系，治疗或辅助治疗。

3. 护患沟通的意义

（1）收集信息：护患间的沟通包括正式的和非正式的沟通两种。正式的沟通是指有目的、有计划、有评价的沟通。通过正式的沟通，护理人员可以系统地收集有关患者的信息，了解患者的整体情况，为患者的护理提供充分的依据，促进患者的康复。通过日常中非正式的沟通，护理人员可以运用沟通技巧了解患者的感受和想法等，为评价护理措施实施的效果，以及补充、修订护理计划提供客观依据。

（2）证实信息：护患间的沟通可以证实护理人员所收集到的患者的信息是否准确。

（3）分享信息、思想和情感：分享信息指与患者商讨有关的健康问题、护理目标及护理措施，取得患者的合作，鼓励患者的参与，与患者共同努力，达到护理目标。分享思想是由于护患双方可能存在着受教育程度、所处的社会地位、文化背景等方面的不同，因而在对某些问题的看法上难免要存在一定的差异性，因此，需要护理人员和患者共同商讨这些问题，并最终达成一致。分享情感是护患沟通中非常重要的内容，也是促进护患关系向纵深发展的一个重要条件。通过沟通，护理人员可以鼓励患者表达或发泄自己的情感，并运用适当的沟通技巧让患者感到护理人员是真正理解他的。

（4）建立信任关系：护患关系是建立在彼此相互信任基础上的。所以，良好的沟通有助于建立一个相互信任、开放性的护患关系，为实施护理计划奠定良好的人际工作环境。

4. 影响有效沟通的因素　影响有效沟通的因素分为个人因素和环境因素两方面。

（1）个人因素

1）生理因素：包括疲劳、生病、疼痛、失语、耳聋等。生理因素会影响信息的传递和接收。

2）情绪因素：情绪是人们对周围事件的主观情感反应。如生气、焦虑、兴奋、紧张、敌对和悲伤等。

3）感知因素：每个人对事物的感知是不同的，每个人对事物的感知都会受到个人经历的影响，由多年积累的生活经历所形成的感知是很难改变的。感知的不同会影响有效沟通。

4）价值观：不同的经历和不同的期望会导致不同的价值观。价值观既影响一个人表达自己思想的方式；同时也影响其解释他人思想的方式。

5）年龄、生长发育水平及智力水平：主要影响的是词汇量的多少，因为小孩的智力、语言表达能力都与年龄有关，是影响有效沟通的因素。

（2）环境因素

1）物理环境：主要指环境的舒适度，包括光线、温湿度、噪音等。

2）社会环境：主要指环境的隐私性及安全性。

5. 阻碍有效沟通的因素

（1）转移话题：这是在护患沟通中经常出现的错误。在沟通过程中，护理人员可能通过直接转移主题的方式打断患者的话题，或通过对患者谈话中的不重要的方面做出反应以转移谈话的重点，这样做的结果会阻碍患者说出有意义的信息。

（2）急于自我表白：在护患沟通的过程中，当患者在叙述自己的想法时，护理人员将自己的想法和观点强加于患者身上。这样就无法建立比较深一层的护患关系。

（3）提供错误的或不恰当的保证：是指在没有恰当的事实的情况下向患者所做的保证。

（4）快速下结论或者提出解决问题的方法：一般情况下，患者很少在谈话之初就说出自己的重点，如果护理人员快速下结论或者提供解决问题的方法就很容易导致不良的后果。护理人员仅仅是对患者所关心的问题的其中一个部分做出反应，而这一部分可能是不重要或者根本就是没有意义的。

二、沟通的特点

（一）沟通的概念

沟通又称交往，是人与人之间在共同的社会活动中彼此进行交流各种观念、思想和情感的过程，同时沟通具有交流信息、传递情感和建立关系的三大功能。但是心理沟通并不是简单意义上的信息传递过程，是一切人际关系的前提和基础。护患沟通是护理人员与患者之间的信息交流过程，所交流的信息，既有同疾病诊治直接有关的内容（如疾病诊断、医疗操作、躯体护理、辅助检查等），又包括双方的思想、情感、愿望和要求等方面。沟通是人与人之间发生相互联系的主要形式，也是建立和维持人际关系的手段和过程，沟通越多，认识越深，关系就越密切。同时，建立良好的护患关系，就必须加强彼此沟通，通过沟通达到心理相互认同、默契、缩小护患之间的心理距离。

（二）沟通的目的

1. 心理信息的收集　患者各种资料的收集对护理工作非常重要。在日常护理过程中护理人员一般是通过常规的临床检查获得患者身体健康状况的资料，但是，还需要了解患者的社会、家庭背景、心理特征，以及需求等多方面的心理信息。这些资料的获得必须通过沟通才能获得。离开了沟通，则无法得到患者真实的心理信息资料，给心理护理的实施带来困难。

2. 建立和改善护患关系　各种人际关系，都是在人际交往的基础上建立的，护患关系也是如此。护士在心理沟通中处于主导地位，以患者为中心，有目的地为患者健康服务。良好的沟通，不仅可以使护士能够获取患者完整真实的心理信息资料，而且在沟通过程中能使患者体验到友好。尊重融洽的情感，做到无损于患者身心健康，不违背患者主观意愿，不泄露患者个人隐私等，使患者对护士的工作产生信任，形成良好的护患关系。反之，则可导致护患关系紧张或冲突。

3. 实现理想护理效应　心理沟通是一种影响他人的重要手段，它能够调整或改变他人的认识、情绪，从而使患者积极主动地配合诊疗和护理。沟通不仅能收集患者的相关信息资料，而且能与患者共同探讨，确定存在的护理问题，制订护理目标，为患者提供必要的知识和心理支持，还能为个性化的患者设计多层次、较合理的护理计划和方案，这样患者必然会尊重护士，积极配合，从而增加了护理工作的协调性、合作性及有效性，有助于得到较理想的护理效果。

（三）沟通方式

1. 语言沟通　是指借助于语言而实现的沟通，是最准确、最有效的沟通方式，是信息交流的重要形式。言语沟通可分为口头言语与书面语言两种。口头言语指借助口头语言实现的沟通，是护患间交流思想和感情的主要方式。它可以清楚、迅速、直接转达信息，表达情感。护理人员的语言操行，不仅是医德问题，而且直接关系到患者的生命与健康。因此，护理人员一定要注意自己的语言修养，善于用患者能听懂的语言同患者交谈。要惯于说安慰、鼓励和支持的话，避免说伤害性的话，讲究沟通技巧。书面语言沟通即借助于书面文字材料实现的信息交流，例如，同聋哑患者间的沟通，医院里的导诊牌、入院须知等，均可视为是书面沟通方式。

2. 非言语沟通 是借助于非语言符号，又称体势语言，如借助于面部表情、身体姿势、眼神、手势和说话时的声调等实现沟通。在医疗情境中这种非言语沟通有时可以成为护患间唯一的沟通方式。其原因：①疾病可能造成患者言语沟通的障碍，患者不能用口头和书面的言语形式表达自己的思想和情感，或不能接受来自于护理人员的言语活动所传递的信息；②某些患者不愿意或害怕向生人诉说自己的感受与体验，或对自己的情况不能准确地利用语言来表达；③护理人员不能理解患者的需要，迫使患者异常重视从医务人员的非言语沟通中揣摩和推测。

非言语沟通可分为三类：①通过动态无声的，包括手势、面部表情、目光接触等实现沟通，如点头、摇头、耸肩、微笑、皱眉，以及各种手势、抚摸和拥抱等；②通过静态无声的身体姿势、空间距离和衣着打扮等实现沟通，如容貌、体格、坐、站、蹲姿、仪表等；③副语言，指说话时的语调、音量、音重、语速、节奏等来实现的沟通。

（四）沟通技巧

1. 通常情况下的沟通技巧

（1）倾听的技巧：倾听（listening）是信息接收者集中注意力将信息发出者所传递的所有信息（包括语言和非语言信息）进行分类、整理、评价、证实以使信息接收者能够较好地了解信息发出者所说的话的真正含义。即信息接收者不仅只听信息发出者说什么，还应根据他所表现的非语言行为来正确解释他所说的话。为了做到有效的倾听，护理人员可以运用的技巧是参与、核实和反映。

（2）自我暴露的技巧：自我暴露是指个体在自愿的情形下，将纯属个人的、重要的、真实的内心所隐藏的一切向别人吐露的历程。通过自我暴露，我们表达了对彼此的信任，也展现了愿意与对方更深入交往的诚意。

（3）沉默的技巧：实际上，以温暖、关切的态度表示沉默会给患者带来非常舒适的感觉，护理人员应学会使用沉默的技巧，能适应沉默的气氛。

（4）组织治疗性会谈的技巧：治疗性会谈是护患双方围绕与患者健康有关的内容进行的有目的性的、高度专业化的相互沟通过程。它是护理程序的基本组成部分，是收集患者健康资料的重要方法。治疗性会谈要求护理人员对会谈的时间、地点、目的、内容及形式进行认真的组织、安排及计划，并实施好计划，最后评价会谈的效果。

会谈有以下几个目的：①建立并维系一种积极的、开放性的护患关系；②收集患者的健康资料；③和患者共同探讨护理人员已经确认的护理问题；④和患者共同协商并制订一个共同期望的、目标清晰的护理计划；⑤向患者提供信息和指导。治疗性会谈的过程包括：准备会谈、开始会谈、正式会谈和结束会谈。

2. 特殊情况下的沟通技巧 护理工作中，会遇到各种各样的患者，他们的表现也千差万别，因此需要护士应用沟通技巧，灵活地与患者沟通。

（1）愤怒的患者：一般情况下患者的愤怒都是有原因的。此时护士不能失去耐心，被患者的言辞或行为激怒，要动之以情，晓之以理，视其愤怒为一种正常反应，尽量让患者表达和发泄焦虑或不满，从中了解他们的需求，尽最大能力地与他们沟通，缓解他们心理上的压力，解决他们的问题，稳定他们的情绪，使其身心尽快恢复平衡。

（2）病情严重的患者：患者病情严重或处于危重状态时，与患者沟通的时间要尽量缩短。对有意识障碍的患者，护士可以重复一句话，以同样的语调反复与患者交谈，以观察患者的反应。

（3）要求太高的患者：一般过分要求的患者可能认为自己患病后没有引起他人足够的重视或同情，从而以苛求的方式引起他人的重视。此时，护士应多与其沟通，允许患者抱怨。在对患者表示理解的同时，可用沉默或倾听的方式使其感受到护士的关心和重视。但对其不合理要求要进行一定限制。

（4）悲哀的患者：当患者患了绝症或遇到较大的心理打击时，会产生失落、沮丧、悲哀等反应。护士可以鼓励患者及时表达自己的悲哀，允许患者独处。还可应用鼓励、发泄、倾听、沉默等技巧表示对患者的理解、关心和支持，多陪伴患者，使其尽快度过悲哀，恢复平静。

3. 解决问题的沟通技巧　解决问题的沟通技巧指以解决问题为目的沟通技巧，包括收集信息、集中主要问题、总结和提供信息。

（1）收集信息：可通过启发或向对方提出一些问题来收集所需的信息，问题一般有两种：①开放式问题（opened questions）是对答案没有暗示，可以敞开地自由回答的问题，是希望对方通过解释、描述或比较等方式来说明他的思想和感觉的问题，通过这类问题可使我们获得丰富的资料，建立互相沟通的气氛和评估对方的语言表达能力等。如"你最喜欢的运动是什么？"②闭合式问题（closed questions）这类问题的答案比较有限和固定，通常的回答为"是"或"不是"。如"你是否喜欢排球运动？"在收集信息时，用开放式问题比较适合。

（2）集中主要问题（focusing）：帮助对方抓住重点，不要离题，注意不可过早地使用集中技巧，以免找不准主要问题。应在对方描述的基础上，适当加以引导，如："你说你对牛奶过敏，你能否告诉我们有哪些过敏症状？"

（3）总结（summrizing）：是将谈话中的一些感觉和想法串连起来并加以组织，使人感到问题有可能得到解决并明确了方向，在对一段谈话进行总结之后，应允许对方发表意见。

（4）提供信息（informing）：在明确问题的性质后，提出解决问题的方法和途径。在提供信息时，首先要强调的是信息的正确性，并要简单明了地进行说明，为了使对方易于接受和理解，有时可用口头的、书面的或其他辅助方式。

（五）影响护患沟通的主要因素

1. 不适当的环境与气氛　在与患者进行沟通交谈时，应该在安静、不嘈杂的环境中进行交谈，以免患者受到外界的干扰，不能集中注意力谈病情或表达自己的想法。交谈时不应有无关的人员在场，如特殊情况需要有外人在场时应该征求患者同意。由于有无关人员在场时，会直接影响患者表达自己的真实思想。患者不能如实说出与疾病的发生和发展有关的隐私，影响沟通效果。有的亲友出于对患者的关心，想在患者和护理人员进行谈话时，了解有关患者的情况，如果患者并不愿意将自己的情况暴露在亲属面前时。护理人员应从专业角度出发，说明道理，让其亲属回避，使患者能畅所欲言。除环境对沟通影响外，护理人员本身也会对环境气氛造成影响，如果护理人员表情过于严肃会给患者带来心理压力，使患者感到紧张、害怕，因而无法从容不迫地谈出自己想要讲的问题等。因此，与患者的交谈、沟通应该单独进行，并应与患者并排而坐。

2. 不适当地打断患者谈话　患者住在医院总是希望得到护理人员的同情，希望能够充分了解自己的病情。有的患者总是不厌其烦地向护理人员倾诉自己的病情，还有些患者为了弥补自己记忆不好，将自己病情写了无数张纸，十分详细，想让医护人员深入掌握自己的病情。这种情况在医护人员忙于工作，或未注意自己所关心的问题时，可能表现出不够耐心，轻易地打断患者的倾诉，从而扰乱了患者思路，给患者带来不愉快，并使患者产生不信任感，给今后的沟通带来困难，也会给治疗和护理带来困难。因此，正确掌握谈话进程，若不需要患者继续诉说一个话题时，可以用回答是或否的简单问句提问，待回答后，又可继续提出自己想要知道的问题。如果离题太远，护理人员可在适当的时候插入简单问句。如"你今天感觉好多了吧"，这样做不会使患者感到护理人员对这个问题不感兴趣，因为提问正是根据患者自己的谈话内容进行的。

3. 不适当地承诺或保证　对某些患者做出不适当的承诺和保证，如在儿科，儿童患者在打针时不合作，孩子的家属可能会这样说：你听话，这是最后一针，但次日还要照常打针。如果护理人员附和家属给予病孩做这样的保证，将会使孩子对医院和其他医务人员产生恐惧和不信任感，从而影响沟通效果。此时应采取实事求是的态度。另外护理人员在向患者介绍预期治疗效果时，要基本符合实际情况，不能偏离太远。否则，会使患者不但不能得到安抚，反而感到不可信，是护理人员在敷衍他，从而削弱沟通的作用。

4. 知识的缺乏 由于护理人员缺乏应有的相关学科的知识，可能会给沟通带来不同的程度障碍，如知识的缺乏可以影响自身的表达，亦可影响对患者表达的理解。要使护患关系的一般沟通达到治疗的目的需要护理人员具备心理学、社会学、行为科学等方面的综合性知识。否则，如果护理人员缺少相关学科知识，在交谈中不能恰当、准确地运用知识，会造成患者无所适从的心理负担，使护患沟通中不能达到既定的目标。

（六）常见的护患冲突

1. 期望与现实的冲突 用理想化的高标准来要求护理人员。当个别护理人员的职业行为与患者的高期望值距离较大时，他们就会产生不满、抱怨等一些不良情绪。并与护理人员之间出现程度不同的护患冲突。

2. 休闲与忙碌的冲突 随着整体护理模式的推广，护理人员必须整天面对大量烦琐、庞杂的事务性工作，当患者的急需和护理人员的工作安排发生冲突时，如果护理人员只是一味地强调自己的理由而不能宽待身心失衡的患者，护患关系将会受到损害。

3. 伤残与健康的冲突 那些有躯体严重伤残的患者，在护理人员面前容易感到自惭形秽，患者可能会把伤残的恼怒迁移到与他们交往最为频繁的护理人员身上。此时若护理人员一方不能识别患者情绪反应的激情状态，就有可能产生较强烈的护患冲突。

4. 外行与内行的冲突 作为外行的患者强烈的康复愿望驱使他们想要全面了解自己疾病治疗、护理过程中的每一个细节，而作为内行的护理人员由于长此以往，已经司空见惯、习以为常，对患者的反复提问缺乏耐心，表现为懒于解释和简单敷衍等。所以，这也是引起护患关系紧张的常见原因之一。

5. 依赖与独立的冲突 这种冲突较多发生在患者的疾病恢复期。一方面，患者经过较长时间的病情，已经逐步适应了自己部分的社会、家庭责任被解除，形成了患者角色习惯化，在心理上对医护人员的依赖性显著增强。另一方面，护理人员在患者的疾病恢复期，必须遵守现代医学模式，全面地行使帮助患者重建自信、增强独立意识，提高社会适应性的重要责任，以促使患者达到躯体和心理的最佳状态。这对依赖与独立的矛盾要靠护理人员有较大耐心和正确引导才能得以解决，反之则可能引起患者的误解，导致护患之间的冲突。

6. 偏见与价值的冲突 来自社会各个层次的患者，对护理人员职业价值的看法总是受到他们自身的社会、心理、文化等方面因素的影响。有些患者难以改变对护理人员职业的偏见。而长期以来，一直受职业价值困惑的部分护理人员，则对他人对自己职业的消极评价特别敏感，甚至反感，很容易就此与他人发生争执，导致护患冲突。

【相关链接】	测测你的人际关系		
请回答下表中问题：			
请你根据自己的实际情况，对其中每个问题做出回答。符合的把"是"圈起来，反之则把"否"圈起来。			
1. 你平时是否关心自己的人缘？		是	否
2. 在食堂里你一般都是独自吃饭吗？		是	否
3. 和一大群人在一起时，你是否会产生孤独感或失落感？		是	否
4. 你是否常不经同意就使用他人的东西？		是	否
5. 当一件事没做好时，你是否会埋怨合作者？		是	否
6. 当你的朋友有困难时，你是否时常发现他们不打算来求助你？		是	否
7. 假如朋友们跟你开玩笑过了头，你会不会板起面孔甚至反目？		是	否
8. 在公共场合，你有把鞋子脱掉的习惯吗？		是	否
9. 你认为在任何场合下都应该不隐瞒自己的观点吗？		是	否
10. 当你的同事、同学或朋友取得进步或成功时，你是否真的为他们高兴？		是	否

续表

11. 你喜欢拿别人开玩笑吗？		是	否
12. 和与自己兴趣爱好不相同的人相处在一起时，你也不会感到兴趣索然，无话可谈吗？		是	否
13. 当你住在楼上时，你会往楼下倒水或丢纸屑吗？		是	否
14. 你经常指出别人的不足，要求他们去改进吗？		是	否
15. 当别人在融洽地交谈时，你会贸然地打断他们吗？		是	否
16. 你是否关心和常谈论别人的私事？		是	否
17. 你善于和老年人谈他们关心的问题吗？		是	否
18. 你讲话时常出现一些不文明的口头语吗？		是	否
19. 你是否时而会做出一些言而无信的事？		是	否
20. 当有人与你交谈或对你讲解一些事情时，你是否时常觉得很难聚精会神地听下去？		是	否
21. 当你处于一个新的集体中时，你会觉得交新朋友是一件容易的事吗？		是	否
22. 你是一个愿意慷慨地招待同伴的人吗？		是	否
23. 你向别人吐露自己的抱负、挫折及个人的种种事情吗？		是	否
24. 告诉别人一件事情时，你是否试图把事情的细节都交代清楚？		是	否
25. 遇到不顺心的事，你会精神沮丧、意志消沉，或把气出在家人、朋友、同事身上吗？		是	否
26. 你是否经常不经思索就随便发表意见？		是	否
27. 你是否注意到赴约前不吃大蒜、大葱，以及防止身带酒气吗？		是	否
28. 你是否经常发牢骚？		是	否
29. 在公共场合，你会很随便地喊别人的绰号吗？		是	否
30. 你关心报纸、电视等信息渠道中的社会新闻吗？		是	否
31. 当你发觉自己无意中做错了事或损害了别人，你是否会很快地承认错误或做出道歉？		是	否
32. 在闲暇时，你是否喜欢和别人聊聊天？		是	否
33. 你跟别人有约会时，是否常让别人等你？		是	否
34. 你是否有时会与别人谈论一些自己感兴趣而他们不感兴趣的话题？		是	否
35. 你有逗乐儿童的小手法吗？		是	否
36. 你平时告诫自己不要说虚情假意的话吗？		是	否

计分方法：

下列各题答"是"的计 1 分：1、10、12、17、21、22、23、27、30、31、32、35、36。

下列各题答"否"的计 1 分：2、3、4、5、6、7、8、9、11、13、14、15、16、18、19、20、29、33、34。

评价：

总分 30 分以上：人际关系状况很好。

总分 25～29 分：人际关系状况较好。

总分 19～24 分：人际关系状况一般。

总分 15～18 分：人际关系状况较差。

总分 15 分以下：人际关系状况很差。

思　考　题

一、选择题

1. 个体对他人、自己及人际关系的心理状态、行为动机和意向做出的推测与判断过程，称为（　　）

A. 社会认知   B. 社会推断   C. 社会评价

D. 人际判断   E. 人际评估

2. 下列哪一项不是社会认知的特征（ ）

A. 社会认知的准确性   B. 知觉信息的选择性   C. 社会认知的评估性

D. 认知行为的一致性   E. 社会认知的互动性

3. 下列哪项不属于社会认知的偏差（ ）

A. 首因效应   B. 人际吸引   C. 近因效应

D. 光环效应   E. 社会刻板印象

4. 下列哪项关系为心理差位关系（ ）

A. 朋友   B. 邻居   C. 同事   D. 师生   E. 陌生人

5. 下列哪项关系为心理等位关系（ ）

A. 师生   B. 主雇   C. 父子   D. 邻居   E. 陌生人

6. 人际关系的双方相互间的赞同与接纳，获得心理上的愉快及满足感，此种吸引称为（ ）

A. 相近吸引   B. 相悦吸引   C. 仪表吸引

D. 相补吸引   E. 相似吸引

7. 以人们彼此之间的某些相似或一致性特征为基础的吸引称为（ ）

A. 相近吸引   B. 相悦吸引   C. 仪表吸引

D. 相补吸引   E. 相似吸引

8. 下列哪项是影响有效沟通的因素（ ）

A. 转移话题   B. 急于自我表白   C. 疲劳

D. 提供错误或不恰当的保证 E. 快速下结论

9. 下列哪项是阻碍有效沟通的因素（ ）

A. 疲劳   B. 生病   C. 生气   D. 转移话题   E. 焦虑

10. 某患者由于过敏性休克而急诊入院，在入院初期，护患关系的模式应为（ ）

A. 主动-被动型   B. 指导-合作型   C. 共同参与型

D. 服务-指导型   E. 协作-合作型

二、名词解释

1. 人际沟通

2. 社会认知

3. 护患沟通

三、简答题

1. 简述人际关系的特征。

2. 简述心理距离的基本规律。

3. 简述护患关系的影响因素。

4. 简述人际沟通的意义。

5. 简述常见的护患冲突。

思考题答案

一、选择题

1. A 2. A 3. B 4. D 5. D 6. B 7. E 8. C 9. D 10. A

二、名词解释

1. 人际关系：是指人与人之间通过直接交往形成起来的相互之间的情感联系。

2. 社会认知：是个体对他人、自己及人际关系的心理状态、行为动机和意向做出的推测与判断的过程，包括感知、判断、推测和评价等一系列的心理活动过程。

3. 护患沟通：是护理人员与患者之间的信息交流及相互作用的过程。所交流的内容是与患者的护理及康复直接或间接相关的信息，同时也包括双方的感情、愿望及要求等方面的沟通。

三、简答题

1. 简述人际关系的特征。

人际关系特征：①人际关系的互动性；②人际关系的心理性；③人际关系的明确性；④人际关系的渐进性；⑤人际关系的多面性；⑥人际关系的动态性；⑦人际关系的复杂性。

2. 简述心理距离的基本规律。

基本规律：①双向距离的可能不等值律：这个规律是指，人际个体互动时所产生的心理距离大多可能是非等值的这样一条符合现实的规律。②认知距离与实际距离的可能不等值律：认知距离是指人们对人际关系距离的社会认知。③基础距离与即时距离的可能不等值律：基础距离是人际双方在长期交往过程中所形成的心理距离。

3. 简述护患关系的影响因素。

（1）护理人员的因素：传统医学模式的影响。职业道德不良。护理技术不精。服务环境不佳和不良心理因素。

（2）社会因素：旧观念残余的影响。卫生法规不够健全和医疗保健需求矛盾。

4. 简述人际沟通的意义。

（1）沟通信息。

（2）有助于心理健康。

（3）有利于自我认识的提高。

（4）改变知识结构及态度。

（5）有助于建立及协调人际关系。

5. 简述常见的护患冲突。

（1）期望与现实的冲突。

（2）休闲与忙碌的冲突。

（3）伤残与健康的冲突。

（4）外行与内行的冲突。

（5）依赖与独立的冲突。

（6）偏见与价值的冲突。

（边红艳）

第十一章　临床各类患者的心理护理

【学习目标】

掌握　孕产妇、临终患者、慢性病患者、肿瘤患者、手术患者、急危重症患者的心理特点及心理护理措施。

熟悉　孕产妇、临终患者、慢性病患者、肿瘤患者、手术患者、急危重症患者心理特点及心理影响因素。

了解　患者手术前的焦虑与手术结果的关系；以上各类患者的心理评估方法。

第一节　孕产妇的心理特点与心理护理

【案例 11-1】

　　孕妇小李，女，36 岁，中专学历，公司职员。既往体健、性格内向、依赖性强；首次怀孕，妊娠 29 周。今因"不规则下腹痛伴阴道流血 3 小时"，以胎膜早破，先兆早产收治入院。孕妇精神紧张，对护士说："我很害怕，我怕孩子保不住"。

问题： 如何针对孕妇小李的心理特点进行心理护理？

分析： 小李是首次怀孕，对继续妊娠有强烈的要求，期盼胎儿平安健康。小李 36 岁，作为高龄孕妇，对于小生命来临的迫切性、关注度和期望值均高于一般孕妇。在突发"不规则下腹痛伴阴道流血 3 小时、胎膜早破、先兆早产"等急性异常症状和体征的危急情景下，高龄孕妇小李产生强烈焦虑、恐惧情绪。医务人员在与孕妇小李的接触中，应格外注意自己的言行，用友善、亲切、温和的语言，向孕妇小李传递信心与关怀；同时尽量杜绝不利因素对孕妇及胎儿的影响，密切观察孕妇及胎儿的异常情况，并及时采取相应措施；通过认真倾听、主动安慰建立良好的护患关系。此外应鼓励孕妇倾吐内心感受和想法，根据其心理需要有针对性的解决问题。对于负性情绪较为明显的孕妇小李，应适当告知负性情绪对胎儿的影响，劝其为了胎儿的健康学会控制情绪。对于性格内向、依赖性强的孕妇小李需要给予更多的关注，尤其是需要鼓励其丈夫及家人给予关爱与体贴。在丈夫及家人的支持下可使孕妇积极地应对变化，从而缓解其孤独、恐惧感。

一、孕产概述

　　新生命的孕育与来临，使得孕产妇的家庭、社会角色随之发生变化，需要她们在心理上做出适应性调整。孕产妇可能面临高危妊娠、分娩并发症等。孕产期的不确定性，常常伴有担忧、紧张、焦虑等负性情绪。约有 23%的孕妇对孕育孩子有不同程度的恐惧心理，初产妇尤甚。孕产期的不良心理因素可以引发身心疾病或者加重已有的临床问题，不利于胎儿的顺利分娩与成长。

二、孕产妇的心理特点及影响因素

（一）孕产妇的心理特点

1. 妊娠期妇女的心理特点

（1）接纳与期待：孕妇常与家人、朋友分享怀孕的喜悦，内心极为满足，特别是随着胎动的出现，孕妇感受到胎儿的存在，幸福感增强，常通过抚摸、与胎儿对话等行为表现对胎儿的情感。孕妇开始逐渐表现出以"自我为中心"，专注于胎儿和自己的健康，积极寻求孕产、照护婴儿等方面的知识，注重饮食与良好的生活习惯，定期产检，自觉遵从权威人士的建议。

（2）惊讶与矛盾：得知怀孕后，无论是计划妊娠还是意外妊娠，几乎所有孕妇均会感到惊讶。计划内妊娠者主要是伴随着喜悦的惊讶，特别是高龄孕妇、不孕不育者。意外妊娠者则是震惊，并随之出现矛盾心理。某些孕妇可能由于工作、经济不稳定或其他社会、心理原因暂时不想生育，也可能由于没有做好充分的孕前准备，如怀孕前曾服用药物、患病、饮酒、吸烟、接触致畸因素等，害怕这些对胎儿造成危害。

（3）情绪波动：由于体内激素水平发生改变，孕期妇女情绪波动较为明显，会为一些小事生气、哭泣，常使配偶茫然不知所措；而妊娠生理性改变，如妊娠早期的恶心呕吐、妊娠晚期的水肿、下肢和外阴的静脉曲张、腰背痛等均会给孕妇带来躯体上的不适，从而引起情绪波动；此外若孕妇在怀孕期间经历重大生活事件或危机事件等也可加重其不稳定情绪。

（4）担忧与焦虑：研究表明，在妊娠第30～36周期间，孕妇情绪变化最大，表现为过度焦虑、心悸、情绪不稳定等。其原因在于，孕妇在了解孕产知识的同时也逐渐了解到生活中许多因素有可能对胎儿及自身产生负面影响，由于担心不良因素可能会导致胎儿畸形、流产、死胎、早产等，孕妇往往产生焦虑、恐惧情绪；特别是曾有高危妊娠史、妊娠合并症等导致前次妊娠失败的孕妇更有可能产生心理问题。此外，见红、腹痛、高血压等不适症状和体征，也会导致孕产妇产生焦虑、恐惧情绪。若孕妇担心能否顺利分娩，胎儿有无畸形，性别能否被家人接受，害怕自然分娩的疼痛，纠结于分娩方式的选择，则易感到茫然与无助，从而加重焦虑情绪。如果孕妇的担忧及焦虑情绪未能得到减轻，可能会对整个孕期的孕妇产生精神刺激，甚至引发严重后果。

（5）依赖性增强：孕妇需要得到更多的关注，尤其是丈夫及家人的体贴和关爱。妇女在孕期对家人的依赖性增强；孕晚期随着胎儿的成长，孕妇行动不便，对家人的依赖心理将表现得更为突出。

2. 分娩期妇女的心理特点

（1）孤独与烦躁不安：产房陌生的分娩环境、周围待产妇痛苦的呻吟会给产妇造成情绪感染；产程中频繁宫缩造成的腹痛会对产妇造成不良刺激，导致其缺乏安全感，表现为烦躁不安、无所适从、紧张恐惧，甚至大喊大叫。如果消耗过多的体力，可能会导致宫缩乏力、产程延长，甚至危及母婴生命。因此，多数孕妇会请求医务人员帮助自己尽快解除痛苦，甚至要求行剖宫产术。

（2）矛盾心理：多数分娩期妇女会表现出矛盾的心理。一方面对即将出生的小生命抱有期待、喜悦的心情；另一方面又因为对分娩过程的恐惧、担心分娩不顺利等各种原因而感到忧虑和紧张。

3. 产褥期妇女的心理特点

（1）情感冲突：产褥期妇女的心理处于脆弱和不稳定的状态，既有初为人母的幸福，又面临着潜意识的角色冲突及初为人母角色适应所需的情绪调整等问题。例如，有的产妇因为理想中的母亲角色与现实的差距而发生心理冲突；可能为胎儿娩出后生理上的排空而感到内心空虚；或是因为新生儿外貌、性别与理想中的不吻合而感到失望；或是因为现实中刚开始承担母亲的责任而感到力不从心、倍感疲劳；或是因为丈夫注意力更多地转移到新生儿身上而产生的失落感与爱的剥夺感。上述情感或角色冲突若不能及时有效协调，可能会导致产后心理障碍的发生。

（2）产后心理障碍：是指产妇产后发生的沮丧及抑郁。产褥期心理障碍的发生率高，占产妇的10%～40%；因产褥期心理障碍而转入精神病院者占1%～6%，占精神科门诊女患者的2%～3%。产妇主要表现为情绪不稳定、易哭、情绪低落、感觉孤独、焦虑、疲劳、易忘、失眠等。这种状态可持续数小时、数天至2～3周，可发生在产后任何时间，但通常在产后3～4天出现，产后4～5天为高峰期。产后抑郁是一组非精神病性的抑郁综合征，一般发生在分娩后的2周左右，某些症状比产后沮丧持续时间更长，可持续数周至1年，少数患者可持续1年以上。患者表现为疲劳、注意力不集中、失眠、乏力、对事物缺乏兴趣、社会退缩行为，常失去生活自理及照料婴儿的能力，还会表现出自责、自罪、担心自己和婴儿受到伤害的心理，重者可发生伤害婴儿或自我伤害的行为。

（3）满足与幸福感：胎儿娩出后，产妇又进入一个新的身心转变时期。生理上，随着胎盘的娩出，亢奋的神经内分泌转向正常，而哺乳功能趋向活跃；在心理上，做母亲的期望转为现实；生儿还是育女的产前预期也见了分晓；产妇从妊娠期的期待、分娩期的痛苦中逐渐恢复，在产褥期会表现出完全不同的心理感受，如初为人母的兴奋、喜悦、满足感、幸福感。此时的产妇较多地利用非语言沟通方式，如通过与新生儿目视、身体接触等方式传递并表达母爱。

4. 特殊孕产妇的心理特点

（1）死胎孕产妇心理特点：死胎孕产妇常极度痛苦、悲哀和绝望。若因自身原因导致死胎，孕产妇往往会产生强烈的自责心理。因此，死胎孕产妇往往遭受心理和躯体上的双重伤害，更易感到痛苦和恐惧。多数孕产妇难以接受现实，表现为情绪激动，有意回避或否认甚至产生自杀念头；害怕被丈夫与家人责怪，担心将来不能生育，对未来感到迷茫及对生活失去信心。若妊娠中晚期发现胎儿死亡需终止妊娠，孕妇可能会埋怨、仇恨医务人员未及时发现，进而对医务人员的技术水平产生怀疑，出现不满与对抗情绪。

（2）传染病孕产妇的心理特点：传染病孕产妇特别是慢性传染性疾病，如乙型肝炎、艾滋病无症状期、性病等孕产妇因担心胎儿受到感染导致发育畸形、死胎、流产等而感到愧疚、自卑与自责；或是担心因怀孕而暴露自己是传染病患者，影响家庭、工作、人际关系等，从而引发忧虑、猜疑、烦躁不安；对于严重传染性疾病，如艾滋病孕妇可能会产生绝望心理并要求终止妊娠，部分孕产妇非正常终止妊娠，或产后被迫或自动放弃母乳喂养，均可影响产妇对母亲角色的认同，也可能阻碍亲子关系的建立。因此，传染病孕妇更易发生产后精神障碍。

（3）采用辅助生殖技术（assisted reproductive techniques，ART）孕产妇心理特点：ART为不孕症家庭提供了生育机会，孕产妇在经历非自然受孕及孕期各种变化的同时，还背负着其特殊身心背景和社会状态带来的巨大压力。首先，ART孕产妇由于受精途径不同于传统方式，且费用昂贵、精神与躯体双重创伤、反复的期盼与失望等，使得ART助孕的胎儿既是高危儿，又是珍贵儿，孩子能否健康顺利出生是孕妇产生焦虑和恐惧的主要原因，孕产妇可能表现为强迫性担心、高度敏感、依赖性增强，甚至不能独处；其次，由于社会伦理、宗教等方面的原因，绝大多数接受ART妊娠妇女并不希望别人知道事情真相，孕产妇多表现为对他人言行的敏感，害怕来自外界的评论，希望医务人员能够保密。

（4）高龄孕产妇心理特点：随着社会发展和生育观念的变化，我国高龄孕产妇日渐增多。高龄孕产妇妊娠并发症的发生率显著高于一般育龄期妇女，不仅危害母体健康，亦可导致胎儿畸形、新生儿缺陷及死亡的发生。上述因素是高龄孕产妇压力感的主要来源；其次，高龄孕产妇尤其是既往不孕者对于小生命来临的迫切性、关注度和期望值均高于一般孕妇，若此类孕产妇心理调适不当，亦可导致不良情绪的产生；再次，高龄孕妇往往以工作、学习或其他事物为中心，若不能够协调好工作与生育的关系，紧张与压力也会造成孕产妇出现心理问题。

（二）孕产妇的心理影响因素

1. 躯体因素 孕产妇身体欠佳，在孕产期间患有某些疾病、高危妊娠或出现孕期合并症者更易产生心理问题，甚至较为严重。

2. 孕产知识水平与经验 孕产妇的孕产知识水平，既往孕产史等均会影响到孕产妇的心理。

3. 人格 特征敏感（神经质）、情绪不稳定、依赖性强等人格特点的孕产妇容易出现心理问题。

4. 年龄 孕产妇的年龄差异会影响其对孕产事件的认知和反应，例如，未成年孕产妇，其本身在生理、心理发展上尚未成熟，因此在孕产角色的学习上会遇到更多困难，从而影响其心理适应。

5. 社会因素　在孕产期间有负性生活事件发生或社会支持水平较低等均易导致孕产妇产生情绪波动，甚至心理问题。

三、孕产妇的心理护理

（一）孕产妇的心理评估

1. 评估孕产妇的心理健康水平　生理因素若有异常，易引发孕产妇的心理问题；评估内容包括孕产妇的个性心理特征、孕产妇对孕产的认知、情绪反应和行为表现。例如，某些孕产妇的个性心理特征，会影响孕产妇对待孕产的态度，易产生负性情绪及异常行为表现。

2. 评估孕产妇的社会支持水平　评估孕产妇是否具有正常的家庭及社会资源；评估孕产妇是否已学会正确的利用家庭及社会资源；评估孕产妇在孕产期的人际交往和亲社会行为，如人际关系是否紧张，应对方式是否积极，有无负性事件发生，社会支持水平等。

（二）孕产妇的健康教育

护士应根据孕产妇不同的社会文化背景、孕产的不同时期、个体需求情况，选择合适的时间、方式、内容进行有效的心理健康教育。

1. 护士应向孕妇普及孕产知识，完善孕期咨询服务　宣传优生优育及有关妊娠、产前检查和分娩等各项孕产知识，使孕妇了解可能出现的生理改变，学会自我保健与自我监测。护士为孕妇及家属提供孕期咨询服务时，应评估孕妇现有的孕产知识、信念和行为，根据孕妇现存问题有针对性的给予解答，纠正孕妇错误的认知，缓解孕妇由于孕产知识缺乏而产生的茫然、不安与焦虑情绪。

2. 教授产妇育儿知识与技能　教授产妇婴儿喂养与护理，提高产妇的自信心与自尊感，促使其全面胜任母亲角色。加强产褥期个人卫生指导，保证营养与活动，注意生活护理，避免因产褥感染、疲乏等躯体不适带来的负性情绪体验。

3. 指导产妇做好分娩的心理准备　初产妇没有分娩经验，对分娩过程了解甚少，主要获取途径为他人的经验介绍，其中多强调产妇的痛苦与危险。护士应加强产前健康教育，帮助产妇正确认知分娩，教授一些分娩过程中的放松技巧，使产妇以最佳的心理状态面对即将来临的分娩。

（三）孕产妇的心理护理

1. 妊娠期妇女的心理护理

（1）针对孕妇心理问题，提供心理支持：通过积极倾听、主动安慰建立良好的护患关系。鼓励孕妇抒发内心感受和想法，根据孕妇的心理需要解决问题；对于负性情绪较为明显的孕妇，应适当告知负性情绪对胎儿的影响，劝其为了胎儿的健康学会控制情绪；对前次妊娠失败者、此次孕期需要保胎者，护士应引导孕妇相信科学的检查结果，通过提供正面榜样帮助其树立孕育胎儿、顺利分娩的信心。

（2）教授有效的孕期应对技巧，引导其保持平和恬静的心态。

1）释放烦恼：鼓励孕妇将自己的烦恼向亲人、朋友倾诉，或通过写日记、博客、发短信等方式调整自己。

2）减轻身体不适：孕妇孕期由于躯体不适心情烦躁，如孕早期的呕吐、疲乏，孕晚期的失眠、水肿等，护士应该积极对症处理。

3）充分利用社会资源：孕妇应多与积极乐观的朋友交流，让他们的良好情绪感染自己，同时通过与配偶的沟通获得的关爱来满足孕期依赖感和安全感。

4）分散注意力：当孕妇担心、紧张、抑郁或烦闷时选择做喜欢的事情，如浇花、听音乐、欣赏画册、阅读、做家务、上班等，保持孕妇稳定健康的心理状态。

5）心理暗示：教授孕妇积极的心理暗示方法，如在心里默念"我就要见到日思夜想的宝宝了，这是一件让人心旷神怡的事情"，"我的骨盆正常，生宝宝没问题"，"我很健康，宝宝肯定也很健康"

等应对技巧帮助孕妇转移烦恼、宣泄积郁,从而保持孕期平和恬静的心态。

(3)动员孕妇社会支持系统:做好孕妇家属的宣教工作,注重配偶对孕妇的支持作用,为孕妇和胎儿创造温馨的孕育环境。

2. 分娩期妇女的心理护理 在分娩过程中,护士应认真观察产程进展并告诉孕妇,及时了解产妇心理动态,主动安慰,指导其正确运用产力,帮助产妇保持情绪镇定、精神放松,提供专业支持;同时借助产妇丈夫提供的支持使产妇积极地应对产程及其变化,从而缓解其孤独、恐惧感。医务人员在与产妇的接触中,应格外注意自己的言行,用友善、亲切、温和的语言,向产妇传递信心与关怀。

3. 产褥期妇女的心理护理

(1)调动社会支持系统:缓冲产妇的心理不适,鼓励丈夫及其他家庭成员多关心、体贴产妇。

(2)鼓励产妇表达情绪:耐心倾听产妇诉说心理困惑,做好产妇心理疏导工作。为产妇提供与其他产褥期妇女交流的机会,有助于减轻其心理负担和对不良躯体症状的感知。

(3)帮助有心理障碍的产妇:引导有心理障碍的产妇进行理性的归因并给予有针对性的心理指导,避免精神刺激。必要时请心理咨询师或精神科医师会诊及治疗。

4. 特殊孕产妇的心理护理

(1)死胎孕产妇心理护理

1)配合整体护理:护士应主动与患者沟通,服务态度友好,努力创造融洽信任的氛围,给予产妇强有力的社会支持。在进行各项检查及手术过程中做到手法轻柔、技术娴熟,从行为举止上给患者安全感。实施人工引产后,助产士应妥善处理排出物,避免对产妇造成不良的心理刺激。

2)心理支持:认真评估死胎原因、孕产妇的应对方式及心理承受能力并给予针对性的心理支持。鼓励孕妇宣泄情绪,排解心中苦闷;开导患者,促使其正确认识未来。针对产妇的担忧给予安慰,通过优生优育宣教,认知重构等途径消除产妇顾虑,帮助其树立再次妊娠的信心。

(2)患有传染病孕产妇的心理护理

1)健全三级妇幼保健网,提供专业性的信息支持和心理支持,积极调动孕产妇的社会支持资源,减轻孕产妇的不良心理。

2)对选择继续妊娠的孕妇,加强全程孕期随访保健管理。介绍母婴传播阻断疾病传染成功的病例以增强其信心。

3)对选择终止妊娠的孕妇,介绍安全终止妊娠的相关信息,做好终止妊娠后续工作。

4)根据具体情况确定分娩方式。新生儿娩出后立即予以专科处理,最大限度地阻断母婴传播。新生儿出生后应建立健康档案,母婴定期检查。若为传染病患儿,护士应及时安慰产妇。若未被感染,应及时提供正确信息,避免疾病传播。

(3)采用辅助生殖技术孕产妇心理护理:鼓励 ART 孕妇以释然的心态生活、学习和工作。对于紧张、敏感、依赖性增强的孕妇,建议其写简短的孕期日记,记录自己的不适与反应。通过增加孕检和医务人员电话家访的次数,按孕妇要求选择医生,根据需要提供医护人员的联系方式等,增强孕妇的安全感。此外护士应尊重孕妇的意愿履行保密义务。

(4)高龄孕产妇心理护理:加强围产期健康教育工作,促使孕妇了解孕育胎儿的过程及各时期发生的生理变化,使其正确认识妊娠、分娩。让高龄孕妇知晓多数妊娠结局是令人满意的,缓解其担心与疑虑心理;加强围产期保健,杜绝不利因素对孕妇及胎儿的影响,定期产前检查,及时发现孕妇及胎儿的异常情况,并采取相应措施;帮助孕妇协调其工作与孕产之间的相互关系,确保其安心待产。

【相关链接】 聚焦解决模式及在胎儿异常孕产妇心理护理中的应用

聚焦解决模式(solution focused approach,SFA)是由史蒂夫(Steve de Shazer)在 20 世纪 70 年代末提出,是建立在对个体自身资源的利用上。其含义在于:把干预的关注点集中在与个体共同构建的解决方案上，来达成个体期望的结果。SFA 是在积极心理学背景下发展起来的一种充分尊重个体、相信个体自身资源和潜能的临床干预模式。它强调，把我们解决问题的关注点集中在人的正向方面，并且寻求最大化地挖掘个体（团体）的力量、优势和能力。SFA 包含两方面内容：一是基于个体的思维方式来建立具体可行的目标；二是利用例外提问（exception question）挖掘个体曾经有过的较好应对问题的体验，以此寻求达成目标的各种资源。SFA 包含五个阶段：描述问题（describing the problem）、建构具体可行的目标（developing well-formed goals）、探查例外（exploring for exceptions）、给予反馈（end of session feedback）、评价进步（evaluating progress）。余晓燕等将 SFA 运用于 22 例妊娠 20 周后突发胎儿异常孕产妇的心理护理中，利用三维筛选评估模型测评后发现，干预后胎儿突发异常这一负性事件对孕产妇的认知、情感、行为的影响较干预前小，差异有统计学意义。

第二节 临终患者的心理特点与心理护理

【案例 11-2】

患者余某，男性，73 岁。诊断为晚期肝癌，癌细胞已全身广泛转移，医生估计其生存期限仅有半年。患者病情危重，极度虚弱和痛苦。入院后，医生征得家人同意后，如实向患者告知了病情。面对即将结束的人生，患者表现为悲愤、烦躁，抱怨命运太不公平、家人不够关心，指责医生无能，护士不尽力，显得格外挑剔，不配合医生和护士，拒绝打针吃药。

问题：
1. 请分析该临终患者的心理反应属于哪个阶段？
2. 如何对该患者实施心理护理？

分析：
1. 该患者的心理反应符合愤怒期的心理特点。
2. 在此阶段，医护人员应多陪伴患者，保护其自尊，尽量满足其心理需求。通过倾听等途径了解患者的内心感受，允许患者以发怒、抱怨，不合作的行为来宣泄内心的不快，充分体谅患者的愤怒是发自内心的恐惧与绝望，说服患者家属，不要计较和难过，多谅解、宽容患者，帮助患者平稳渡过这一时期。

一、概　　述

临终（deathbed），又称濒死，指已接受治疗性和姑息性治疗者，虽然意识清楚，但病情加速恶化，各种迹象显示生命即将终结，因此，临终是人即将进入死亡的过渡阶段。医学界将 6 个月以内的存活期称为临终阶段，在日本则以住院治疗至死亡平均 17.5 天为标准。临终阶段的护理即为临终护理。

临终护理是积极的综合性护理，其宗旨是"关心"临终患者，目的是最大限度地减少患者的痛苦，增加患者的舒适程度，提高患者生存质量，使患者在亲切、温馨的环境中走完生命的最后旅程，达到优死的目的；同时给患者家属精神上的支持，提供包括丧期在内的生理与心理关怀。

二、临终患者的心理特点及影响因素

（一）临终患者的心理特点

临终者生命本质已发生不可逆转的退化，各种迹象表明生命即将终结，因此其心理状态与一般患者有明显的不同。临终关怀学的先驱 E. Kubler-Ross 通过对 400 多名临终患者的访谈、观察和研究，将大多数临终患者的心理活动变化分为五个阶段，即否认期、愤怒期、协议期、抑郁期、接受期。

1. 否认期（denial stage） 当患者得知自己病情加重即将面临死亡时，常见的反应是运用否认进行心理防御，即拒绝相信这一切是真的。患者会说："不，这不是真的；怎么会是我，这绝对不可能"。患者多表现为不安、烦闷、急躁，经常怀着侥幸的心情四处求医，希望是误诊，或希望通过治疗产生奇迹，避免死亡。有些患者则故意保持愉快和不在乎的神态，以掩饰内心的极度痛苦，避免家人的担心。有些患者甚至还谈论病愈后的设想和打算，而否认病情恶化的事实。否认机制是由于患者极度的焦虑，从而试图阻止威胁性事实进入意识，来保护自己免于过度痛苦。这一阶段是压力吸收期，患者需要时间来调整心态。此阶段家属若能正视现实，也可帮助患者接受现实。

2. 愤怒期（anger stage） 当噩耗被证实，患者可能表现出暴怒、气愤等情绪，会质问："为什么是我""老天爷啊，为什么对我如此地不公平啊"。医务人员和家属容易成为临终患者的泄愤对象。临终患者的愤怒是期望生存和为生命抗争的表现。愤怒情绪可能造成患者与周围人的疏远，失去社会支持。因此，在此阶段，应多倾听临终患者的声音、体验其情绪，对患者的宽容和接纳是最好的照顾，帮助患者度过愤怒期。

3. 妥协期（bargaining stage） 临终患者希望延长生存时间，想方设法实现各种愿望，有些患者甚至求神占卜来换取生存机会。当患者逐渐承认疾病的事实，内心变得平静、安详、沉默不语，并期待医务人员尽力治疗，以阻止死亡的到来。一些患者会请求"要是我吃药，能让我出去参加儿子的婚礼吗？"。据报道，一位戏剧歌唱家向医生请求说："请允许我进行人生最后一次演出"。最后，她在台上讲述了她的生平、成功及不幸，一直到她虚弱无力，护士不得不请她回到自己的病房。

4. 抑郁期（depression stage） 随着患者身体状况越来越糟，逐渐意识到死亡的确定性，患者会表现为悲痛、沉默寡言、哭泣、退缩。并且希望家人、朋友常来探视，获得更多的亲情与关爱。一些患者急于安排后事，留下遗言。在此阶段，医护人员应用非语言沟通方式安慰患者、静静地陪伴、照顾患者。

5. 接受期（acceptance stage） 经过一切努力、挣扎后，患者对病情不再存在侥幸心理，逐渐接受自己生存时间有限的事实，从而变得平静。产生"好吧，既然是我，那就去面对"的心理行为反应。应该注意，患者的这种"接纳"与"无能为力""无可奈何"的无助心理具有本质的区别，患者的"接纳"是其心理发展过程中的最后一次自我超越，是生命阶段的成长。患者的"接纳"有助于患者安排后事，使其更从容地面对死亡。此阶段，患者的体力逐渐走向极度疲劳、衰竭的状态，原有的恐惧、焦虑痛苦已逐渐消失，患者渐渐转为平静，常常处于嗜睡状态，情感减退，对外界反应淡漠。

并非每一个临终患者都遵循以上五个心理反应阶段的发展规律，如否认与接受心理可反复出现，抑郁也在每个阶段都有不同程度的表现，因此，医护人员要仔细观察，悉心照料患者，针对患者不同的心理表现给予适当护理，满足其生理和心理需求，帮助患者安详地度过生命中的最后阶段。

（二）临终患者心理的影响因素

1. 人格特征 人格特征可影响一个人的认知水平、应对方式和社会支持，因此不同人格特征的临终患者，对死亡的承受能力、应对方式及心理、行为反应也会不同。

2. 疾病程度 随着治疗的进行和病情的变化，临终患者病情会发生变化。病情加重时，患者经受躯体和精神双重痛苦，会表现出悲观绝望；当患者病情稳定时，痛苦减轻，心情好转，患者又会燃起生存的希望。

3. 家属态度 家属对临终患者的态度至关重要，若能积极主动，饱含着爱与亲情去照顾患者，会让患者欣慰、满足，可提高患者的生存质量；反之，若家属对患者厌烦甚至放弃则会让患者感到雪上加霜，凄凉无助，以致加重患者痛苦程度并加快死亡的步伐。

三、临终患者的心理护理

（一）临终患者的心理评估

死亡是每个人都无法逃避的。面临死亡时，有的人能泰然处之，有的人则精神崩溃，这与人的心理调适能力有关。当医生已经确定患者将不久于人世时，医护人员所面临的难题就是，是否将真实病情告知患者。虽然死亡是最坏的消息，但若患者不知道自己即将死亡的事实，就无法安排自己生命的最后阶段。那么如何告知患者真相，并使其从知道真相后的消极情绪中解脱出来，就需要医务人员对患者进行细致的心理评估后，再决定是否告知真相。美国学者 Joyce 认为，只有当患者允许时，才能公开讨论其死亡的真相，向患者透露实情。应当何时、以何种方式向患者透露实情，需对患者进行如下几个方面的心理评估。

1. 人格特征　通过观察法、访谈法、心理测验法等判断临终患者的人格特征，性格外向型的患者，应对危机的能力较强，相对容易接受现实。

2. 认知水平　根据患者的文化程度、谈吐与表现评估其认知水平，认知水平较高者，护患沟通较容易，告知诊断时，易于理解。

3. 疾病程度　当患者病情加重，没有足够的精神支撑来完成交流过程时，可能更加无法承受得知诊断后的沉重打击。护士应及时了解患者的病情和治疗计划，选择患者病情稳定时再告知其诊断。

4. 家属态度　是否告知患者实情还要尊重家属的意愿。如果家属对实情难以接受，且最好保守秘密，一般应执行保护性医疗制度，暂时不予告知。

（二）临终患者及其家属的心理健康教育

1. 对临终患者的心理健康教育　对临终患者的心理健康教育属于死亡教育（death education）范畴，死亡教育是引导人们科学、人道的认识死亡、对待死亡的教育。死亡教育能减轻临终患者的失落感及恐惧感，缓解其心理压力和精神痛苦，使病人认识生命质量及生命价值，正确面对死亡，建立适宜的心理调适机制，从而安然接受死亡的现实，满意地走完人生的最后一段旅途。死亡教育的内容如下。

（1）树立正确的生死观：死亡是生命周期的一个阶段，是人类不可抗拒的自然规律，应帮助患者树立正确的生死观，勇敢地正视死亡。

（2）正确对待疾病：疾病危及人类的健康和生命，人类和疾病做斗争，也就是和死亡做斗争。积极的心理活动有助于提高人的免疫力，乐观向上、积极的态度是战胜疾病的良药。

（3）克服怯懦思想：勇气和信心可帮助患者克服懦弱思想，正确认识疾病、配合治疗，因此，应设法调动患者的主观能动性，让患者鼓起勇气，树立战胜疾病的信心。

（4）心理上对死亡做好充分准备：加深患者对死亡的认识，使患者逐渐接受死亡的现实，意识到时间的有限，应当珍惜剩余的时光，采取积极的人生态度，使自己的余生过得更有意义。

2. 对临终患者家属的心理健康教育　家属往往比患者更加难以接受亲属即将死亡的事实。在临终者去世前及去世后的一段时间内，其亲属将经历异常艰苦和悲伤的过程，若不能顺利度过这段哀伤期，将有损其身心健康。对临终患者家属的心理健康教育内容如下。

（1）理性面对死亡现实，合理选择治疗方案：面对即将走到生命尽头的患者，大部分亲人会黯然接受这个无奈的事实。但有些家属会对治疗抱有不切实际的期望，希望有奇迹出现。因此，医务人员要及时与临终患者家属充分沟通，说明患者情况，使其期望值回落到正常的范围，与患者家属达成共识，共同制订计划，理性地选择治疗方案，以提高生活质量为目标，一起做好患者的临终关怀。

（2）缩短悲伤过程，积极满足亲人的心愿：当家属接受了患者即将离去的事实后，面对家属所表现的悲伤和痛苦，医务人员应与家属真诚交流，给予他们真诚的同情和理解，让他们知道当事实无法改变时，与其悲伤、绝望，痛不欲生，不如平静地陪伴患者，了解患者的忧愁，帮助其完成心愿，并尽量在与患者沟通的前提下做好对丧礼和后事等的安排。

（3）正视亲人离世，顺利度过哀伤期：当亲人离去，家属最初的反应是麻木和不知所措，随之而来的是撕心裂肺的悲痛。医务人员此时对丧亲者家属健康教育的最佳方式，应该是"此时无声胜有声"。对于失声痛哭的家属，医务人员应提供恰当的时间和场所，让其能够自由痛快地宣泄悲伤之情；而对于表面坚强者，医务人员要做一个好听众，运用倾听技巧，鼓励倾诉。

总之，通过健康教育，可帮助家属理性面对亲人离世的事实，减轻危机事件对他们心理的冲击，顺利度过哀伤期。

（三）临终患者的心理护理

对于临终患者及其家属，医务人员应给予情感和心理支持，与患者及其家属建立治疗性关系，鼓励患者和家属积极应对。临终患者心理护理措施如下。

1. 临终患者病情告知阶段的护理　护士对临终患者进行病情告知前，要建立良好的护患关系。护士首先应征得主管医生同意，取得家属的支持，尽量选择患者病情相对稳定、情绪平稳、具有交往意愿及能力时进行病情的告知。病情告知方法包括主动告知和被动告知。主动告知是指有计划地选择合适的时间、地点，由合适的人员直接与患者交谈，沟通交流的气氛应轻松、和谐；病情告知时应注意患者的反应。被动告知是在和患者讨论疾病时，通过非语言信息沟通手段，如表情、语言、手势等诱导患者逐渐了解自己的病情，或使患者的猜测得到证实。告知患者诊断后，应密切观察患者反应，防止意外发生。

2. 临终患者的心理护理

（1）否认期患者的心理护理：对于否认期的临终患者，医护人员不要轻易揭穿患者的防御机制，应始终保持坦诚的态度，真诚地回答患者的询问；医护人员及家属对病情的解释与表达要一致。护士及家属应经常陪伴患者，可通过非言语沟通手段让患者时刻感受到医护人员及家人的关心，建立起对医护人员的信赖；在与患者交谈过程中逐步引导，循序渐进，使患者逐渐面对现实，正视自己的病情。

（2）愤怒期患者的心理护理：在此阶段，医护人员应多陪伴患者，保护其自尊，尽量满足其心理需求。通过倾听等途径了解患者的内心感受，允许患者以发怒、抱怨、不合作的行为来宣泄内心的不快，充分体谅患者的愤怒是发自内心的恐惧与绝望，说服患者家属，不要计较和难过，多谅解、宽容患者，帮助患者平稳度过这一时期。

（3）妥协期患者的心理护理：在此阶段，护士应引导患者积极配合治疗，减轻痛苦，控制症状。更重要的是，多安慰患者，鼓励患者说出内心的感受，满足其需求。

（4）抑郁期患者的心理护理：忧郁和悲伤对临终患者而言是正常的心理反应，医护人员要同情患者，允许其用哭泣等方式宣泄情绪；多运用倾听、非语言沟通方法给予细致入微的关怀；允许家属陪伴和亲友及同事探望，叮嘱家属控制情绪，不要将负性情绪影响到患者。此期要注意患者的安全，预防自杀。

（5）接受期患者的心理护理：护士应将患者安置在安静、明亮的单间病房，减少外界干扰，加强生活护理，尽量让家人时刻陪伴。尊重患者的信仰，保证患者临终前的生存质量，让患者安详、平静、有尊严地走完人生最后的旅程。

3. 给予临终患者家属心理支持　面临亲人即将离世，家属会出现悲伤、无奈，甚至内疚、无助心理，一些家属由于希望尽可能多的陪伴患者而容易忽略自己和家庭的需要。护士应耐心倾听家属诉说，了解其心理感受，洞悉其心理需要，肯定其对患者的付出，同时鼓励其保持平衡的生活；

可通过鼓励家属参与为患者按摩等简单的护理工作来减轻其内疚感和无助感。

当患者离世后，家属承受着巨大痛苦，其心理十分脆弱和悲痛，可产生了失落感和分离感。医务人员应做好家属的哀伤辅导（bereavement counseling），协助家属接受失去亲人的现实，聆听其家人的感受；尊重家属的风俗礼仪，允许家属陪伴尸体一段时间，做最后的道别；协助其完成哀悼的任务；可共同探讨家属在没有死者以后的生活将如何度过，安慰家属，帮助其建立强有力的社会支持系统，度过哀伤期。

第三节　慢性病患者的心理特点与护理

【案例11-3】

　　某女，58岁，退休，因2型糖尿病2年，加重1个月入住内分泌科。入院后，精神萎靡，愁苦面容，整天唉声叹气，坐立不安，自觉肌肉经常不自主的跳动，紧张焦虑，头晕，心慌，夜间睡眠不好，入睡困难，有时早醒。空腹血糖11.2mmol/L，餐后2小时血糖13.8mmol/L，其他各项检查均未见异常。护士与其交谈，患者回答："我也不知道为什么心情这样不好，感觉心里很难受，夜间睡眠不好，真不如死了算了"。经过调整降糖药，血糖控制不理想，情绪也无改善。

问题：

　　1. 该患者目前的心理问题有哪些？

　　2. 如何缓解该患者的心理问题？

分析：

　　1. 该患者出现焦虑、抑郁心理状态。

　　2. 可通过如下方法减轻患者焦虑、抑郁等负性情绪：①音乐疗法。通过聆听各种音乐陶冶性情，调整心境，治疗情绪和行为障碍，促进人格健康发展。不同的音乐有不同的作用。对头晕、疲乏无力的患者选择轻松愉快的乐曲，如彩云追月、大海等，对失眠多梦的患者选择抒情优美的乐曲，如春江花月夜、二泉映月等，对情绪低落选活泼明快的乐曲，如春来了、步步高等。对紧张、烦躁患者选择柔和宁静的乐曲，如天鹅湖组曲、舒伯特小夜曲等。音量控制在60~70分贝。②放松疗法。可通过深呼吸训练、肌肉松弛、想象放松训练等方法降低患者交感神经的活动，使肌肉松弛，心理放松，缓解心理的压力，从而减轻紧张、焦虑等负性情绪。

一、慢性病概述

　　慢性病全称是慢性非传染性疾病，不是特指某种疾病，而是对一类起病隐匿，病程长且病情迁延不愈，缺乏确切的传染性生物病因证据，病因复杂，且有些尚未完全被确认的疾病的概括性总称。慢性病主要指以心脑血管疾病（高血压、冠心病、脑卒中等）、糖尿病、恶性肿瘤、慢性阻塞性肺部疾病（慢性气管炎、肺气肿等）、精神异常和精神病等为代表的一组疾病，具有病程长、病因复杂、健康损害和社会危害严重等特点，其危害主要是造成脑、心、肾等重要脏器的损害，易造成伤残，影响劳动能力和生活质量，且医疗费用极其昂贵，增加了社会和家庭的经济负担。

二、慢性病患者的心理特点及影响因素

　　慢性病病程长、疗效慢，具有致残率、复发率、病死率高的特点。近年来，慢性病发病率呈上升趋势，发病人群逐渐年轻化。不同时期患者会产生不同应激心理反应，甚至出现心理障碍，影响患者生活质量。因此，应了解慢性病患者的心理特点，提供针对性的心理护理措施，

帮助患者康复。

（一）慢性病患者的心理特点

1. 慢性病急性发作期患者的心理特点 慢性病的急性发作往往威胁患者的生命，给患者带来措手不及的打击。该阶段患者往往经历心理休克期（shock）和心理冲突期（conflict）。心理休克期特点为在急性发作的几小时或几日内，患者相当沉静、木讷，情绪和感觉无特别变化，好像对所发生的事没有什么警觉。该期是开始建立人际关系的恰当时期。心理冲突期的特点为思维混乱、感到无助、出现恐惧、焦虑和抑郁。在急性早期，患者常表现为对死亡、疾病、新环境的恐惧感，不愿接受患病的事实，否认自己患病；不知今后该如何生活，害怕孤独，希望有人陪伴；急切想知道病情，要求医生用好药及最有效的治疗手段；性格变得多疑，常常对医务人员及家属察言观色，推断病情的严重程度；伴有失语的患者常因为不能表达自己的想法而烦躁、易激动、悲伤。在急性中后期，患者主要表现为焦虑和抑郁情绪。以脑卒中患者为例，通过对卒中不同时期的研究发现，卒中急性期抑郁发病率占25%，卒中后3个月占31%，卒中后12个月发生率降至16%，卒中后2年发生率占19%，3年时发生率又升至29%。而脑出血急性期5~9天时达55%，临床中患者常表现为焦虑、抑郁共存，抑郁往往先于焦虑发生，成为焦虑的原发病。焦虑、抑郁使患者主动康复的愿望明显降低，表现为丧失信心、绝望、不交流、回避等。同时伴有睡眠障碍、食欲减退、体重减轻、行动和思维缓慢，甚至拒绝常规药物治疗和康复训练。

2. 慢性病恢复期患者心理特点 患者急性期过后逐渐进入康复期，患者病情基本稳定，居住环境由医院逐渐转向康复中心或社区，心理上则由心理冲突期逐渐过渡为退让期或重新适应期（readapt）。患者已逐渐感到现实无法逃避，日益明显的症状、周围人们的态度与行为在时时提醒患者疾病的存在。在回避的基础上，患者不得不开始面对现实，降低原来的生活期望，搁置原来的生活计划，开始调整自己的心理状态与行为来适应患病这一现实。而患者面对身体功能障碍，在适应过程中可能产生心理问题，出现一系列行为改变，甚至发展成为心理障碍，拒绝康复、治疗。恢复期患者心理特点如下。

（1）急切心理：发病后前几个月往往是功能恢复最快时期，患者往往积极配合治疗、康复，并且对身体功能的改善充满希望，对未来充满信心。也有一些患者患病前身体健壮，康复早期对治疗、康复期望过高，急于求成，表现为急切进行康复锻炼，自己强行活动，早期试图完成难度高的动作，每次运动量大；重视基本训练，忽视应用功能训练，对恢复早期出现的共同运动和联合运动进行反复强化训练，结果产生一些误用综合征。

（2）悲观情绪：当患者身体功能恢复到一定程度后，康复速度逐渐减慢甚至停止。因此，当患者肢体、语言等功能恢复减慢，患者感到完全康复的希望破灭，继而出现悲观情绪，表现为自信心降低，郁郁寡欢，锻炼的积极性明显降低，对治疗和康复缺乏主动性，对治疗产生怀疑。情绪不稳定，时而烦躁，时而悲哀。脾气急躁，遭遇挫折时常常迁怒于家属及医务人员。

（3）依赖感增强：在康复过程中，患者受到亲人的照顾，成为人们关心、帮助的中心，部分患者因此过分依赖他人帮助和照料，认为自己生活不能自理已成事实，理应受到他人照顾，不愿做自己力所能及的事，不愿主动进行功能锻炼，甚至出现幼稚行为。此外，一些患者因生活不能自理而产生"失落感"，较轻的失落感可转变为心理上的"退行"，表现出心理的幼稚和行为的过分依赖。较强失落感的患者则可表现为挑剔、不礼貌行为等。

（4）抑郁：慢性病的康复锻炼是一项漫长的过程。在漫长的康复过程中，一些患者，尤其老年患者，对漫长的康复治疗缺乏信心，对自己行动不便、言语不清产生自卑感、无用感，不愿与人交往，导致社会活动减少；长期的照护工作不仅让患者产生深深自责感，还使照护者乃至整个家庭背负沉重负担，使患者家庭关系紧张，这些因素均可增加慢性病患者抑郁的发生率。患者可表现为心情沮丧、不愿与人交往、消沉、睡眠障碍、食欲减退，对任何事情都提不起兴趣，不积极配合治疗，消极厌世，甚至产生自杀倾向。

（二）慢性病患者心理状况的影响因素

慢性病患者的心理状况受诸多因素影响，如年龄、性别、婚姻状况、疾病进展、受教育程度、经济状况、居住情况等。有研究显示，随着年龄的增长，患者躯体功能下降，患病数目和种类增多，参与社会活动的能力下降，使得患者接触社会的机会减少，从而使他们产生负性情绪。女性患者可能比男性患者更容易形成负性心理。此外，有配偶的患者在家庭中互相关照，相互交流，共同分担，对患者的心理是一种极大的慰藉。慢性病产生的并发症及症状困扰会增加患者的心理负担。此外，研究发现，经济状况对慢性患者的心理健康也产生重要影响，经济条件好的患者心理健康明显好于经济条件差的患者，而受教育程度高，与家人同住的患者心理健康水平也较高。

三、慢性病患者的心理护理

慢性病患者的心理问题可影响患者康复效果，护理人员应及时对患者心理状况进行评估，对不同时期患者的心理特点采取针对性护理，改善患者不良心理状态，促进患者康复，提高患者生存质量。

1. 慢性病急性发作期患者的心理护理

（1）建立良好护患关系，给予信息支持：良好的护患关系是进行心理护理的重要基础。因此，应主动用安慰性语言与患者交流，介绍经验丰富的专家及先进的治疗设备，使患者对治疗康复产生信心，消除恐惧心理。对患者多使用抚摸等肢体语言，用微笑、眼神、表情向患者传递积极信息，稳定患者情绪，增加安全感；对于失语患者，可通过手势、摇铃、图片、代号、写字板等方法鼓励患者及时表达自己的需求。让患者了解身体功能障碍的原因及治疗护理措施，提高对疾病的认识，消除误解与顾虑。不宜将不良预后过早告诉患者，帮助患者尽快适应疾病状态。

（2）帮助肢体功能障碍患者早期功能锻炼：早期的功能锻炼能避免关节挛缩、肌萎缩等，减轻语言障碍，从而减少患者焦虑、抑郁情绪。急性期保持患肢功能位并定时翻身，进行肢体、关节被动活动。意识清醒、生命体征平稳1周左右可开始指导患者进行主动性功能锻炼。许多患者及家属，尤其出血性脑卒中患者担心早期功能锻炼会使疾病复发，此时要及时消除患者及家属对早期锻炼的误解和担忧，说明早期康复锻炼的重要性，和患者、家属一起制订康复计划，指导患者正确进行早期康复锻炼。此外加强基础护理，对体重减轻的患者加强饮食指导和营养支持，有效处理患者睡眠障碍及不适感。

（3）心理疏导与情感、社会支持：对于否认、对抗自己病情的患者使用合理情绪疗法，让患者能理性地面对疾病；对于感到强烈不安的患者，尽量陪伴，鼓励患者倾诉或陪其聊天；对于持续焦虑的患者，安慰患者不必担心。启发、鼓励、劝导患者保持乐观的情绪，引导患者发泄消极情绪。鼓励患者的亲属、朋友多与其沟通，共同给予患者及家属经济、生活上的帮助。指导家属直接参与患者的生活护理及康复训练，让患者充分感受到亲情及家庭的温暖。

2. 慢性病恢复期患者的心理护理

（1）提高患者自护能力：慢性病患者通过对急性发病期间症状的控制后，病情处于基本稳定阶段，但这并不意味着治疗过程的结束。绝大多数患者在出院后都需要在家继续用药，进行康复锻炼，而这一切又都是建立在患者良好的遵医行为和有效的自我护理基础之上。护士应多鼓励安慰患者，调动患者的主观能动性，激发患者参与肢体功能锻炼的愿望；及时为患者和家属提供健康教育的知识，传授维护健康和保持病情稳定的方法，指导患者正确合理用药，细心观察患者，及时发现患者的微小进步并给予表扬，最大限度地调动患者的自护潜能，鼓励他们积极参与健康维护，完成自我照顾。

（2）加强社会支持：研究表明，社会支持不仅有利于慢性病患者各种心理障碍的恢复，也对患者的康复有重要影响。应加强患者各个方面的社会支持，包括：①医务人员对患者的支持。医生、护士、理疗师是患者康复锻炼的指导者，应引导、督促患者完成康复计划，对患者进行动态评估，不断完善治疗、护理方案。②加强患者间的支持。有意识的收集有关康复较好的患者资料，让病友间分享一些成功经验，给患者树立良好榜样。让患者与患者间相互支持、鼓励，这种有相似经历的人之间的现身说法更容易让患者受到鼓舞，树立战胜疾病的信心。③加强构建患者社会支持网络。了解患者的亲属、朋友圈，选取与患者关系最密切、对患者影响最大的亲朋好友进行健康教育、心理辅导，让他们对患者产生积极的影响；争取他们的合作，共同恢复患者的生活信心；鼓励患者培养爱好、兴趣，并参加一些社会活动，有条件者可以指导患者参加一些心理支持和健康教育小组活动，以满足患者的平等和参与的心理需求。

（3）减轻患者负性情绪：可通过如下方法减轻患者焦虑、抑郁等负性情绪，改善患者心理状况，促进神经功能恢复。①音乐疗法。通过聆听各种音乐陶冶性情，调整心境，治疗情绪和行为障碍，促进人格健康发展。不同的音乐有不同的作用。对头晕、疲乏无力的患者选择轻松愉快的乐曲，如彩云追月、大海等，对失眠多梦的患者选择抒情优美的乐曲，如春江花月夜、二泉映月等，对情绪低落选活泼明快的乐曲，如春来了、步步高等。对紧张、烦躁患者选择柔和宁静的乐曲，如天鹅湖组曲、舒伯特小夜曲等。音量控制在60～70分贝。②放松疗法。可通过深呼吸训练、肌肉松弛、想象放松训练等方法降低患者交感神经的活动，使肌肉松弛，心理放松，缓解心理的压力，从而减轻紧张、焦虑等负性情绪。

第四节　手术患者的心理特点与心理护理

【案例11-4】　　　　　　不愿失去乳房的女人

　　江某，31岁，在一家跨国公司担任部门经理。6个月前洗澡时发现左侧乳房外上限有黄豆粒大小的肿块，无痛，质地中等硬度，以为是良性包块，便没有在意。近2个月来，她感觉肿块明显增大，达到了蚕豆大小，仍然无痛。在网上搜寻乳房包块的信息后，江某担心自己患癌症，决定去医院就诊。B超显示"左侧乳房实质性占位病变，考虑癌症的可能性大"，此刻，江某感到震惊，头脑模糊，其姑妈4年前因乳腺癌接受手术和化疗且最终离开人世的情景，又浮现在眼前……。当晚，江某整夜未眠，第二天便住进了一家省级医院外科病房。

　　江某的丈夫是一位教师，3岁的女儿活泼可爱，家庭幸福美满。江某非常害怕手术会改变她性感的体形，失去作为女人的吸引力，影响家庭生活及婚姻质量。江某认为乳房切除后，自己就不像一个女人了。虽然医护人员告知其手术的必要性，但江某不同意手术治疗，坚决不愿意切除自己的乳房。夜晚江某心情紧张，对手术充满恐惧和担忧，辗转难眠。

问题：

1. 江女士术前主要心理问题是什么？

2. 如何实施心理护理？

分析：

1. 江女士术前的心理问题　得知可能患上乳腺癌后，感到震惊，勾起了对其姑妈因乳腺癌而死亡这一痛苦往事的回忆，令其恐惧感倍增。入院后，江女士担心手术对体像及生活造成不良影响从而拒绝手术治疗，出现紧张、恐惧、焦虑、睡眠障碍等一系列问题。

2. 心理护理

（1）介绍乳腺癌相关知识、治疗方法及其预后，使其明白手术治疗的必要性。说明乳房切除导致的体像改变，可以通过使用义乳及外科整形加以弥补，从而提高手术治疗的依从性；讲解心理社会因素与癌症发生发展及预后的关系，纠正江女士对乳腺癌的不良认知，克服恐癌心理，树立抗癌信心。

（2）介绍乳腺癌手术相关信息，做好术前心理准备。向江女士详细介绍病房的环境及生活作息制度，消除陌生感；介绍主管医生护士的业务水平和以往手术成功的经验；介绍所需治疗费用、手术前各项检查的目的、麻醉方式、手术过程、术中配合方法和术后的注意事项，消除对手术治疗的疑虑。

（3）采用支持性心理治疗技术及行为治疗技术，减轻或消除其恐惧和焦虑。采用倾听、解释、保证、共情、指导、安慰及鼓励等支持性心理治疗技术，还可教江女士腹式深呼吸，帮助其宣泄负性情绪，给予心理支持；邀请成功接受乳腺癌手术，即将出院的患者，进行"现身说法"，使其能以积极的心态迎接手术。

（4）强化社会支持。护士积极向江女士的丈夫提供乳腺癌手术的信息，鼓励他给予妻子精神及情感支持，增强抗病信心。

（5）术前晚，可遵医嘱给予镇静安眠药物，保证术前充足的睡眠。

一、手术患者概述

手术为有创性治疗手段，可导致人体组织损伤、出血、疼痛、术后组织器官功能丧失或产生并发症，患者的社会角色功能及生存质量可能受到影响，这些对患者而言是强烈的心理应激，常导致患者在手术前、手术中、手术后各个阶段出现各种各样的心理反应，严重者将直接影响手术效果及术后康复。因此，护士应了解手术患者的心理特点，采取有效的心理护理措施，减轻或消除患者的负性心理反应，帮助其顺利渡过手术难关及取得最佳康复效果非常重要。

二、手术患者的心理特点及影响因素

患者在手术前、手术中及手术后各个阶段会产生不同的心理反应，其心理特点各异，并受到诸多因素的影响。

（一）手术前患者的心理特点及影响因素

1. 手术前患者的心理特点 术前患者常出现恐惧、焦虑和睡眠障碍等问题。患者可表现为忧心忡忡、紧张不安、焦躁、失眠多梦，有的因过度焦虑而出现胸闷、心悸、气促、胸痛、手发抖、坐立不安、出汗等身心反应，90%以上的患者会产生恐惧和焦虑。

研究表明，术前焦虑水平与术后疼痛的程度、镇痛药的用量及住院时间呈正相关。择期手术和急诊手术所引起的患者心理反应不尽相同。择期手术的患者，会随着手术日期的临近，对手术的恐惧与日俱增。严重外伤患者在接受急诊手术时，因面临死亡威胁，患者有强烈的求生欲望，对手术的恐惧退居次要地位，大多能以合作的态度等待手术。

2. 手术前患者心理的影响因素 ①患者可因不适应住院环境，对手术和麻醉过程不了解，大多会担心术中疼痛、出血过多、发生麻醉意外、手术失败、术中死亡而顾虑重重、紧张、恐惧及焦虑。前列腺切除术、子宫切除术的患者因担心性功能及婚姻质量遭受影响而焦虑；结肠造口术患者因担心生活方式及体像改变而烦恼；面部手术的患者因担心手术影响容颜而紧张焦虑。②对医师的技术水平不信任，对医护人员过分挑剔，或医护人员曾有过不良的言行态度，或者患者曾经历过失败的手术，均可导致患者不同程度的恐惧及焦虑。③其他原因：部分患者会担心大手术将增加家庭经济负担，如器官移植手术的费用较高，术后还需长期使用昂贵的免疫抑制剂；有的患者担心手术影响其家庭生活、工作及学习而紧张焦虑；对血液和医疗仪器设备恐惧，如在封闭的磁共振成像设备里可能诱发幽闭恐惧症，10%～21%的患者对注射器恐惧。

此外，患者的人口社会学因素，如年龄、性别、文化程度、经济状况、人格特征、应对方式等可影响其术前焦虑反应的程度。少年儿童及老年人的术前焦虑反应较重；文化程度高的患者想法及顾虑可能更多；经济状况差的患者，焦虑情绪较重；性格内向、情绪不稳定、多愁善感及既往有心理创伤史，如早年母子分离、受他人虐待、人际关系不良的患者较易出现焦虑反应。

有的学者研究了术前焦虑与手术结果的关系。Janis（1958）发现术前焦虑程度与术后效果存在着倒"U"字形的函数关系：术前焦虑水平很高或很低的患者，术后的身心反应重且恢复缓慢；术前焦虑水平适中的患者，则术后恢复效果最好。术前焦虑水平低或没有焦虑的患者，因采取了回避和否认的心理应对机制，对手术的危险性、术后并发症的可能性及术后康复的困难缺乏应有的心理准备，一旦面临不尽人意的现实时，则无法应对，诱发负性心理反应，影响术后的康复。而术前患者高水平焦虑能降低其痛阈及对疼痛的耐受性，患者在术中及术后感受到更加强烈的疼痛及心理上的痛苦，导致其对手术效果感觉不佳。术前焦虑水平适中者，在心理上能够对手术及其带来的相关问题有正确的认识及充分的心理准备，能较好地适应手术及术后各种情况，使其术后感觉较好，躯体恢复较为顺利。研究显示，术前焦虑与术后焦虑、疼痛程度及术后恢复存在线性关系，即术前焦虑水平高的患者，术后疼痛更明显，机体康复的速度较慢。

（二）手术中患者的心理特点及影响因素

1. 手术中患者的心理特点　术中患者的心理反应主要是紧张和恐惧。手术室环境对患者是陌生的，部分患者在手术台上等待手术的过程中，会产生强烈的恐惧感，担心自己的生命安危，惧怕自己不能下手术台。局部麻醉和椎管内麻醉的患者，手术过程中一直处于清醒状态，其注意力大多集中于手术过程的各种信息上，他们可以听到手术器械的碰击声、医护的话语，能感受到内脏的牵拉，他们可从医护人员的对话信息，去猜测自己病情的严重程度及手术进展是否顺利。术中微小变化都能影响清醒患者的心理状态。医护人员不恰当的语言可对患者造成不良心理暗示，促发患者紧张恐惧。

2. 手术中患者心理的影响因素　非全麻的患者，手术中其心理的影响因素包括医护人员的态度、医护人员的不良言语暗示、体位不舒适、手术不顺利、手术室的气氛、仪器设备及器械的声音等。

（三）手术后患者的心理特点及影响因素

1. 手术后患者的心理特点多数患者在被告知手术顺利完成后，大都会有疾病痛苦解除后的轻松感，庆幸渡过手术难关，能积极配合治疗和护理。有的患者手术后因疼痛、部分生理功能丧失或体像改变、手术效果不尽如人意、生活不能自理，可产生较多心理问题。常见的术后心理问题如下。

（1）意识障碍：手术所致创伤、失血、电解质紊乱、内分泌失调、继发感染等因素均可诱发术后意识障碍的发生。患者多在术后2～5天出现意识混乱或谵妄，一般可在1～3天消失。轻者表现为定向不全、理解困难、应答缓慢、近事记忆障碍；重者可出现恐惧、激动不安、错觉、视幻觉、被害妄想，甚至可发生意外伤人或自伤。老年人接受髋部骨折复位术、胃肠手术、冠状动脉旁路移植术等，术后谵妄较为常见。

（2）抑郁状态：多见于颜面手术、眼球摘除术、乳房、子宫、卵巢、睾丸切除术、截肢及器官移植术的患者。患者因术后容貌、性功能改变，体像、躯体的完整性遭到破坏，因心理丧失感而出现抑郁、焦虑等情绪反应，表现为悲观失望，自我感觉欠佳，活动减少，睡眠障碍，自责自罪，有的患者可产生自杀念头，甚至有自杀行为。

（3）持续疼痛：当麻醉药物的效果消失以后，患者开始出现切口疼痛。一般而言，手术伤口愈合后，疼痛即可消失。如果患者在手术成功、伤口愈合良好的情况下，疼痛持续存在数周或更长时间，且不能用躯体情况解释时，即为术后不良心理反应。患者术后持续疼痛的原因可能是由于手术与疼痛使其在心理或物质方面有获益，如因病得到较长时间的休假、家人的关注，哌替啶等成瘾药物的使用可使其疼痛在无意识中保持下去。

（4）精神疾病复发：有抑郁症、焦虑症、精神分裂症、双向情感障碍等精神疾病的患者，可因不能承受手术的严重应激与压力，而导致精神疾病复发。

2. 手术后患者心理的影响因素

（1）心理社会支持不足，不能有效缓冲手术带来的心理压力，可导致负性心理的产生。

（2）手术是否顺利或成功。如果术中大出血、肿瘤包块未能切除、病理结果为恶性等，则会加重患者的心理负担。

（3）发生了术后并发症、持续存在疼痛等不适症状、康复不理想。如发生了术后切口感染、切口裂开、出血、肺炎、深静脉血栓形成等并发症，恶心、呕吐及腹胀及疼痛等症状长时间不能消除，性功能受到影响，体像改变，身体长久未能康复，都可影响患者的心理状态。

三、手术患者的心理护理

护士可采用观察法、访谈法及问卷调查法对患者的心理状态进行评估，对现存及潜在的心理问题进行干预，从而减轻患者的应激反应，提高心理应对能力，使其顺利渡过手术期，快速康复。患者术后的功能结局，即生活质量受多种因素的影响，如患者及家属为手术所做的准备是否充分、术前恐惧与焦虑的识别及处理、手术期间对医护团队的信任程度、对疼痛有效控制及术后谵妄等问题的发现和处理。因此，手术患者的心理护理尤须重视对上述问题的识别与干预。

1. 手术前患者的心理护理

（1）提供手术相关信息，做好术前心理准备：患者入院后，护士应热情接待，详细介绍病房的环境及生活作息制度，听取他们的意见及要求，消除陌生感，建立良好护患关系；介绍医护人员的业务水平和以往手术成功的经验；及时向患者及家属提供有关手术的信息；介绍选择手术治疗的必要性、手术费用、术前各项检查的目的、麻醉方式、手术的大致过程、术中配合方法及术后注意事项，使其做到知情同意，增强手术信心及治疗依从性。

（2）给予积极心理支持，消除恐惧及焦虑：针对患者术前紧张、恐惧、焦虑的心理，采用共情、倾听、解释、指导、保证及鼓励等支持性心理治疗技术，给予患者强有力的心理支持。

对于术前焦虑较为严重的患者，可采用行为控制技术。①示范法：可采用播放视频或现身说法的方式，让患者学习手术效果良好的患者克服术前焦虑及恐惧的方法，增强信心，以积极乐观的心态应对术前焦虑等不良情绪。②放松训练：采用腹式深呼吸法、渐进性肌肉松弛训练法，帮助患者减轻恐惧及焦虑。③催眠暗示法：护士通过采用正性暗示语来增加患者的安全感，降低恐惧、焦虑的程度。④认知行为疗法：患者对手术的认知直接影响其术前焦虑的程度，可通过帮助其改变认知偏差，来减轻或消除焦虑反应。

（3）强化社会支持，缓冲心理应激：手术患者十分需要医护人员、亲朋好友的关心与支持，因为良好的社会支持能增强患者抗病的信心，帮助减轻或消除负性心理。护士可通过与患者家属沟通、行为评估等方式，了解患者社会支持状况，如社会支持的来源，与家人及朋友的关系、经济状况等。积极向患者家属和朋友提供疾病与手术的相关信息，鼓励并指导他们在精神、心理、情感、经济诸方面给予大力支持，使患者获得温暖、信心与力量，从而减轻术前焦虑。

（4）创造良好的病室环境，保证术前患者充足的睡眠：应提供整洁、安静、舒适的病室环境，益于患者休息。对于过度紧张焦虑的患者，必要时遵医嘱给予抗焦虑、镇静安眠药物。

2. 术中病人的心理护理　患者进入手术室后，护士应给予亲切问候、热情接待。主动介绍手术室的环境、先进医疗仪器设备、经验丰富的主刀医师及麻醉师、术中配合的方法，减轻患者的恐惧心理，增强对手术的信心。手术室应保持安静、整洁、床单无血迹，手术器械需掩蔽。医护人员谈话应轻柔，遇到突发情况需冷静，切忌大喊大叫，以免对患者产生消极暗示，令其紧张。当患者在清醒状态下手术时，医护人员避免说令病人恐惧、担心的话，如"大出血"、"血压很低"、"广泛转移"等；不谈论与手术无关的闲话或取笑患者的话。对于做病理切片检查、等待检查结果以决定后续手术方案的患者，医护人员应给予安慰。巡回护士应始终陪伴在患者身旁，密切观察其病情变化及心理反应，对于精神紧张者，应指导进行深呼吸，以分散注意力。

3. 术后患者的心理护理

（1）及时反馈手术信息：等待患者麻醉苏醒后，护士应告知手术顺利完成并达到了预期目的，令其放心。应向患者传达有利信息，给予安慰及鼓励。若病情许可，把切除的病灶给患者及家属看，使其认识到病根已切除。对于手术过程不顺利或病灶未能切除者，一般先告诉家属，选择适当的时机与方式告知患者。

（2）处理术后疼痛等不适：患者术后疼痛强度不但与手术部位、切口方式和镇静剂应用情况有关，而且与个体的疼痛阈值、耐受能力、对疼痛的经验等有关。一般而言，患者意志薄弱、烦躁、噪声、强光等可加剧疼痛。护士应告知患者术后疼痛的规律：即术后 24 小时切口疼痛最明显，2～3 天后可逐渐缓解，使患者做好充分的心理准备。护士可通过患者的表情、姿势等非语言表达方式观察疼痛情况，鼓励患者用语言表达疼痛。指导患者采用非药物措施，如听音乐、数数字、放松技术等方法分散注意力，减轻疼痛。患者疼痛难忍时可遵医嘱使用止痛剂。

（3）帮助患者克服抑郁、焦虑等负性情绪：观察患者的心理反应，鼓励患者表达自己的感受，对其术后情绪烦躁、抑郁、焦虑及失眠等问题，应妥善处理。术后患者出现抑郁及焦虑的原因之一，是其评价疗效的方法不当所致。多数患者往往将自己的病情与同病室做过相同手术的患者比较，与网上查询到的资料进行比较，或者是与自己手术前对术后疗效的期望相比较，导致其心理落差较大，自我感觉不良，甚至产生悲观、失望心理。护士应指导患者评价疗效的正确方法：即根据自身的病情特点、手术情况、手术后检查情况来评价，理解疾病与治疗的个体差异，使其认识到自己正处于康复之中。此外，还需强化患者的社会心理支持系统，鼓励其亲朋好友勤探视，帮助患者克服消极情绪。

（4）鼓励患者做好出院的心理准备：多数患者伤口拆线后即可出院，但因其生理功能未完全恢复，护士应向患者进行出院后有关饮食、活动锻炼、心理调适、定期复查等方面的健康教育，帮助其做好出院的心理准备。注重对手术导致生理功能受损、残疾、体像改变等患者的心理支持，如截肢、卵巢、子宫切除、肠造口、气管切开等患者可导致其心理上的重大创伤，护士应给予同情和安慰，使他们树立信心，勇敢、乐观地面对现实，配合后续治疗，尽快恢复生活自理与工作能力。对角色行为强化、害怕失去家人的呵护、生活自理能力部分丧失、不愿回归社会、对自我能力怀疑或是变得过分依赖的患者，护士应帮助其正确认识疾病的转归，鼓励患者参与自我护理，教育家属不要在患者面前过于关注病情，与患者共同制订活动计划，调动患者的主观能动性，帮助患者转换角色，顺利出院。

【相关链接】　　　　　　　　　　　　体像与手术

体像是关于人身体的内在心理体验，既有神经科学基础，也受既往生活事件、人际交往的影响。所有感觉都参与体像的形成，而触觉和运动觉则是最重要的。在人的一生中，体像不断发展变化，儿童期及青少年期的变化相对而言更持久。人体适应身体的变化，如衰老、创伤和手术导致的改变，需要个体的积极努力才能实现。在三个重要的外科领域，体像对患者的结局很重要：如截肢和幻肢痛现象；创伤或手术后的体像改变；肥胖症外科患者中的体像关注。

创伤或手术后体像会发生明显变化。在大面积深度烧伤病例中，导致皮肤及外貌改变、关节畸形，患者需要艰难地适应并将变化重新整合成新体像。然而，该整合的难易程度受患者病前适应能力和发育阶段的影响比受实际烧伤的体表面积影响更大。术后体像的变化中，手术类型可能影响体像的结局。例如，经腹腔子宫切除术者因腹部留有手术瘢痕，比经阴道子宫切除术者对体像的不满意度更高。

骨盆手术常导致患者疼痛、体像改变、活动受限，患者担心出现性功能及生殖功能改变，产生心理痛苦、性生活适应困难等问题。

造瘘患者既面临躯体方面的问题，也面临心理社会方面的问题。患者因造瘘导致的生活方式、自我形象的改变而烦恼、焦虑。造瘘所带来的功能失调、皮肤受损、肛周伤口愈合不佳均可增加患者的心理负担，甚至影响身份认同；粪便意外漏出或恐惧意外漏出，可限制患者的活动或旅行，使其产生愤怒、抑郁和焦虑心理。通过健康宣教、帮助患者接受体像改变、给予强有力的社会心理支持，能提高患者结肠造口术后的心理应对能力和适应能力。

资料来源：James L. Levenson 主编，吕秋云主译.心身医学，北京：北京大学医学出版社，2010：610-617。

第五节　急危重症患者的心理特点与心理护理

【案例 11-5】

　　陈婆婆，74 岁，患有冠心病、糖尿病、高血压、脑卒中。因吸入性肺炎，急诊入住 ICU。陈婆婆呼吸困难、口唇发绀、高热、轻度休克、高血糖，给予心电监护、药物治疗、插胃管鼻饲。入院后，患者烦躁不安，不停地呻吟；ICU 陌生的环境，频繁吸痰、输液、翻身、抽血，使其感到紧张、痛苦及焦虑；监护仪不时的报警声、邻床患者的叫喊声令其心烦意乱、难以入睡；胃管、输液管、尿管及监护仪导联线使其动弹不得；家人不能在身边陪伴，使其倍感孤独、无助及忧郁。陈婆婆担心自己住院会增加家庭经济负担，害怕自己会死在医院。每天下午家人探视时，其总是要求出院。入院第四天，患者接受了气管切开术；家属看到患者危重而虚弱的样子，伤心得流下了眼泪，这加重了陈婆婆紧张恐惧的心理；护士通过写字板与其沟通，发现其不知道自己的名字是什么？不知道自己在哪里？不知道现在是白天还是夜晚。

问题：

　　1. 陈婆婆有哪些心理问题？

　　2. 陈婆婆心理的影响因素是什么？

　　3. 护士应如何对陈婆婆进行心理护理？

分析：

　　1. 陈婆婆的心理问题　烦躁不安、紧张、恐惧、焦虑、睡眠障碍、孤独、无助、忧郁、定向力障碍。

　　2. 陈婆婆心理的影响因素

　　（1）疾病因素：陈婆婆患吸入性肺炎且合并多种慢性疾病，伴有高热、呼吸困难、缺氧等，被急诊收入 ICU，缺乏足够的心理准备，难以适应患者角色的转变，担心住院增加家庭经济负担，害怕死亡。此外，病情危重，陈婆婆出现定向力障碍。

　　（2）环境因素：ICU 陌生的环境使陈婆婆产生较大的心理压力；监护仪器的报警声、其他患者的叫喊声令他心烦意乱、无法入睡；没有家人陪伴，使陈婆婆感到孤独、无助和忧郁。

　　（3）治疗因素：持续心电监护、频繁吸痰、输液、翻身、抽血、血糖监测，给陈婆婆带来诸多不适及痛苦，使其紧张、焦虑；胃管、输液管及监护仪导联线使其无法翻身，产生强迫静卧和被束缚的感受；气管切开使其无法用语言进行沟通，以上情况均可令她产生紧张、恐惧及焦虑等。

　　3. 心理护理措施

　　（1）减轻或消除负性心理，稳定情绪：①针对陈婆婆存在着烦躁不安、紧张、恐惧、焦虑、睡眠障碍、孤独、无助、忧郁、定向力障碍等问题，医护人员应热情接待，主动向她介绍主管护士及医生的情况和监护室的环境，说明入住监护室的必要性与暂时性，解释监护仪器的使用目的及使用中可能发出的响声，使其熟悉环境、理解医护操作程序，从而消除紧张、恐惧及焦虑心理，配合各项治疗。②观察陈婆婆的临床症状及心理状态，沉着冷静、熟练地进行救治，不可在陈婆婆面前显得手忙脚乱，以良好的言行举止赢得信任，使其产生安全感。③加强沟通，给予积极心理支持。观察其面部表情、手势与身体姿态，及时了解和满足其心理需要，医护人员可使用护患交流本，通过书写与其沟通。对老年人进行沟通时，说话的声音大些。给予陈婆婆安慰、支持及鼓励，增强抗病的信心，减轻对环境及死亡的恐惧心理。勿在陈婆婆面前谈论病情，不说暗示病情危重的言语。④安排家属探视，减轻陈婆婆的孤独感。向家属介绍病情及治疗与护理方案，令其放心。探视前，告知他们不要在陈婆婆面前流露悲伤、绝望的情绪，交流内容不涉及治疗费用问题，多谈及正面和积极的信息，以免增加其心理负担。鼓励陈婆婆安心治疗，不需过多担心治疗费用问题。

（2）改善监护室的环境：在陈婆婆视野范围内安置时钟和日历，使她能确定白天黑夜，保持时间观念，使她重新获得定向力。应注意使陈婆婆保持白天清醒、夜间睡眠的习惯，尽量将干预性的操作安排在白天老人清醒时执行，减少因治疗的随机性而经常打搅她。在进行护理操作时，做到走路轻、说话轻、操作轻、关门轻，将噪声降至最低。

一、急危重症概述

急危重症患者是指发病急、病情重，需要紧急抢救的患者，如心脏骤停、呼吸功能衰竭、心脏功能衰竭、肾衰竭、多器官功能衰竭、休克、大出血、脑疝、各种急性中毒及意外造成的严重躯体损伤的患者。急危重症患者面临生命危险，需要立即诊治及抢救，患者因面临强烈的应激，大多缺乏足够的心理准备，会产生复杂的心理反应。在救治的过程中，虽然急诊抢救室、重症监护室均拥有先进的医疗仪器设备、训练有素的医护人员，患者能得到及时救治，但仍有 50%的患者在监护期间产生不良心理反应。因此，医护人员在抢救患者生命的同时，还需关注其心理状态，给予有效的心理护理，提高抢救成功率，促进其康复。

二、急危重症患者的心理特点及影响因素

意识清醒的急危重症患者，由于起病急，来势凶猛，加之患者没有足够的心理准备，处于严重应激状态，心理反应剧烈而复杂。不同病种急危重症患者的心理反应具有以下共性特点。

1. 恐惧、焦虑 大多发生于患者初入院或进入监护室后 1～2 天，患者因生命垂危，常出现明显的恐惧、焦虑、睡眠障碍，严重者可有惊恐发作或出现幻觉、妄想等精神病性症状，这是原始心理防御机制及合理的心理反应。如急诊入院病人因突然离开熟悉的环境和亲人，面对陌生而紧张的环境，可产生"分离性焦虑"；急性心肌梗死的患者则可因持续剧痛而产生濒死的极度恐惧、惊慌失措。伤残病人，因身体完整性受损，担心影响日后的工作、学习及家庭生活，易产生"阉割性焦虑"。

患者产生恐惧、焦虑的原因：①疾病因素，疾病来势凶猛、伴随症状明显（如发热、疼痛、呼吸困难、恶心、极度疲乏无力等），给患者带来难以忍受的痛苦与不适，患者毫无心理准备，担心抢救不及时，危及生命安全，产生恐惧死亡的心理。此外，急性病骤然改变了患者的生理、心理及社会生活状况，使其难以快速适应患者角色的转变等，均可导致恐惧与焦虑心理。②环境因素，患者进入急诊抢救室或重症监护室，因环境特别，会产生很大的心理压力。监护室与外界隔离，不允许家属时刻守护在床旁，其余患者也是危重症，他们面对的是天花板、监护仪、除颤器、呼吸机、输液装置和吸氧用具等；看到的是医生护士严肃的表情；听到的是单调而持续的仪器工作声、仪器的报警声，医护人员的谈话声及其他患者的痛苦呻吟声。持续 24 小时的监护及照明，频繁的治疗护理，均可干扰患者的睡眠，使患者没有完整的睡眠周期。有学者报道，50%的患者认为医护人员关心的不是患者本身，而是他们床旁监护仪器数据的变化情况，使患者有备受冷落的感受，尤其是全喉切除及气管切开等建立人工气道的患者，由于不能通过语言与医护人员直接进行沟通，他们的孤独感更加严重。③治疗因素，由于诊治的需要，患者往往在短时间接受许多不熟悉或痛苦的医疗护理操作及特殊检查，如动静脉插管、放置胃管及尿管、X 线检查、B 超检查、血气分析等，给患者带来诸多不适；此外，停用呼吸机，因身上的插管多产生的被束缚感等因素，都可使患者感到紧张、恐惧、焦虑。

2. 否认 患者进入监护室第 2 天后，可出现否认心理，第 3～4 天达到高峰。有的患者否认自

己有病，有的患者承认自己患病的事实，但否认入住监护室的必要性。调查显示，约 50%的急危重症患者可出现否认心理。患者短期的否认可缓解过度紧张、恐惧及焦虑心理，对其心理具有保护作用，若否认心理长期存在，则不利于其进入患者角色，适应疾病过程，影响治疗依从性。

3. 孤独、抑郁 约30%的患者于入住监护室的第5天后可出现孤独、抑郁心理等情绪反应。产生的原因包括：患者接受了病情危重的事实，认识到疾病预后不好，身体状况、社会功能受损无疑，对治疗前景悲观；与外界隔离，家属探视的时间有限，同室病友之间因病情严重缺乏交流；医护人员因工作繁忙与其谈心的时间较少，均可使患者出现孤独、沮丧、悲观及抑郁，有的甚至产生自杀观念。如有的患者因担心生活自理能力丧失，再也不能重返工作岗位，经济收入减少而忧虑；有的患者因创伤导致肢体瘫痪、截肢、脏器摘除或毁容等而出现抑郁。有的患者因监测和治疗需要连接着多根导联线、留置多根导管，如安插吸氧管、鼻饲管、气管插管、持续性静脉通道、导尿管等，产生捆绑感及无助感。

4. 愤怒 患者因突发外伤导致病危，大多感觉委屈及愤怒；患不治之症的患者会抱怨命运不公平而愤怒；持续疼痛剧烈者也易产生愤怒情绪。患者主要表现为敌意、烦躁、行为失控，吵闹哭泣、寝食难安等。

5. 依赖 患者在重症监护室里的一切活动都由医护人员辅助，独立性下降，依赖性增高。有的患者经过救治后，病情稳定，转危为安，允许转出重症监护室时，患者因习惯了监护室的环境，高科技医疗仪器设备及特殊治疗护理带来的安全感，对医护产生了依赖，担心普通病房医疗设施不够好，如果疾病再次复发时，不能得到及时救治，因此不愿意撤离ICU。

三、急危重症患者的心理护理

（一）急危重症患者的心理评估

护士可通过观察、问卷测评、访谈等方法评估急危重症患者的心理状态，了解患者的意识状态、情绪状况、感知能力、应对方式、社会支持状况、既往心理健康情况；评估疾病对患者未来的生活、学习及工作的影响；确定患者有无谵妄、否认、焦虑、抑郁、孤独、依赖等问题，为实施有效的心理护理提供科学依据。

（二）急危重症患者的心理护理

1. 减轻或消除负性心理、稳定情绪 负性心理可增加患者病情复发、恶化的可能性，影响康复，应针对患者存在的恐惧、焦虑、抑郁、愤怒等负性心理采取以下有针对性的心理护理措施：①热情接待新入住监护室的急危重症患者，介绍主管医生护士的情况和监护室的环境，说明入住监护室的必要性和暂时性，解释监护仪器使用的目的及使用中可能发出的响声，使其熟悉环境、了解各种医护操作程序，减轻或消除紧张、恐惧及焦虑，积极配合治疗及护理。②密切观察患者病情和心理状态，发现问题应及时处理，沉着冷静、有条不紊、熟练地进行救治，以良好的言行举止赢得患者信任，使其产生安全感。③加强护患沟通，建立良好的护患关系，给予其强有力的心理支持，同情、安慰和鼓励患者，增强其抗病信心与勇气。避免在患者面前谈论病情，勿说暗示患者病情危重的话语，如"通知家人准备后事"，"今天病情更重了"，勿谈论以往救治失败的例子，从而避免其情绪波动。对气管切开、气管插管应用机械通气及其他语言沟通有困难的患者，可通过观察其面部表情、手势及身体姿态，及时了解和满足患者的心理需要，还可通过书写与患者沟通。对自杀未遂的患者，切勿嘲讽、讥笑，更不能当作饭后的谈资。对肢体伤残的患者，要主动给予关爱和鼓励，调动其主观能动性，积极配合治疗，促进康复。④针对愤怒的患者，护士应理解其有敌意的、冲动的言行，不训斥患者，鼓励其合理宣泄情绪，缓解心理压力。⑤安排家属定期探视患者，介绍患者的病情及治疗护理计划，使其放心。探视前，告知家属不要流露悲伤、绝望的心理，交流内容不涉及治疗费用问题，多谈及正面和积极的信息，避免增加其心理负担。

2. 应对否认心理 一般而言，对患者短时间存在的否认，可不予纠正。如果患者长时间存在否认，应积极应对。由于疾病导致的危机并不因患者的否认而消失，反而可能蔓延和加深。护士应向患者说明入住监护病室对于救治及康复的必要性，鼓励其接受和积极面对患病现实，结合认知疗法，纠正其认知偏差，提高治疗依从性，积极配合救治。

3. 减轻或消除依赖心理 部分患者易对监护室环境和医护人员的特殊治疗与照顾产生依赖心理。一方面，依赖虽有助于提高患者的遵医行为，然而过度依赖不利于调动其主观能动性，影响康复。对即将撤离监护病房的患者，医护人员要向其说明：因已经度过了危险期，没有必要继续留在监护室，可以转到普通病房继续治疗，同时保证在普通病房也有良好的救治条件，消除其顾虑。条件允许的情况下，逐渐减少患者在监护室所受到的特殊照顾，为其顺利转出监护室做好心理准备。

4. 改善监护室的环境 应采用柔和的灯光，避免光线直射患者的眼睛，夜间灯光调暗淡些。可在患者视野可及的范围内安置一个时钟和日历，使其能确定白天黑夜，使其能保持时间观念，帮助患者重新获得时间定向力。尽量将干预性的操作安排在白天患者清醒时执行，减少由于治疗的随机性所致的打搅患者，使患者保持白天清醒、夜间睡眠的习惯。护士在进行护理操作前，对清醒的患者应给予解释，并做到操作轻、走路轻、说话轻、开关门轻，将噪声降至最低。

【相关链接】 **ICU 综合征**

　　Mckeyney 于 1966 年提出"ICU 综合征"的概念。处于 ICU 特殊及令人生畏的环境、异样的声音、睡眠缺乏、被束缚感，加之疾病和治疗的影响，可使患者进入"意识的改变状态"（altered states of consciousness），从而引起认知缺陷（包括定向障碍、记忆和判断力受损、谵妄、不能集中注意力）和情绪波动等。这种意识的改变状态有时很像急性精神病状态，因为它可引起妄想和幻觉。患者可产生强烈的情绪反应，包括焦虑、恐惧和抑郁等，也可产生冲动行为；患者可能不服从治疗，从而加重病情。通常 ICU 综合征发生快、病程短，持续 24～48 小时，也有报道平均病程为 14.7 天。患者在 ICU 环境中所表现的精神方面的一系列症状，称为"ICU"综合征。

　　　　　　资料来源：周英. 护理心理学. 2 版. 北京：人民卫生出版社. 2014. 169.

第六节　肿瘤患者的心理特点与心理护理

【案例 11-6】
　　某女，68 岁，退休，1 个月前因"胃癌"入院，入院后精神萎靡，愁苦面容，整天唉声叹气，坐立不安，自觉肌肉经常不自主的跳动，紧张焦虑，头晕，心慌，夜间睡眠不好，入睡困难，有时早醒。护士与其交谈，患者回答："我心情糟透了，感觉心里很难受，夜间睡眠不好，真不如死了算了"。
问题：
　　1. 该患者目前存在何种心理问题？
　　2. 如何对该患者进行心理护理？
分析：
　　1. 该患者出现焦虑、悲观、抑郁心理问题。
　　2. 护士应与患者建立良好的护患关系，理解、安慰、鼓励患者，倾听并尽量满足其需求；指导患者采取倾诉、深呼吸、听音乐、练气功、打太极拳、自我安慰等方式减轻焦虑及恐惧。症状严重者需遵医嘱服用抗焦虑药物；及时给予患者心理危机干预，防止其自杀；与患者家属、朋友、同事一起给予患者心理支持；鼓励患者培养新的兴趣爱好，帮助其重新树立生活的信心。如持续时间较长或严重抑郁者需寻求专业精神心理治疗。

一、概　　述

肿瘤（tumor）是机体在各种致癌因素作用下，局部组织的某一个细胞在基因水平上失去对其生长的正常调控，导致其克隆性异常增生而形成的异常病变。根据肿瘤的形状及生物学行为，分为良性肿瘤、恶性肿瘤和介于两者之间的交界性肿瘤，其中恶性肿瘤严重威胁人类的健康。据世界卫生组织（WHO）预测，2020年全球恶性肿瘤患者将达到2000万人，死亡人数将达到1200万人，肿瘤将成为人类健康的第一杀手。恶性肿瘤的病因尚未完全明确，除理化及生物因素外，心理社会因素与肿瘤的发生、发展和转归关系密切。①个性特征与肿瘤：有研究总结了恶性肿瘤患者的人格特征，提出C型行为特征（type C behavior pattern）为恶性肿瘤易感性行为特征，C型行为特征的人常常压抑自己、生闷气、愤怒不能发泄。一些心理学家也把这种特征性格称为"癌前性格"。②负性情绪与肿瘤：研究表明，悲观、绝望、抑郁、压抑等负性情绪可使人体中枢神经系统过度紧张，破坏人体免疫功能，增强机体对致病因素的敏感性。另一方面，肿瘤治疗的副作用也会降低机体免疫力，从而加重患者抑郁、恐惧、焦虑、绝望等负性情绪反应。③生活事件与肿瘤：研究发现，负性生活事件在恶性肿瘤的发生发展中也扮演重要的作用，恶性肿瘤患者发病前遭受负性生活事件的比例明显高于普通人群。在各类负性生活事件中，一级亲属去世被认为是最严重的生活事件，是肿瘤发生发展的危险因子。④应对方式与肿瘤：应对方式分为积极应对及消极应对，研究表明，采用积极应对方式的患者，其情绪状态、功能状况及生活质量较高，相反，采用消极应对方式的患者则可能使病情进一步加重。⑤社会支持与肿瘤：良好的社会支持对患者具有保护作用，能增加肿瘤患者的适应行为，减轻其身心症状。

二、肿瘤患者的心理特点

尽管现代医学对恶性肿瘤的诊治取得了突飞猛进的发展，但很多恶性肿瘤尚无有效的治疗方法，患者在生理和心理上要承受难以忍受的巨大痛苦，面临着死亡的威胁。因此，多数癌症患者都会经历复杂的心路历程。医务人员应了解肿瘤患者的生理及心理变化特点，并运用有效的沟通技巧。

（一）肿瘤患者的心理反应分期

1. 休克-恐惧期　当被确诊为恶性肿瘤时，患者对癌症的恐惧可导致其出现情绪性休克。表现为震惊，不言不语、思绪麻木，思维淡漠，甚至出现心慌、昏厥。一些患者觉得"不知道当时是怎么过来的"。此期短暂，可为数时或数日。该阶段患者可能无力主动表达内心的痛苦和恐惧，拒绝家人或医护人员的帮助。

2. 否认-怀疑期　当患者情绪逐渐冷静，就开始怀疑诊断结果是否正确，有些患者不断否认自己患了癌症的事实，情绪异常波动，这种否认心理是应激状态下防御性的心理反应，可帮助患者缓解心理压力，降低恐惧程度，逐渐接受现实。但若长期否认，或可能会延误或丧失疾病的最佳治疗时机。

3. 愤怒-沮丧期　当诊断确定无误后，患者开始无奈接受现实。患者往往表现为愤怒、情绪激动、易激惹，同时会在一些小事和枝节问题上对自己的亲人、朋友，甚至医护人员大发雷霆；还可能出现心悸、血压升高、呼吸急促、尿频尿急，甚至昏厥等临床表现。一旦病情进一步恶化，出现严重的并发症或难以忍受的疼痛时，患者可能产生沮丧情绪，对治疗失去信心，甚至产生轻生念头和自杀行为。有些患者会拒绝治疗或病急乱求医，寻求偏方或迷信巫术。

4. 接受-适应期　患者在经历了焦虑、抑郁、绝望、厌世等心理应激后会逐渐面对现实，最终接受癌症的诊断并适应治疗及护理，他们对疾病及死亡的恐惧感减轻，能以平静的心态，专注于自己的疾病。此期患者能够主动求医，积极配合治疗护理。但一些患者可能无法恢复到病前的心理状态，而处于抑郁和悲哀状态。

（二）肿瘤患者常见的心理问题

1. 焦虑与恐惧 由于人们对癌症的认识存在不同程度的片面性，许多患者会"闻癌色变"，患者可出现心率加快、血压升高、肌肉紧张、面色苍白，甚至头痛、失眠等反应。如果治疗无法使患者病情缓解，患者的心理反应可进一步加重，发展成为无法克制的焦虑，出现注意力不集中、行为失控、不自主震颤、发抖，同时，疾病与治疗带来的恶心、呕吐可使患者产生条件化焦虑反应。焦虑程度可随患者病情威胁的感知情况而变化，同时还与患者受教育程度、心理素质、生活体验及应对方式有关。

2. 否认与怀疑 在患者被确诊为癌症时，会表现为沉默、麻木甚至木僵状态，认为老天对自己不公平，自己不可能得这种病，进而不愿也不敢相信患癌症的事实，表现为烦躁、紧张、焦虑，迫切希望医生能排除此诊断，反复到各大医院进行重复检查，八方寻医求证。

3. 回避与幻想 患者一旦被确诊为癌症，常不愿面对现实，采取回避态度，不愿到肿瘤医院或肿瘤专科就诊，甚至不愿谈论病情，有时会心存幻想，否认自己患癌症，要求医生给予非癌症治疗方法，希望在诊断或治疗上出现奇迹。

4. 认可与依赖 随着病情发展及恶化，病人的幻想破灭，不得不承认自己患癌症的事实，但患者内心十分痛苦，甚至变得敏感多疑，常认为别人的交谈是在议论自己。由于对疾病的恐惧及亲人的过度关注，患者对医务人员及家人可能产生较强依赖，出现行为退化，意志衰退，沉溺于患者角色中，像孩子一样寻求保护；尤其是在夜晚，情感更加脆弱，容易产生孤寂感，要求家人陪伴。

5. 悲观与抑郁 悲观与抑郁都属于人体应对应激源的情绪反应。病情的恶化和癌症引起的疼痛、治疗过程中出现的脱发、恶心、呕吐等不良反应，均可导致患者对治疗丧失信心，甚至产生"生不如死"的念头，祈求早日解脱。患者可出现社交退缩、烦躁不安、快感缺失、绝望、无助、自我评价降低等表现，严重者甚至有自杀倾向，经济状况及社会支持不良均可加重患者的抑郁程度。

三、肿瘤患者的心理护理

在肿瘤的综合治疗过程中，应重视患者的心理反应与心理问题，心理护理常常能帮助患者克服负性情绪，解决心理问题，促进患者整体康复。心理护理前应了解患者的文化背景、疾病情况、生活习惯、心理状况及家庭环境等情况，因人而异地选择适当的心理干预措施。

1. 患者的心理评估 应重点对患者进行如下几方面的评估。①一般人口社会学资料。包括患者的性别、年龄、受教育程度、家庭及经济状况等。②生理及心理健康水平。包括有无癌痛及疼痛的程度，疾病及治疗是否引起患者生活功能的丧失及丧失的程度，是否导致患者身体外形受损及受损程度；患者的人格特征、成长经历、应对方式，以及认知能力及心理情绪状况；有无焦虑、抑郁等负性情绪、有无自伤、自杀倾向及行为。③生活事件及社会支持水平及评估患者近期是否经历重大生活事件及患者的主观社会支持、客观社会支持以及对社会支持的利用程度。

2. 选择适当的病情告知方式 癌症会对患者身心造成巨大的打击，因此，用什么方式将病情告知患者至关重要。过去医务人员往往隐瞒患者病情，对癌症诊断保密，但是患者得知真相后，反而会产生严重的被抛弃感和被蒙骗感，使患者对医务人员、亲人的信任感降低，加重其孤独、抑郁、绝望等情绪反应。近年研究表明，告知患者真实信息，让患者了解各种真实情况，可增加医患之间的信任程度，有利于调动患者自身与疾病抗争的能力和信心，同时患者可合理安排自己的生活，提高自己的生存质量。目前研究认为应在充分评估患者的心理特点和医生、亲属同意的前提下有计划地逐步告知患者病情及信息，这对患者的心理调整和康复有积极的影响。

3. 给予心理支持 医务人员应注意不良心理反应的诱因和强度，多倾听、安慰、关爱、陪伴、理解患者；用良好的语言、态度和行为去影响患者，告诉患者癌症不等于死亡，向他们介绍医院先进的设备和医护人员精湛的医术，邀请抗癌明星现身说法，帮助其树立战胜疾病的信心。

4. 疾病相关知识教育　教育的内容包括肿瘤相关知识、治疗方法、不良反应、心理调适、克服不良情绪的方法等。教育形式包括发放宣传手册、专题讲座、个体访谈、经验分享、情景剧及角色扮演等，让患者提前做好心理准备，减轻恐惧心理。

5. 焦虑、恐惧患者的心理护理　护士应与患者建立良好的护患关系，理解、安慰、鼓励患者，倾听并尽量满足其需求；指导患者采取倾诉、深呼吸、听音乐、练气功、打太极拳、自我安慰等方式减轻焦虑及恐惧。症状严重者需遵医嘱服用抗焦虑药物。

6. 悲观、抑郁患者的心理护理　护士应特别关注自罪自责、消极厌世的患者。指导患者使用深呼吸、散步、打太极拳、练气功、听音乐等放松疗法减轻消极情绪，或者让患者倾诉积郁已久的苦闷情绪，舒缓其心理压力。及时给予患者心理危机干预，防止其自杀；与患者家属、朋友、同事一起给予患者心理支持；鼓励患者培养新的兴趣爱好，帮助其重新树立生活的信心。如持续时间较长或严重抑郁者需寻求专业精神心理治疗。

7. 否认与怀疑患者的心理护理　护士应允许并理解患者对疾病的否认及怀疑态度，对患者的疑虑耐心解释，鼓励患者边复查边治疗；引导患者相信科学，避免轻信广告，延误病情与治疗；医务人员在患者面前谈话时应自然、大方；对确诊初期无力主动表达内心感受和痛苦的患者，护士应让家人多陪伴患者，使其有安全感。

8. 孤独与依赖患者的心理护理　护士可多陪伴患者，鼓励患者做力所能及的事情，多与患者沟通交流，同时通过组织病友参加联谊会或一起看书、读报、下棋、听音乐等，丰富患者生活，消除孤独心理。

9. 回避与幻想患者的心理护理　护士应帮助患者正视疾病，树立与疾病做斗争的信心和勇气；赢得家属支持，共同说服患者配合治疗。

10. 社会支持　社会支持对应激反应起到缓冲的作用，加强社会支持可改善患者的不良情绪，可减轻患者抑郁、焦虑、恐惧等负性情绪，有助于疾病的康复及生存质量的提高。家庭成员、朋友、宗教信仰等均是患者重要的社会资源，其中家庭成员的支持对患者尤为重要。医护人员应引导患者主动寻求各种社会支持，采取主动倾吐心声，表达情感来舒缓压力。

11. 家属的心理疏导　患者的不良情绪会感染家属，护士在护理患者的同时也应注重与家属交流，耐心倾听家属心声，理解家属的失落与悲伤，安慰鼓励患者家属，进行心理疏导。

第七节　器官移植患者的心理特点与心理护理

【案例 11-7】

余女士，49 岁，公司总经理，因慢性肾小球肾炎，慢性肾衰竭 2 年多，行同种异体肾移植术。术后一般情况尚可，常规服用免疫抑制剂。余女士一方面因肾移植术很成功、重获健康而高兴，另一方面，因感到新植入的肾脏是异体，会时时关注，处处小心，半年以后对新器官的异体印象逐渐消退。她喜爱旅游，常常赴国外观光，在享受美景的时候，将医护的嘱咐抛在九霄云外，常去人多的地方，气温下降时不及时添加衣物，多次忘记上门诊随访，有时漏服免疫抑制剂，术后 8 个月时，发生了上呼吸道感染，出现少尿、蛋白尿、血肌酐明显增高、高血压及贫血，医生告诉她，发生了排斥反应。虽然经过积极抗排斥治疗，仍然不能逆转，进行维持性血液透析治疗，等待再次肾脏移植。她在术前已经进行血液透析 2 年多，需继续接受透析治疗，遵医嘱限制水钠摄入，使她感到恐惧、焦虑、沮丧；由于不知道等多久才能获得供体，余女士非常痛苦、忧郁，甚至有时想到了死。

问题:

1. 余女士的治疗依从性如何?
2. 如何提高器官移植受者的治疗依从性?
3. 发生排斥反应后,余女士有哪些心理问题?如何实施心理护理?

分析:

1. 余女士的治疗依从性不好。她常去人多的地方,不注意添加衣物预防感冒;多次忘记上门诊随访,有时漏服免疫抑制剂,术后8个月发生了上呼吸道感染及排斥反应,不得不进行维持性血液透析治疗,等待第二次肾脏移植手术。肾移植术后不能严格遵从医嘱服药、随访、预防感染等,可影响其生存质量,增加治疗费用,引发患者抑郁、焦虑等心理问题。

2. 提高器官移植患者治疗依从性的方法:护士应向患者介绍使用免疫移植剂的作用、不良反应,自身情绪变化对机体免疫功能的影响。出院前,应向患者及家属说明按时按量服用免疫抑制剂的重要性、排斥反应的临床表现、预防感染的方法、随访时间、术后活动程度等事项。指导家属提醒患者按时按量服用免疫抑制剂等药物、定期随访。

3. 发生排斥反应后,余女士的心理问题有:因需要像肾移植手术前那样接受血液透析、等待第二次肾移植而恐惧、焦虑;因不知道何时才能等到供体,令他痛苦、忧郁,有自杀观念。

心理护理措施:第二次手术前向余女士及家属介绍再次进行肾脏移植的必要性,坚持进行血液透析治疗的重要性,鼓励和安慰患者,耐心等待供体,帮助其顺利度过等待器官移植的日子,减轻恐惧、焦虑、抑郁。指导家属给予余女士社会心理支持,在经济方面做好准备,同时合理安排生活,使其以良好的心态迎接第二次肾脏移植手术。提醒余女士,吸取教训,注意改善治疗依从性,说明良好治疗依从性对康复的重要性。医护人员及家属要认真观察余女士的心理状态,帮助其及时宣泄不良情绪,必要时介绍患者去精神科或心理科门诊就诊,及时干预抑郁、焦虑状态,防止自杀悲剧的发生。还可介绍余女士参加"移植之家""肾友之家"等联谊活动及健康教育活动,得到同类患者的"现身说法"及心理支持,提高抗病信心。

一、器官移植概述

器官移植是一门新兴学科,以肾脏移植为标志开创了器官移植的医学新纪元。随后角膜移植、肝脏移植及心脏移植,也相继取得成功。随着器官移植技术的日趋成熟、高效免疫抑制剂的问世及应用、患者术后生存时间的延长及生存质量的提高,器官移植已成为治疗器官功能衰竭的有效手段。然而,器官移植手术对供者和受者都是严重的应激事件,供者大多会关注缺失脏器对生命安全系数的影响;有的供者捐献器官也可能并非完全出于自愿而是受到某种压力的结果。受者则面临脏器的生理排斥与心理排斥双重反应,大多会产生各种心理问题。因此,医护人员需评估患者的心理状态,确定其存在何种心理问题,采取有针对性的干预措施,减轻其不良心理反应,树立治疗信心,提高治疗依从性及生存质量,促进生理、心理、社会层面的康复。

二、器官移植患者的心理特点及影响因素

接受器官移植的患者(受者)需经历一系列艰难的心路历程,一般而言要经历评估、等待、手术、术后监护、出院和随访六个时期,各个时期患者的心理反应存在差异。患者从移植前长期受到疾病折磨的痛苦,经历提议器官移植的愤怒、否认、不信任,到等待器官移植时的挫折感及缺乏耐心,直至器官移植后重获新生的喜悦,对发生排斥反应的担心等,均可能影响患者移植手术的顺利完成及术后身心康复。

（一）器官移植患者手术前的心理特点及影响因素

多数器官移植患者正面临死亡的威胁，唯一的希望就是能够及时接受移植手术，因此，患者对手术的态度是积极的。由于患者对器官移植基本知识的缺乏，常有手术后便能奇迹般康复的想法，期待魔术性效果的产生，不太愿意详细了解术后的排斥反应、免疫移植剂的副作用及可能发生的并发症。移植前，患者一方面存在期待与希望的心理，另一方面又因患慢性病后感到身体日渐衰弱、社会功能退化，他们常会产生焦虑、抑郁、恐惧等。另外，由于器官来源不足，许多患者需要等待数周、数月或数年才能手术，等待时间的延长和疾病恶化导致生死的不确定性，因而出现抑郁、焦虑、自杀倾向等，有的患者治疗依从性下降，不能积极配合治疗及护理。长期严重的肝脏疾病或肾脏疾病患者，可能出现器质性脑病症状，因毒性代谢产物蓄积、贫血、高血压、内分泌问题、心血管问题，或长期透析导致电解质紊乱，可产生注意力不集中、意识障碍、谵妄等问题。

影响器官移植患者手术前心理状况的主要因素为：患者的身心状况，个性特征，等待供体的时间，社会心理支持状况及家庭经济状况等。

（二）器官移植患者手术后的心理特点及影响因素

1. 器官移植患者手术后心理的影响因素 器官移植术后，受者的心理状态受移植器官在体内功能状况的影响很大，长期使用免疫抑制剂，发生排斥反应及其他并发症等时，患者可产生心理或精神症状，尤以抑郁和焦虑常见，个别患者甚至产生自杀观念或行为。此外，患者的治疗依从性、人格特征、应对方式、心理压力、社会支持状况、经济状况、回归社会情况均可影响患者的心理。

患者术后治疗依从性降低的影响因素有缺乏社会支持、持续加重的焦虑、采取回避应对方式等。如缺乏家庭成员及朋友鼓励时，患者遵医嘱坚持治疗及随访的治疗依从性可能不理想。

终身免疫抑制治疗是保持移植物良好功能的先决条件，如果患者的依从性不好，如不能坚持服用免疫抑制剂、定期随访等，可导致排斥反应，甚至移植物死亡。所有类型的器官移植术后，药物治疗不依从的患者高达 20%～50%（Laederach-Hofmann and Bunzel 2000）。患者的治疗依从性不良，可影响其生存质量，降低移植治疗的潜在获益而导致浪费，增加治疗费用，导致抑郁、焦虑等问题。

2. 器官移植病人手术后的心理特点 患者在术后早期有欣慰和重获新生的感受，术后可产生生理和心理排斥反应。受者术后的心理反应过程可视为将新脏器整合为身体一部分的过程，也称心理同化过程，该过程可分为三个阶段，即异体物质期、部分心理同化期、完全心理同化期。

（1）异体物质期（foreign body stage）：多见于手术后初期。受者对新植入器官产生强烈的"异物"感，从心理上难以接受，常有异物侵入感，觉得机体的功能与"异体"不协调，自己身体的体像和完整性受到破坏，因担心自己的生命安全而恐惧不安，为自己器官丧失而忧郁、悲伤。有的患者心理排斥反应还受到供者与受者间关系的影响。若供者与受者原先有矛盾，有的受者则会从心理上厌恶这一脏器。部分患者可能因感到依靠别人的器官生存而产生自罪自责感。

如人工全髋关节置换术是指利用人工髋关节假体代替人体发生病变的髋关节，用于治疗股骨头无菌性坏死、股骨颈骨折等的有效方法，能够解除患者的疼痛、恢复关节功能及提高生存质量。尽管一些患者对手术的结果满意，然而他们对自己的腿有强烈的失落感，对人工关节感到陌生且不安，担心假体的使用寿命及脱位的风险。

（2）部分心理同化期（stage of partial incorporation）：患者已经逐渐习惯植入的新器官，异体印象逐渐消退，对其过分关注的情况开始减少。

（3）完全心理同化期（stage of complete incorporation）：受者已能自然地将新器官视为自己身体的一部分，除非被问及或检查，患者一般不会提到其存在。受者的人格特点可因供者的影响而发生戏剧性变化。有的受者喜欢打听供者的情况，希望了解使其获得第二次生命的供者的生活史。有学者曾报道，当受者获悉供者的详情后，其人格特征发生改变。如女性患者移植男性肾脏后，心理活动变得男性化；反之亦然。一位50多岁生活条件殷实的男性肝癌患者，移植了一位转业军人的肝脏后，生活变得十分节俭，每餐要求家人做菜不能超过两种，与他以前每餐四菜一汤的习惯完全不同。患者器官移植后，需要终身服用免疫抑制剂、定期回医院随访，在医护人员的指导下坚持治疗、护理和保健，方能预防排斥反应的发生。

三、器官移植患者的心理护理

（一）器官移植患者的心理评估

对患者进行社会心理评估的内容包括：精神及心理状态，如认知功能、有无焦虑、抑郁、人格障碍、自杀观念等；既往治疗依从性，如坚持目前及过去的治疗护理方案的情况、坚持健康监测（如血糖、血压监测等）、饮食和液体控制、体育锻炼、定期随访及治疗情况等；有无烟、酒滥用史；社会支持状况；感知日常生活中健康相关损害、对移植程序的期望及理解、应对健康相关应激与其他生活应激的策略。心理评估的开展可为制订心理护理干预措施提供科学依据。

（二）器官移植患者的心理护理

1. 器官移植手术前心理护理 手术前护士应主动向患者及家属介绍器官移植相关组织配型、移植手术过程及其风险、术后注意事项、排斥反应的表现、免疫抑制剂的作用等知识，使其了解器官移植术的科学性、延长生命的希望与前景、积极配合治疗及护理的重要性，帮助其顺利度过等待器官移植的日子，减轻术前恐惧及焦虑。强化患者的社会心理支持系统，鼓励家人给予心理支持，合理安排生活，早期进行经济方面的评估，使患者以良好的心理状态迎接器官移植手术。还可借助已成功接受器官移植者的现身说法，帮助患者减轻对手术的疑虑，克服紧张、恐惧、焦虑，增强信心。

2. 器官移植手术后心理护理 认真观察患者的心理状态和情绪反应，及时处理术后情绪烦躁、疼痛、睡眠不佳等问题。对术后存在抑郁、焦虑的患者，给予有针对性的心理护理。通过健康教育，使患者了解术后使用免疫抑制剂的作用及副作用、自身情绪变化对机体免疫功能的影响、常规检验指标的正常值范围。指导患者识别和应对压力的方法，教会自我放松技术。出院前，向患者及家属说明按时按量服用免疫抑制剂的重要性、排斥反应的临床表现、预防感染的方法、术后活动程度、随访时间等事项。出院后，在病情许可的情况下，患者可适当安排文娱活动以减少对移植器官的过分关注，重新恢复社交，逐步回归社会。如患者可适度恢复原有的社会角色及功能，适应药物引起的身体形象的改变及其他副作用，正视工作及生活的调适等问题，建立健康的生活方式。做好康复宣教工作，指导家属配合做好患者的心理及躯体护理。强化器官移植患者的社会支持，减轻其心理压力，提高治疗依从性与生活质量。还可通过"肾友之家""移植之家"等团体，对患者进行健康教育、回访服务、组织联谊活动，给予社会心理支持，帮助其顺利完成患者角色的转化。

【相关链接】 活体器官移植及其供者的动机

活体器官移植由于供体来源广、供体器官质量可靠、免疫排斥发生率低等优点，已广泛应用于终末期疾病的治疗。活体器官移植可解决供体紧缺问题，它与尸体器官移植相比较有着不同的优势，然而也带来了一些新的问题，除了供者的选择、伦理要求、手术技术方面外，供者的安全性问题、心理问题、社会功能、生存质量、随访等问题引起了广泛的关注。

供者的动机：供者捐献器官的最初动机是拯救家人的生命，改善其生存质量，或者只是向有需要的人提供帮助。例如，捐献肝脏后，可以挽救受者的生命，防止下一代在成长的过程中没有父母。供者也可获益，如妻子将肾脏捐给丈夫，可以节省肾脏透析费用，结伴旅游，如果丈夫重返工作，可增加家庭经济收入，缓解或消除家人因受者罹患尿毒症而长期承受的心理压力。

Papachristou等报道，供者的动机包括：①注重保持供者-受者情感关系（以关系为导向的供者）（the relationship-oriented donor）；②保护或恢复正义的原则（protecting or restoring the principle of justice)（道德供者)（the moral donor)；③促进受者的健康与生活（利他供者)（the altruistic donor)；④促进自我完整的感觉（feelings of personal integrity and enhancement)（对自我感兴趣的供者)（the self-interested donor)。

资料来源：周英. 2013. 护理心理学. 北京：中国协和医科大学出版社：173.

思 考 题

一、选择题

1. 妊娠期妇女的心理特点有（　　）
   A. 惊讶与矛盾　　　　　　B. 接纳与期待　　　　　　C. 依赖性增强
   D. 担忧与焦虑　　　　　　E. 以上都有

2. 分娩期妇女的心理特点（　　）
   A. 矛盾心理　　　　　　　B. 孤独与烦躁不安　　　　C. 惊讶与矛盾
   D. 担忧与焦虑　　　　　　E. 以上都有

3. 产褥期妇女伤害他人的心理是（　　）
   A. 满足与幸福感　　　　　B. 情感冲突　　　　　　　C. 产后恐惧
   D. 产后抑郁　　　　　　　E. 伤害婴儿

4. 高龄孕产妇的主要压力来源（　　）
   A. 妊娠并发症发生率高，亦可导致胎儿畸形、新生儿缺陷及死亡
   B. 既往不孕者对于小生命来临的迫切性、关注性和期望值均高于一般孕妇
   C. 不良情绪的产生
   D. 不能够协调好工作与生育的关系
   E. 满足与幸福感

5. 减轻患者术前焦虑最常用的方法是（　　）
   A. 示范法　　　　　　　　B. 放松练习　　　　　　　C. 暗示法
   D. 药物治疗　　　　　　　E. 宣泄法

6. 手术前患者最常见的心理反应是（　　）
   A. 抑郁　　　　B. 绝望　　　　C. 敌意　　　　D. 愤怒　　　　E. 恐惧和焦虑

7. 有关手术前焦虑与手术效果的关系，错误的说法是（　　）
   A. 术前焦虑程度与术后效果存在着倒 "U" 字形函数关系
   B. 术前无焦虑者手术效果最好
   C. 术前焦虑水平适中者，术后恢复效果最好
   D. 术前焦虑水平很高或很低者，术后的心身反应严重
   E. 术前焦虑水平很高或很低者，术后恢复缓慢

8. 患者进行子宫切除术后出现明显的焦虑，属于（　　）
   A. 特质性焦虑　　　　　　B. 期待性焦虑　　　　　　C. 阉割性焦虑
   D. 重度焦虑　　　　　　　E. 分离性焦虑

9. 对术后患者的心理护理不妥的是（　　）
   A. 及时反馈手术信息　　　　　B. 帮助患者克服抑郁、焦虑情绪
   C. 缓解术后疼痛　　　　　　　D. 帮助患者做好出院准备
   E. 介绍手术过程

10. 急危重症患者初入监护室后 1～2 天，最典型的心理反应是（　　）
    A. 依赖　　　　B. 愤怒　　　　C. 否认　　　　D. 孤独　　　　E. 恐惧、焦虑

11. 针对急危重症患者的否认心理，不正确的观点是（   ）
A. 持续的否认心理可不予处理   B. 短期的否认可不予以纠正
C. 否认可使用患者减轻烦恼   D. 否认是自我保护
E. 疾病是不会因否认而消失

12. 患者进入监护室后第 2 天即可出现的、并在第 3~4 天达高峰的典型的心理特点是（   ）
A. 依赖   B. 孤独、愤怒   C. 否认
D. 自我形象紊乱   E. 焦虑、恐惧

13. 器官移植受者在异体物质期的主要心理反应是（   ）
A. 易激惹   B. 对新器官产生强烈的异物感
C. 恐惧有所好转   D. 人格特点受供者影响而发生戏剧性变化
E. 迫切希望了解供者的全部历史与特征

14. 对器官移植受者术后完全心理同化期描述错误的是（   ）
A. 对新移植器官的过分关注没有减轻
B. 其人格特征可因供者的影响而发生戏剧性变化
C. 喜欢打听供者的情况
D. 希望了解有关供者的生活琐事
E. 能自然地将新脏器视为身体的一部分

15. 器官移植患者术前心理特点不包括那一项（   ）
A. 存在期待与希望心理   B. 抑郁   C. 焦虑   D. 否认   E. 恐惧

16. 晚期癌症患者家属虽清楚患者已无任何治愈的希望，但还到处打听新的治疗方案，盼望出现"绝处逢生"的奇迹，且不惜一些经济上的代价，这属于（   ）心理
A. 忧虑   B. 矛盾   C. 烦恼   D. 委屈   E. 悲痛

17. 临终患者的心理反应，一般排列顺序为（   ）
A. 否认期、抑郁期、协议期、愤怒期、接受期
B. 否认期、协议期、愤怒期、接受期、抑郁期
C. 抑郁期、愤怒期、否认期、协议期、接受期
D. 否认期、愤怒期、协议期、抑郁期、接受期
E. 抑郁期、否认期、愤怒期、协议期、接受期

18. 一位脑卒中患者近日病情恶化，整日以泪洗面，以下护理措施不妥的是（   ）
A. 同情患者，给予细致入微的关怀
B. 陪伴患者，规劝其不要用哭泣的方式宣泄情感
C. 尽量满足患者的需求
D. 允许家属陪伴和亲友探望
E. 随时注意安全，预防患者的自杀倾向

二、名词解释
1. 术前焦虑
2. ICU 综合征
3. 心理同化过程
4. 异体物质期
5. 临终
6. 死亡教育

三、简答题
1. 简述孕产妇的心理影响因素。
2. 简述分娩期妇女的心理护理。

3. 简述术前、术后患者的心理特点及心理护理措施。

4. 简述急危重症患者的心理特点。

5. 简述急危重症患者心理护理要点。

6. 简述器官移植受者术后的心理特点及心理护理要点。

思考题答案

一、选择题

1. E　2. E　3. B　4. B　5. B　6. E　7. B　8. C　9. E　10. E　11. A　12. B　13. B　14. A　15. D　16. B　17. D　18. B

二、名词解释

1. 术前焦虑：是一种手术前的心理反应。手术前患者可表现为忧心忡忡、紧张不安、焦躁、失眠多梦，有的因过度焦虑而出现胸闷、心悸、气促、胸痛、手发抖、坐立不安、出汗等心身反应。患者在手术前出现轻度的焦虑是可以理解的，但严重的焦虑往往干扰康复的进程。

2. ICU 综合征：患者在 ICU 监护过程中产生的以精神障碍为主的临床综合征，出现烦躁不安、定向力不全，记忆和判断力受损，谵妄，注意力不集中，焦虑、恐惧及抑郁等，有的患者出现幻觉和妄想，产生冲动行为。产生的原因包括 ICU 陌生的环境，睡眠缺乏，疾病和治疗的影响等。ICU 综合征发生快、病程短，持续 24～48 小时。

3. 心理同化过程：器官移植受者术后的心理反应过程可视为将新脏器整合为身体一部分的过程，也称心理同化过程，该过程可分为三个阶段，即异体物质期、部分心理同化期、完全心理同化期。

4. 异体物质期：多见于器官移植术后初期。受者对新植入器官产生强烈的"异物"感，从心理上难以接受，常有异物侵入感，觉得机体的功能与"异体"不协调，自己身体的体像和完整性受到破坏，因担心自己的生命安全而恐惧不安，为自己器官丧失而忧郁、悲伤。

5. 临终：又称濒死，指已接受治疗性和姑息性治疗者，虽然意识清楚，但病情加速恶化，各种迹象显示生命即将终结，因此，临终是人即将进入死亡的过渡阶段。

6. 死亡教育（death education）：死亡教育是引导人们科学、人道的认识死亡、对待死亡的教育。通过死亡教育能减轻临终患者的失落感及恐惧感，缓解其心理压力和精神痛苦，使患者认识生命质量及生命价值，正确面对死亡，建立适宜的心理调适机制，从而安然接受死亡的现实，满意地走完人生的最后一段旅途。

三、简答题

1. 简述孕产妇的心理影响因素。

（1）躯体因素：孕产妇身体欠佳，在孕产期间患有某些疾病、高危妊娠或出现孕期合并症者等产生心理问题的可能性较大，甚至较为严重。

（2）孕产知识水平与经验：孕产妇的孕产知识水平，既往孕产史等均会影响到孕产妇的心理。

（3）人格：特征敏感（神经质）、情绪不稳定、依赖性强等人格特点的孕产妇容易出现心理问题。

（4）年龄：孕产妇的年龄差异将会影响其对孕产事件的认知和反应，例如，未成年孕产妇，其本身在生理、心理发展上尚未成熟，因此在孕产角色的学习上会遇到更多困难影响其心理适应。

（5）社会因素：在孕产期间有负性生活事件发生、社会支持水平较低等均易导致孕产妇产生情绪波动，甚至心理问题。

2. 简述分娩期妇女的心理护理。

（1）在分娩过程中，护士应认真观察产程进展并告诉孕妇，及时了解产妇心理动态，主动安慰。

（2）指导正确运用产力的方法，帮助产妇保持情绪镇定、精神放松，发挥护理专业社会支持的作用。

（3）借助产妇丈夫提供的支持使产妇积极地应对产程及其变化，从而缓解其孤独、恐惧感。

（4）医务人员在与产妇的接触中，应格外注意自己的言行，用友善、亲切、温和的语言，向产妇传递信心与关怀。

3. 简述术前、术后患者的心理特点及心理护理措施。

（1）术前患者的心理特点及心理护理措施。

1）术前患者的心理特点：术前患者常出现恐惧、焦虑和睡眠障碍等问题。

2）术前心理护理措施：①提供手术相关信息，做好术前心理准备：热情接待患者，详细介绍病房的环境及作息制度，介绍医护人员的业务水平和以往手术成功的经验，建立良好医患关系；向患者及家属提供有关手术的信息，做到知情同意，增强患者的信心及治疗依从性。②给予积极心理支持，消除恐惧及焦虑：采用共情、倾听、解释、指导、保证及鼓励等支持性心理治疗技术，给予患者强有力的心理支持。可采用行为控制技术，如示范法、放松训练、催眠暗示法等，以减轻或消除焦虑反应。③强化社会支持，缓冲心理应激：给予患者心理、情感、经济诸方面大力支持，使患者获得温暖、信心与力量，从而减轻术前焦虑。④创造良好的病室环境，保证术前患者充足的睡眠，必要时按医嘱给予抗焦虑、镇静安眠药物。

（2）术后患者的心理特点及心理护理措施。

1）术后患者的心理特点：术后患者可出现以下心理反应：①意识障碍：意识混乱或谵妄；②抑郁状态；③持续疼痛；④精神疾病复发。

2）术后患者心理护理措施：①及时反馈手术信息，传达有利信息，给予安慰及鼓励；②处理术后疼痛等不适，采用数数字、听音乐、放松技术等方法减轻疼痛；必要时遵照医嘱使用止痛剂；③帮助患者克服抑郁、焦虑等负性情绪；④做好出院的心理准备：进行出院后饮食、自我锻炼、心理调适、定期复查等方面的健康教育。

4. 简述急危重症患者的心理特点。

（1）恐惧、焦虑：在初入院或进入 ICU 后 1～2 天发生。

（2）否认：进入 ICU 后第 2 天出现否认心理，第 3～4 天达到高峰，否认自己有病，否认入住 ICU 的必要性。

（3）孤独、抑郁：约 30% 的患者入住 ICU 的第 5 天后出现孤独、抑郁等情绪反应。

（4）愤怒。

（5）依赖。

5. 简述急危重症患者心理护理要点。

（1）减轻或消除负性心理，稳定情绪：①热情接待，介绍主管医护人员、监护室环境，说明入住监护室的必要性和暂时性，解释监护仪器使用目的及可能发出的响声，消除紧张恐惧心理；②观察病情和心理状态，沉着冷静地救治，赢得信任；③加强护患沟通，给予心理社会支持，增强抗病信心。理解患者的愤怒情绪，不训斥，鼓励合理宣泄；④安排家属探视，介绍治疗护理计划，嘱勿流露悲伤情绪。

（2）应对否认心理：对短时间存在的否认可不予纠正，对持续存在的否认需积极应对。

（3）减轻或消除依赖心理：对即将撤离监护病房的患者，医护人员要做好解释工作，消除其顾虑。病情允许的时，逐渐减少对患者的特殊照顾，为转出监护室做好心理准备。

（4）改善监护室环境：灯光柔和，安置时钟和日历，使患者获得定向力。将干预性的操作安排在白天患者清醒时执行，勿经常打搅患者。进行操作前，对于清醒的患者应给予解释，并做到走路轻、说话轻、操作轻、关门轻，将噪声降至最低。

6. 简述器官移植受者术后的心理特点及心理护理要点。

（1）器官移植受者术后的心理特点如下：患者在术后早期有欣慰和重获新生的感受，术后可产生生理和心理排斥反应。受者术后的心理反应过程可视为将新脏器整合为身体一部分的过程，也称心理同化过程，该过程可分为三个阶段，即异体物质期、部分心理同化期、完全心理同化期。①异体物质期：手术后初期，受者对移植器官产生强烈的"异物"感，时时关注。②部分心理同化期：受者对植入脏器的异体印象逐渐消退。③完全心理同化期：受者能自然地将新脏器视为身体的一部分。

（2）器官移植术后心理护理要点：①观察患者的心理状态和情绪反应，处理术后疼痛、情绪烦躁、睡眠不佳等问题。②指导患者识别和应对压力的方法，教会自我放松技术。③介绍使用免疫抑制剂的作用及副作用、情绪变化对机体免疫功能的影响。出院前，向患者及家属说明按时按量服用免疫抑制剂的重要性、排斥反应的临床表现、预防感染的方法、术后活动程度、随访时间等事项。④加强社会支持，减轻心理压力，逐步回归社会。⑤提高治疗依从性及生活质量。

（崔巧玲　高　云　周　英）

参 考 文 献

伯格著，陈会昌等译.2010. 人格心理学.7版. 北京：中国轻工业出版社.

曹枫林.2000. 护理心理学. 北京：人民卫生出版社.

曹新妹，黄乾坤，金小丰.2013. 护理心理学：临床案例版. 武汉：华中科技大学出版社.

常克锋.2007. 青春期心理健康教育的一点心得. 双语学习，（10）：135-136.

陈素坤，周英.2007. 临床护理心理学教程. 北京：人民军医出版社.

戴维·迈尔斯.2006. 社会心理学. 北京：人民邮电出版社.

戴晓阳.2006. 护理心理学. 北京：人民卫生出版社.

戴晓阳.2015. 常用心理评估量表手册. 北京：人民军医出版社.

段鑫星，赵玲.2016. 大学生心理健康教育.3版，北京：科学出版社.

范青，陈涵，陈珏.2014. 心理咨询与心理治疗. 上海医药，35（22）：10-12.

费斯特.2011. 人格理论.7版. 李茹译. 北京：人民卫生出版社.

高雪静.2007. 论青年学生心理健康教育的缺失与补救. 乌鲁木齐成人教育学院学报，15（1）：93-96.

高允锁，王小丹，李小林，等.2016.498名三亚市居民心理健康现况分析. 中国健康心理学杂志，24（3）：469-472.

郭年峰.2012. 心理咨询师（基础知识）.2版. 北京：民族出版社.

郭喜青.2003. 论中年心理健康教育的内容和途径. 河南职业技术师范学院学报（职业教育版），（6）：39-41.

郭振华.2012. 中年人的心理透视. 阴山学刊，25（2）：106-111.

郭智慧，蒋利亚.2011. 西安：世界图书出版公司.

韩继明.2008. 护理心理学. 北京：清华大学出版社.

侯瑞鹤，俞国良.2005. 儿童情绪表达规则的认知发展及其与焦虑的关系. 中国临床心理学杂志，13（3）：301-303.

胡春华，叶天惠，伍满妹，等.2003. 学龄期儿童心理健康状况调查分析，18（3）：213.

胡永年，刘晓红.2005. 护理心理学. 北京：中国医药出版社.

黄海静，冉家诚，张青文.2015. 基于生理心理特征的老年人健康照明初探. 灯与照明，39（4）：10-12.

吉沅洪.2011. 树木-人格投射测试.2版. 重庆：重庆出版社.

冷晓红.2006. 人际沟通. 北京：人民卫生出版社.

李广智.2007. 老年期心理特征和心理保健. 老年医学与保健，13（3）：190-192.

李荐中，汪洁，高赛男，等.2006. 初中生青春期逆反心理的发生率及其对心理健康状况的影响，9（23）：1960-1962.

李丽萍.2016. 护理心理学. 北京：人民卫生出版社.

李小寒.2006. 护理中的人际沟通学. 北京：高等教育出版社.

李心天，岳文浩.2009. 医学心理学.2版. 北京：人民军医出版社.

李妍.2011. 护理心理学. 北京：人民卫生出版社.

理查德·格里格.2003. 心理学与生活.16版. 王垒译. 北京：人民邮电出版社.

林崇德.2009. 发展心理学.2版，北京：人民教育出版社.

林崇德，李虹，冯瑞琴.2003. 科学地理解心理健康与心理健康教育. 陕西师范大学学报：哲学社会科学版，（5）：110-116.

林仲贤，武连江.2005. 儿童心理健康与咨询. 北京：中国林业出版社.

刘惠珍.2007. 心理健康教育是面向全体学生的通识教育. 高教论坛，（5）：51-53.

刘晓虹，李小妹.2012. 心理护理理论与实践. 北京：人民卫生出版社.

马立骥.2004. 心理评估学. 合肥：安徽大学出版社.

庞海波.2010. 美、英、法学校心理健康教育及其启示. 湖南师范大学教育科学学报，9（5）：112-115.

彭聃龄.2012. 普通心理学.4版. 北京：北京师范大学出版社.

秦桂玺.2005. 急危重症病与急救. 北京：人民卫生出版社.

渠改萍.2012. 青春期学生心理健康教育浅析. 太原大学教育学院学报，30（4）：15-17.

孙宏伟，苑杰.2013. 医学心理学. 北京：人民军医出版社.

孙学礼.2013. 医学心理学. 北京：人民卫生出版社.

孙学玲，赵玉.2013. 浅谈女性更年期综合征的临床表现及中医护理措施，11（7）：154-155.

唐慧琴，李敏，徐韬园.2001. 幼儿心理卫生问题的预防和早期干预. 神经疾病与精神卫生，1（3）：11-12.

王静，周丽君.2012. 人际沟通与交往. 北京：高等教育出版社.

王书荃. 2005. 学校心理健康教育概论. 北京：华夏出版社.

王晓梅. 2010. 论心理咨询与德育的关系. 价值工程，32：313.

王友华，潘孝富. 2014. 论社会资本与少数民族居民心理健康——居于宁夏回族居民的实证研究. 青海民族大学学报（2）：59-64.

吴玉斌. 2003. 护理心理学. 北京：高等教育出版社.

杨凤池. 2013. 咨询心理学. 北京：人民军医出版社.

杨静巧. 2012. 青年期有自杀征兆者心理特点及护理初探. 中国民康医学，24（5）：5.

杨艳杰，曹枫林. 2017. 护理心理学. 北京：人民卫生出版社.

姚树桥. 2014. 心理评估. 北京：人民卫生出版社.

姚树桥，杨彦春. 2013. 医学心理学. 北京：人民卫生出版社.

余瑾. 2012. 学龄期超重及肥胖儿童社交焦虑现象的研究. 实用临床医学，13（9）：122-124.

俞国良. 2005. 心理健康教育（学生用书）. 北京：高等教育出版社.

苑杰. 2013. 医学心理学. 北京：清华大学出版社.

张娟. 2011. 更年期的临床特点及治疗方法探讨. 中国社区医师（医学专业），（24）：36.

张志敏，王晓庆，李睿. 2013. 心理辅导、思想政治教育引导、学业指导三位共生教育模式的构建——基于学业困难引发的大学生
    心理问题的对策研究. 思想理论教育，23（12）：77-79.

赵密珍，刘云飞. 2006. 关于加强学生心理健康教育的思考. 河北广播电视大学学报，11（3）：107-108.

郑希付. 2003. 健康心理学. 上海：华东师范大学出版社.

钟海，孙敬华. 2012. 人际沟通. 3版. 北京：科学出版社.

周东明. 2009. 论心理健康教育的价值追求与实践趋向. 青岛大学师范学院学报，26（1）：51-56.

周英. 2008. 活体肝移植供者心理社会方面问题的研究进展. 医学与哲学（临床决策论坛版），7：57-58.

周英. 2010. 护理心理学. 武汉：华中科技大学出版社.

周英. 2013. 护理心理学. 北京：中国协和医科大学出版社.

周英，周郁秋. 2014. 护理心理学. 2版. 北京：人民卫生出版社.

周郁秋. 2010. 护理心理学. 2版. 北京：人民卫生出版社.

朱金富，林贤浩. 2016. 医学心理学. 北京：中国医药科技出版社.

Álvaro Monterrosa-Castro, KatherinPortela-Buelvas, Marlon Salguedo-Madrid, et al. 2016. Instruments to study sleep disorders in
    climacteric women. Sleep Science，9（3）：169-178.

Catherine L. 2015. Sebastian. Social cognition in adolescence：Social rejection and theory of mind. Psicología Educativa，21（2）：125-131.

Elżbieta Grochans, Anna Grzywacz, Anna Jurczak, et al. 2013. The 5HTT and MAO-A polymorphisms associate with depressive mood and
    climacteric symptoms in postmenopausal women，45（1）：125-130.

James L. Levenson. 2010. 心身医学. 吕秋云主译. 北京：北京大学医学出版社.

Nancy A. Piotrowski. 2003. Psychology and mental health. New Jersey：Salem Press.

RonitHaimov-Kochman, Naama Constantini, Amnon Brzezinski. 2013. DrorithHochner-Celnikier. Regular exercise is the most significant
    lifestyle parameter associated with the severity of climacteric symptoms：a cross sectional study. European Journal of Obstetrics &
    Gynecology and Reproductive Biology，170（1）：229-234.

Viviane Goto, Cristina Frange, Monica L. 2014. Andersen, José M. S. Júnior, Sergio Tufik, Helena Hachul. Chiropractic intervention in
    the treatment of postmenopausal climacteric symptoms and insomnia：A review. Maturitas，78（1）：3-7.

中英名词对照索引